U0270248

适用于临床医学本科生和
儿科住院医师规范化培训学员

儿科学精编导读
与实战演练

主 编 钱继红 张拥军

Pediatrics

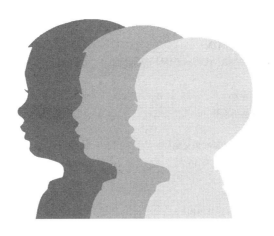

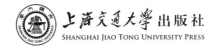

上海交通大学出版社
SHANGHAI JIAO TONG UNIVERSITY PRESS

内容提要

本书综合了国内几所知名医学院校五年制《儿科学》的教学大纲,围绕儿童保健和儿科疾病展开,疾病包括儿科学各系统的疾病。本书分为两篇,上篇为精编导读与实战演练,以导读图的形式简明扼要地介绍每个疾病的病因、临床症状、体征、辅助检查、诊断及鉴别诊断、治疗和预后等;下篇为 PBL 案例设计的学习问题和案例小结,引导学生从临床出发寻找解决问题的方法,训练学生的临床诊断思路,并检验学习效果。附录为实战演练题的答案,供学生自行校对答案。

本书实用性和可读性强,可作为《儿科学》的配套辅导用书,除供医学生学习参考外,也可供儿科住院医师规范化培训的学员阅读。

图书在版编目(CIP)数据

儿科学精编导读与实战演练/ 钱继红,张拥军主编.
—上海:上海交通大学出版社,2021
ISBN 978 - 7 - 313 - 23940 - 2

Ⅰ.①儿… Ⅱ.①钱… ②张… Ⅲ.①儿科学 Ⅳ.
①R72

中国版本图书馆 CIP 数据核字(2020)第 203688 号

儿科学精编导读与实战演练
ERKEXUE JINGBIAN DAODU YU SHIZHAN YANLIAN

主　　编:钱继红　张拥军			
出版发行:上海交通大学出版社		地　　址:上海市番禺路 951 号
邮政编码:200030		电　　话:021 - 64071208
印　　制:上海天地海设计印刷有限公司		经　　销:全国新华书店
开　　本:787 mm×1092 mm　1/16		印　　张:21.75
字　　数:444 千字		
版　　次:2021 年 3 月第 1 版		印　　次:2021 年 3 月第 1 次印刷
书　　号:ISBN 978 - 7 - 313 - 23940 - 2		
定　　价:68.00 元		

编委名单

主　编　钱继红　张拥军

副主编　陈　嬭　王廉文　李玉峰

编　委　任　芳　颜伟慧　谈　珍

　　　　　朱天闻　谢　伟　焦先婷

　　　　　梁黎黎　刘海沛　吴伟岚

　　　　　赵冬莹　沈理笑　薛海虹

　　　　　赵莉晴　何珂骏　王　丽

前　言

为了使医学生更好地学习儿科学的基本理论，掌握常见病的诊断和处理方法，提高学习效率，把握重点、难点，我们综合了国内几所知名医学院校五年制《儿科学》教学大纲编写了此书，作为《儿科学》配套辅导用书。

上篇为精编导读与实战演练，根据教科书章节顺序，选择重点疾病，列出每个疾病的教学大纲要求，用导读图形式简明扼要地展示每个疾病的病因、临床症状、体征、辅助检查、诊断及鉴别诊断、治疗和预后等。本书是真正意义上的精编导读，便于学生总体把握疾病的诊治，减轻学习负担。同时每章节配备一定数量以问题为导向的学习(problem based learning,PBL)案例和习题，习题全部为临床病例题，通过 PBL 案例分析和习题的实战演练，让学生的临床诊断思路得以训练，并检验自己的学习效果。

下篇为 PBL 案例设计的学习问题和案例小结，对第一部分各章的每个案例都附有针对性的学习问题，引导学生从临床问题着手，自己寻找解决问题的方法。案例小结总结了该案例的特点、诊断思路及学生通过该案例应该掌握的知识点，再次强化临床逻辑思维。

附录为实战演练题答案，供学生自行校对答案。

本书实用性强，可供儿科住院医师规范化培训的学员作为参考书学习，有助于提高其临床分析和诊治的能力。

书中可能存在一些疏漏和不足之处，敬请广大读者批评指正。

上海交通大学医学院附属新华医院

新华儿童医院

钱继红　张拥军

2020 年 7 月

目　　录

下篇　PBL 设计学习问题和案例小结

上篇

精编导读和实战演练

第一章 绪 论

【教学大纲要求】

1. 掌握

小儿年龄分期及各期的特点。

2. 了解

儿科学的范围及特点。

【概述】

儿科学研究的范围是从受精卵到青春期的儿童。儿童不是缩小版的成人,儿童最大的特点是具有成长性,是一种连续的且具有明显阶段性的成长过程。

【导读图】

小儿年龄分期如图 1-1 所示。

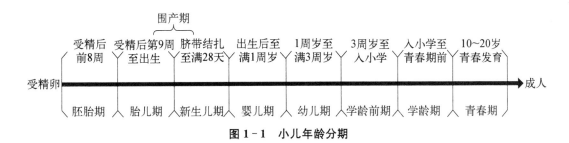

图 1-1 小儿年龄分期

实战演练题

【选择题】

1. 幼儿期是指(　　)

A. 满 1 周岁至满 3 周岁前

B. 满 1 周岁到入幼儿园

C. 满 3 周岁到入小学

D. 满 1 周岁到入小学

E. 满月后至满 1 周岁

2. 新生儿期是指(　　　)

A. 出生至满月

B. 出生至满 30 天

C. 胎儿娩出至满 28 天

D. 脐带结扎至满 28 天

E. 脐带结扎至满 30 天

【名词解释】

围产期

第二章　生长发育

第一节　体格生长及神经心理发育

【教学大纲要求】

1. 掌握

小儿体格生长的常用指标及其评价。

2. 熟悉

小儿神经精神及心理发育过程。

3. 了解

小儿生长发育的规律及其影响因素。

【概述】

生长和发育是儿童不同于成人的重要特点。生长是指儿童身体各器官、系统的长大，可有相应的测量值来表示其量的变化；发育是指细胞、组织、器官的分化与功能成熟。生长和发育两者紧密相关，生长是发育的物质基础，生长量的变化可在一定程度上反映身体器官、系统的成熟状况。

【导读图】

小儿的生长发育概览如图2-1所示。

第二节　心理行为问题–注意缺陷多动障碍

【教学大纲要求】

1. 掌握

儿童注意缺陷多动障碍的治疗原则。

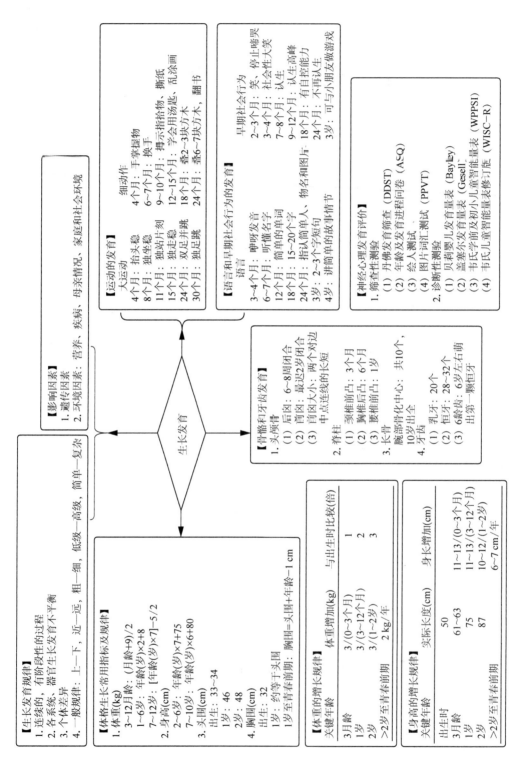

生长发育

【生长发育规律】
1. 连续的、有阶段性的过程
2. 各系统、器官生长发育不平衡
3. 个体差异
4. 一般规律：上一下，近一远，粗一细，低级一高级，简单一复杂

【影响因素】
1. 遗传因素
2. 环境因素：营养、疾病、母亲情况、家庭和社会环境

【体格生长常用指标及规律】
1. 体重(kg)
3~12月龄：(月龄+9)/2
1~6岁：年龄(岁)×2+8
7~12岁：[年龄(岁)×7]-5/2
2. 身高(cm)
2~6岁：年龄(岁)×7+75
7~10岁：年龄(岁)×6+80
3. 头围(cm)
出生：33~34
1岁：46
2岁：48
4. 胸围(cm)
出生：32
1岁：约等于头围
1岁至青春前期：胸围=头围+年龄-1 cm

【体重的增长规律】

关键年龄	体重增加(kg)	与出生时比较(倍)
3月龄	3/(0~3个月)	
1岁	3/(3~12个月)	1
2岁	3/(1~2岁)	2
>2岁至青春前期	2 kg/年	3

【身高的增长规律】

关键年龄	实际长度(cm)	身长增加(cm)
出生时	50	
3月龄	61~63	11~13/(0~3个月)
1岁	75	11~13/(3~12个月)
2岁	87	10~12/(1~2岁)
>2岁至青春前期		6~7 cm/年

【骨骼和牙齿发育】
1. 头颅骨
(1) 后囟：6~8周闭合
(2) 前囟：最迟2岁闭合
(3) 前囟大小：两个对边中点连线的长短
2. 脊柱
(1) 颈椎前凸：3个月
(2) 胸椎后凸：6个月
(3) 腰椎前凸：1岁
3. 长骨
腕部骨化中心：共10个，10岁出全
4. 牙齿
(1) 乳牙：20个
(2) 恒牙：28~32个
(3) 6龄齿：6岁左右萌出第一颗恒牙

【运动的发育】
大运动
4个月：抬头稳
8个月：独坐稳
11个月：独站片刻
15个月：独走稳
24个月：双足并跳
30个月：独足跳

细动作
4个月：手掌握物
6~7个月：换手
9~10个月：拇示指拾物、撕纸
12~15个月：学会用汤匙、乱涂画
18个月：叠2~3块方木
24个月：叠6~7块方木、翻书

【语言和早期社会行为的发育】
语言
3~4个月：咿呀发音
6~7个月：听懂名字
12个月：简单的单词
18个月：15~20个字
24个月：指认简单人、物名和图片
3岁：2~3个字短句
4岁：讲简单的故事情节

早期社会行为
2~3个月：笑、停止啼哭
3~4个月：社会性大笑
7~8个月：认生
9~12个月：认生高峰
18个月：有自控能力
24个月：不再认生
3岁：可与小朋友做游戏

【神经心理发育评价】
1. 筛查性测验
(1) 丹佛发育筛查(DDST)
(2) 年龄及发育进程问卷(ASQ)
(3) 绘人测试
(4) 图片词汇测试(PPVT)
2. 诊断性测验
(1) 贝利婴儿发育量表(Bayley)
(2) 盖塞尔发育量表(Gesell)
(3) 韦氏学前及初小儿童智能量表(WPPSI)
(4) 韦氏儿童智能量表修订版(WISC-R)

图2-1　小儿的生长发育概览

2. 熟悉

儿童注意缺陷多动障碍的临床表现。

3. 了解

（1）儿童注意缺陷多动障碍的病因和流行病学资料。

（2）儿童注意缺陷多动障碍的诊断方法和诊断标准。

（3）儿童注意缺陷多动障碍的危害性及预后。

【概述】

注意缺陷多动障碍（attention-deficit/hyperactivity disorder，ADHD），又称多动性障碍。与同龄儿童相比，患儿表现为明显的注意缺陷或活动过度及冲动。ADHD 发生于儿童时期，是一种儿童时期常见的神经发育性障碍。我国 ADHD 患病率为 4.3%～5.8%。男孩患病率高于女孩，男女的比例为（2～4）：1，女孩以注意力不集中的症状为主。生物遗传学因素和环境因素的交互作用是 ADHD 的主要病因和发病机制。多数患儿的症状到青少年期后逐渐缓解，但约 30% 的患儿症状持续到成年，在成人中有 1%～2% 存在 ADHD。如不治疗，可发展为品行障碍、反社会人格障碍、酒和药物依赖、焦虑症、抑郁障碍等其他精神障碍。

【导读图】

注意缺陷多动障碍概览如图 2-2 所示。

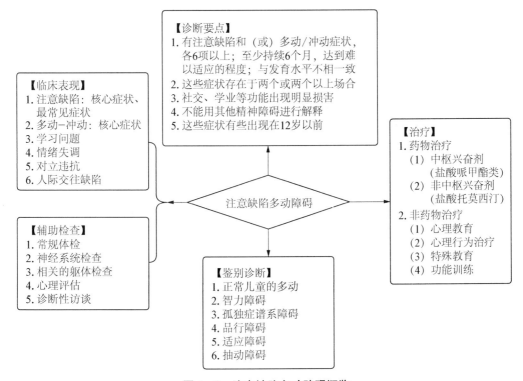

图 2-2　注意缺陷多动障碍概览

【知识拓展】

哌甲酯类药物：短效哌甲酯,每日 2～3 次,每次起始剂量为 5 mg,如症状改善不明显,无明显药物不良反应,可增加剂量,每日不超过 60 mg。长效哌甲酯如盐酸哌甲酯缓释片,起始剂量为 18 mg,每日晨服一次,疗效可维持 12 h,酌情加量,最高剂量每日不超过 54 mg。癫痫或抽动障碍患儿慎用。

盐酸托莫西汀：初始剂量每日为 0.5 mg/kg,服用至少 3 天后逐渐增加至目标剂量,每日 1.2 mg/kg,最高不超过 1.4 mg/kg,或 100 mg。

实战演练题

【选择题】

1. 一健康小儿,体重 7.5 kg,身长 66 cm,能独坐一会儿,能用手摇玩具,能区分熟人和陌生人,其年龄约为（   ）

    A. 3 个月   B. 6 个月   C. 9 个月   D. 12 个月

    E. 15 个月

2. 一小儿体格发育正常,体重 20 kg,身高 117 cm,腕部骨化中心出现 7 个,已出现第 1 磨牙,未开始换牙。此小儿最可能的年龄是（   ）

    A. 4 岁   B. 5 岁   C. 6 岁   D. 7 岁

    E. 8 岁

3. 6 个月女孩,母孕期正常,足月顺产,出生体重 3.2 kg,生长发育正常。此女孩最可能测得的指标为（   ）

    A. 体重 4.8 kg,身长 58.2 cm,头围 38.6 cm

    B. 体重 7.5 kg,身长 67.2 cm,头围 43.5 cm

    C. 体重 7.5 kg,身长 67.2 cm,头围 46.2 cm

    D. 体重 7.5 kg,身长 67.2 cm,头围 48.6 cm

    E. 体重 10.5 kg,身长 77.3 cm,头围 49.6 cm

4. 一女孩,营养状况良好,头围 48 cm,开始会用勺子吃饭,会指出简单的人、物名和图片,能双脚跳。该女孩最可能的年龄是（   ）

    A. 1 岁   B. 2 岁   C. 3 岁   D. 4 岁

    E. 5 岁

5. 一小儿,体格发育正常,身高 94 cm,体重 14 kg,乳牙 20 个,腕部骨化中心 4 个,能说短歌谣,不会穿鞋。该小儿最可能的年龄是（   ）

    A. 1 岁   B. 1.5 岁   C. 2 岁   D. 3 岁

    E. 4 岁

6. 男孩 1 岁,体格发育正常,测得其头围为 46 cm,则其胸围最可能为( )

 A. 40 cm   B. 42 cm   C. 46 cm   D. 48 cm

 E. 56 cm

7. 一男孩,体重 10.5 kg,身长 80 cm,前囟已闭,出牙 12 颗,胸围大于头围。下列哪项动作该小儿尚不能进行?( )

 A. 独走   B. 能跑   C. 能爬台阶   D. 弯腰拾东西

 E. 能蹲着玩

8. 10 个月女孩,独坐不稳,能认生,会抓物,不会左右手换物。需行诊断性测验,首选( )

 A. DDST(丹佛发育筛查)

 B. 绘人测验

 C. 图片词汇测验

 D. Bayley 婴儿发育量表

 E. 年龄及发育进程问卷

9. 女孩 9 岁,小学三年级,上课注意力不集中,东张西望,做小动作,玩橡皮,咬指甲,丢三落四,学习成绩中等,做作业拖拉,容易出错。该患儿最可能的诊断是( )

 A. 抽动障碍   B. 智能发育迟缓

 C. 注意缺陷多动障碍   D. 孤独症

 E. 焦虑症

10. 女孩 8 岁,小学二年级,因"学习成绩差"就诊。该患儿上课注意力不集中,经常走神、发呆,作业常出现遗漏、粗心大意,平时做事虎头蛇尾。在鉴别诊断时首先要考虑做哪项检查?( )

 A. 血常规   B. 尿常规   C. 头颅 CT   D. 心电图

 E. 智能测试

11. 男孩 6 岁,好动,经常坐立不安,手脚不停,精力充沛,爬上爬下,不能安静地参加游戏,话多,喜欢插嘴,无法耐心等候。以上症状最符合注意缺陷多动障碍临床表现中的( )症状

 A. 注意缺陷   B. 多动-冲动   C. 学习问题   D. 情绪失调

 E. 对立违抗

12. 女孩 7 岁,上课注意力不集中,经常走神、发呆,向窗外眺望;做作业粗心大意,常出现遗漏;在日常生活中容易丢三落四,做事虎头蛇尾;与其讲话,经常显得心不在焉,似听非听。以上症状最符合注意缺陷多动障碍临床表现中的( )症状

 A. 注意缺陷   B. 多动-冲动   C. 学习问题   D. 情绪失调

 E. 对立违抗

13. 男孩 7 岁,小学一年级,上课注意力不集中,喜欢做小动作,在座位上常扭动身体,破坏课堂纪律;一下课就冲出教室,与同学打打闹闹,学习成绩不稳定;平时话多,喜欢插嘴。该患儿最可能的诊断是(　　)

　　A. 抽动障碍　　　　　　　　　　B. 智能发育迟缓

　　C. 注意缺陷多动障碍　　　　　　D. 孤独症

　　E. 焦虑症

14. 男孩 5 岁,幼儿园中班,上课注意力不集中,东张西望,在不该离开座位的时候会突然站起、乱跑;玩玩具时不专心,无法按规则进行游戏,没有耐心;话多,精力充沛,在家常常喧闹捣蛋,将家里搞得乱七八糟。该患儿考虑为注意缺陷多动障碍,治疗首选(　　)

　　A. 中枢兴奋剂　　　　　　　　　B. 非中枢兴奋剂

　　C. 抗精神病药　　　　　　　　　D. 抗抑郁剂

　　E. 非药物治疗

15. 男孩 11 岁,确诊为注意缺陷多动障碍一年,近半年经常发脾气,与大人争吵,拒绝服从大人的要求,顶撞老师,常因自己的错误责备他人,怀恨在心或心存报复。该患儿的这些症状符合注意缺陷多动障碍伴有(　　)

　　A. 学习问题　　　　　　　　　　B. 情绪失调

　　C. 对立违抗　　　　　　　　　　D. 人际交往障碍

　　E. 抽动障碍

16. 男孩 7 岁,小学一年级,上课走神,发呆,有时会东张西望,玩弄橡皮、铅笔,做作业粗心大意,经常漏题,学习成绩中等,平时话多、喜欢插嘴。考虑为注意缺陷多动障碍,需用药物治疗,首选(　　)

　　A. 中枢兴奋剂或非中枢兴奋剂　　B. 抗抑郁剂

　　C. 抗精神病药　　　　　　　　　D. 抗焦虑剂

　　E. 中药

【名词解释】

1. 生长

2. 发育

3. 注意缺陷多动障碍(ADHD)

4. ADHD 的非药物治疗

第三章 儿童保健

第一节 各年龄期儿童的保健重点

【教学大纲要求】

掌握

各年龄期的保健重点。

【概述】

儿童保健主要任务是研究儿童各年龄期生长发育的规律及其影响因素,通过有效的措施,促进有利因素,防止不利因素,保障儿童健康成长。

【导读图】

各年龄期儿童的保健重点如图 3-1 所示。

第二节 儿童保健的具体措施

【教学大纲要求】

1. *掌握*

预防接种知识。

2. *熟悉*

儿童保健具体内容。

3. *了解*

儿童心理卫生。

【计划免疫】

计划免疫是根据小儿的免疫特点和传染病发生的情况而制定的免疫程序,通过有计

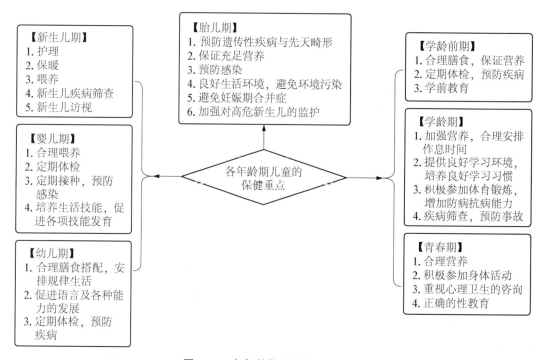

图 3-1　各年龄期儿童的保健重点

划地使用生物制品进行预防接种,以提高人群的免疫水平、达到控制和消灭传染病的目的。

【导读图】

儿童保健的具体措施如图 3-2 所示。

【知识拓展】

预防接种疫苗可能引起的一些反应如下。

(1) 卡介苗:接种后 2 周左右局部出现红肿浸润,8~12 周后结痂。若局部化脓形成小溃疡,腋下淋巴结肿大,可局部处理以防止感染扩散,但不可切开引流。

(2) 脊髓灰质炎三价混合疫苗:接种后有极少数婴儿发生腹泻,但多数可以不治自愈。

(3) 百日咳、白喉、破伤风类毒素混合制剂:接种后局部可出现红肿、疼痛或伴低热、疲倦等,偶见过敏性皮疹、血管性水肿。

(4) 麻疹疫苗:接种后少数人可在 6~10 天内出现轻微的麻疹,予对症治疗即可。

(5) 乙型肝炎病毒疫苗:接种后个别人可有发热或局部轻痛,不必处理。

实战演练题

【选择题】

1. 家长带 4 岁孩子来做儿童保健咨询时,医生提出以下几项有关该儿童的重点保健内容,您认为其中哪一项是不正确的?(　　)

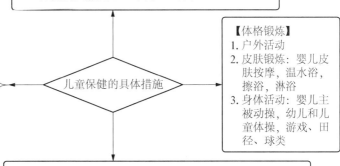

【1岁内国家计划免疫（2016版）】
1. 乙肝疫苗：出生时、1个月、6个月
2. 卡介苗：出生时
3. 脊灰疫苗：2个月（灭活）、3个月和4个月（减活）
4. 百白破疫苗：3个月、4个月、5个月
5. 麻风疫苗：8个月
6. 乙脑疫苗：8个月
7. A群流脑多糖疫苗：6个月、9个月

【护理】
1. 居室：阳光充足，通气良好
2. 衣着（尿布）：浅色、柔软、纯棉、宽松

【定期健康检查】
1. 新生儿访视
2. 儿保门诊定期检查：
   <6个月：每月1次
   7~12个月：每2~3个月1次
   1~3岁：每6个月1次
   >3岁：每年1次

【儿童心理卫生】
1. 习惯培养：睡眠、进食、排便、卫生
2. 社会适应性培养：独立能力、控制情绪、意志、社交能力、创造能力

儿童保健的具体措施

【体格锻炼】
1. 户外活动
2. 皮肤锻炼：婴儿皮肤按摩，温水浴，擦浴，淋浴
3. 身体活动：婴儿主被动操，幼儿和儿童体操、游戏、田径、球类

【意外事故预防】
1. 窒息与异物吸入：小婴儿防窒息，大婴幼儿防异物吸入（果核、果冻、纽扣、硬币等）
2. 中毒：食物清洁卫生，避免食用有毒食物，药品安全
3. 外伤：防高处跌落，防烫伤，防触电
4. 溺水与交通事故：不去江河、池塘玩水，遵守交通规则
5. 教会孩子自救：发生火灾-119，外人侵犯-110，急救-120

图 3-2 儿童保健的具体措施

A. 连续进行生长发育监测   B. 预防意外事故的发生

C. 平时多吃些营养保健品   D. 平衡膳食,保证食物多样化

E. 游戏中学习,培养想象力和创造力

2. 家长带 3 岁孩子来做儿童保健咨询时,医生提出以下几项有关该儿童的重点保健内容,其中哪一项是不正确的?（　　　）

A. 定期健康检查   B. 培养独立生活能力

C. 学前教育,学习心算和识字   D. 重视与孩子交流,促进语言能力发展

E. 增加户外运动时间

3. 8 个月女婴,足月顺产,出生体重 3 200 g,妈妈带其来儿保门诊健康体检,医生提出以下几项有关该月龄婴儿的重点保健内容,其中哪一项是不正确的?（　　　）

A. 母乳喂养可持续至 2 岁   B. 生长发育监测,及时矫正偏离

C. 培养良好的进餐、睡眠技能   D. 按计划完成基础免疫疫苗接种

E. 早期教育,可让孩子听英语和看识字卡片

4. 当您去托幼机构指导时,有人提出以下几项有关儿童保健的重点内容,哪一项您认为是不正确的?（　　　）

A. 合理膳食,保证营养　　　　　B. 定期健康检查及体格测量

C. 安排规律生活,养成良好生活习惯　　D. 完成各项计划免疫程序

E. 教看图识字

5. 某儿童,2019 年 3 月 10 日出生,脊髓灰质炎疫苗全程免疫的时间应是(　　)

A. 2019 年 5 月 10 日、2019 年 7 月 10 日

B. 2019 年 5 月 10 日、2019 年 6 月 10 日、2019 年 7 月 10 日

C. 2019 年 6 月 10 日、2019 年 8 月 10 日

D. 2019 年 6 月 10 日、2019 年 7 月 10 日、2019 年 8 月 10 日

E. 2019 年 7 月 10 日、2019 年 8 月 10 日、2019 年 9 月 10 日

6. 某 5 月龄女婴,生后至今未接种过疫苗,该女婴应补种哪些国家计划免疫疫苗?(　　)

A. 卡介苗、乙肝疫苗、脊髓灰质炎疫苗、百白破疫苗

B. 卡介苗、乙肝疫苗、脊髓灰质炎疫苗、甲肝疫苗

C. 卡介苗、乙肝疫苗、脊髓灰质炎疫苗、风疹疫苗

D. 卡介苗、乙肝疫苗、脊髓灰质炎疫苗、麻疹疫苗

E. 卡介苗、乙肝疫苗、脊髓灰质炎疫苗、流脑疫苗

7. 8 个月男婴,按时按计划进行预防接种,该月龄已接种过的国家计划免疫疫苗不包括?(　　)

A. 百白破疫苗　　　　　　　　　B. 乙肝疫苗

C. 卡介苗　　　　　　　　　　　D. 甲肝疫苗

E. A 群流脑疫苗

8. 给孩子进行计划免疫时,医生告知预防接种可能引起一些反应,以下说法哪一项不正确?(　　)

A. 卡介苗接种后 2 周左右局部可出现红肿,若化脓形成小溃疡,需切开引流

B. 脊髓灰质炎混合疫苗接种后有极少数婴儿会发生腹泻

C. 百白破混合疫苗接种后局部可出现红肿、疼痛

D. 麻疹疫苗接种后,少数人可在 6~10 天内出现轻微的麻疹

E. 乙肝疫苗接种后很少有不良反应

【名词解释】

1. 婴儿期

2. 计划免疫

第四章　营养和营养障碍疾病

第一节　小儿营养基础和喂养

【教学大纲要求】

【教学大纲要求】

1. 掌握

婴儿喂养、添加辅食的原则。

2. 熟悉

小儿物质代谢特点及营养需要。

3. 了解

(1) 小儿消化系统功能发育与营养的关系。

(2) 儿童膳食要求。

(3) 小儿营养状况的评价。

【概述】

营养是指人体获得和利用食物维持生命活动的整个过程。食物中经过消化、吸收和代谢能够维持生命活动的物质称为营养素。膳食营养素参考摄入量体系包括 4 个参数：估算平均需要量(estimated average requirement，EAR)、推荐摄入量(recommended nutrient intake，RNI)、适宜摄入量(adequate intake，AI)、可耐受最高摄入量(tolerable upper intake level，UL)。

【导读图】

小儿营养与喂养概览如图 4-1 所示。

【知识拓展】

不宜哺乳的情况如下。

(1) 凡是母亲感染人类免疫缺陷病毒(human immunodeficiency virus，HIV)、患有严重疾病应停止哺乳，如慢性肾炎、糖尿病、恶性肿瘤、精神病、癫痫或心肾功能不全等。

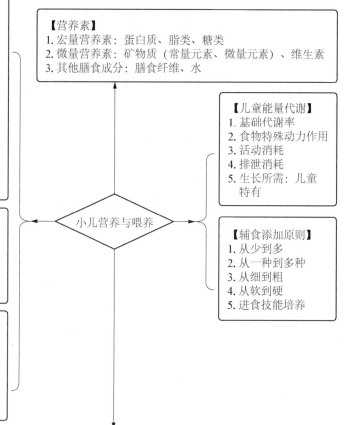

图 4－1　小儿营养与喂养概览

（2）母亲患急性传染病时，可将乳汁挤出，经消毒后哺喂。

（3）乙型肝炎病毒的母婴传播主要发生在临产或分娩时，通过胎盘或血液传播。因此，乙肝病毒携带者并非哺乳的禁忌证。

（4）母亲感染结核病，经治疗无临床症状时可继续哺乳。

第二节 蛋白质-能量营养不良

【教学大纲要求】

1. 掌握

营养不良的临床表现、并发症、分型和分度。

2. 熟悉

营养不良的诊断、治疗。

3. 了解

营养不良的病因、病理生理。

【概述】

蛋白质-能量营养不良(protein-energy malnutrition,PEM)是指由于各种原因引起的蛋白质和(或)热量摄入不足或消耗增多引起的营养缺乏病。多见于3岁以下婴幼儿。

根据临床表现,可分为消瘦型(由于热能严重不足引起),水肿型(由于严重蛋白质缺乏引起)和混合型(又称消瘦-水肿型,临床表现介于两者之间)。我国儿童以消瘦型营养不良多见,混合型营养不良次之,水肿型营养不良较为罕见。按病因可分为原发性和继发性两种。

【导读图】

蛋白质-能量营养不良概览如图4-2所示。

【知识拓展】

调整饮食、补充营养:强调个体化方案,勿操之过急。轻-中度营养不良热量从每日251～335 kJ(60～80 kcal)/kg、蛋白质从每日3 g/kg开始,逐渐增至每日热量628 kJ(150 kcal)/kg、蛋白质3.5～4.5 g/kg。重度营养不良热量从每日167～251 kJ(40～60 kcal)/kg、蛋白质从每日1.5～2 g/kg、脂肪从每日1 g/kg开始,并根据情况逐渐少量增加,当增加能量至满足追赶生长需要时,一般可达628～711 kJ(150～170 kcal)/kg、蛋白质3.0～4.5 g/kg。待体重接近正常后,再恢复到正常生理需要量。

第三节 儿童单纯性肥胖

【教学大纲要求】

1. 掌握

(1) 儿童单纯性肥胖的诊断标准。

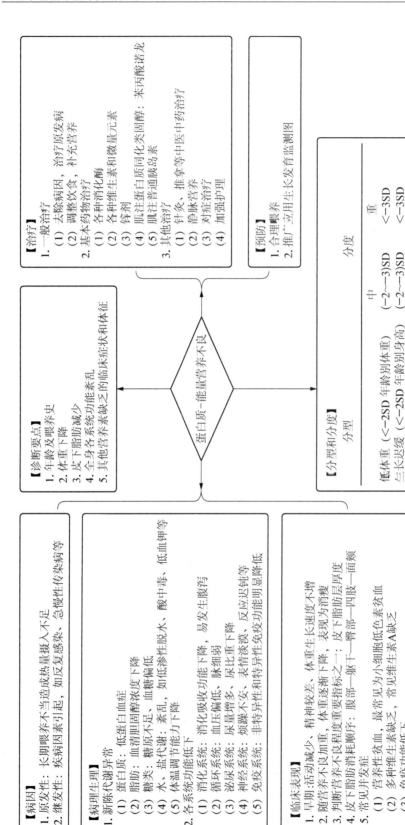

【病因】
1. 原发性：长期喂养不当造成热量摄入不足
2. 继发性：疾病因素引起，如反复感染、急慢性传染病等

【病理生理】
1. 新陈代谢异常
　(1) 蛋白质：低蛋白血症
　(2) 脂肪：血清胆固醇浓度下降
　(3) 糖类：糖原不足，血糖偏低
　(4) 水、盐代谢：素乱，如低渗性脱水、酸中毒、低血钾等
2. 各系统功能低下
　(1) 消化系统：消化吸收功能下降，易发生腹泻
　(2) 循环系统：血压偏低，脉细弱
　(3) 泌尿系统：尿量增多，尿比重下降
　(4) 神经系统：烦躁不安，表情淡漠，反应迟钝等
　(5) 免疫系统：非特异性和特异性免疫功能明显降低

【临床表现】
1. 早期：活动减少，精神较差，体重生长速度不增
2. 随营养不良加重，体重逐渐下降，表现为消瘦
3. 判断营养不良程度重要指标之一：皮下脂肪层厚度
4. 皮下脂肪消耗顺序：腹部—躯干—四肢—臀部—面颊
5. 常见并发症
　(1) 营养性贫血，最常见为小细胞低色素贫血
　(2) 多种维生素缺乏，常见维生素A缺乏
　(3) 免疫功能低下
　(4) 自发性低血糖

【诊断要点】
1. 年龄及喂养史
2. 体重下降
3. 皮下脂肪减少
4. 全身各系统功能素乱
5. 其他营养素缺乏的临床症状和体征

蛋白质-能量营养不良

【治疗】
1. 一般治疗
　(1) 去除病因，治疗原发病
　(2) 调整饮食，补充营养
2. 基本药物治疗
　(1) 各种消化酶
　(2) 各种维生素和微量元素
　(3) 锌剂
　(4) 肌注蛋白质同化类固醇：苯丙酸诺龙
　(5) 肌注普通胰岛素
3. 其他治疗
　(1) 针灸、推拿等中医中药治疗
　(2) 静脉营养
　(3) 对症治疗
　(4) 加强护理

【预防】
1. 合理喂养
2. 推广应用生长发育监测图

【分型和分度】

	分度		
分型			体重
	轻	中	重
低体重（<−2SD 年龄别体重）	(−2~−3)SD	<−3SD
生长迟缓（<−2SD 年龄别身高）	(−2~−3)SD	<−3SD
消瘦（<−2SD 身高别体重）	(−2~−3)SD	<−3SD

图 4-2　蛋白质-能量营养不良概览

（2）儿童单纯性肥胖的治疗和预防方法。

2. 熟悉

儿童单纯性肥胖的临床表现。

3. 了解

儿童单纯性肥胖的病因、病理生理。

【概述】

儿童单纯性肥胖（obesity）是由于长期能量摄入超过人体的消耗，使体内脂肪过度积聚、体重超过参考值范围的一种营养障碍性疾病。肥胖不仅影响儿童健康，而且与成年期代谢综合征发生密切相关。肥胖可发生于任何年龄，但最常见于婴儿期、5～6岁和青春期，且男童多于女童。

【导读图】

儿童单纯性肥胖概览如图4-3所示。

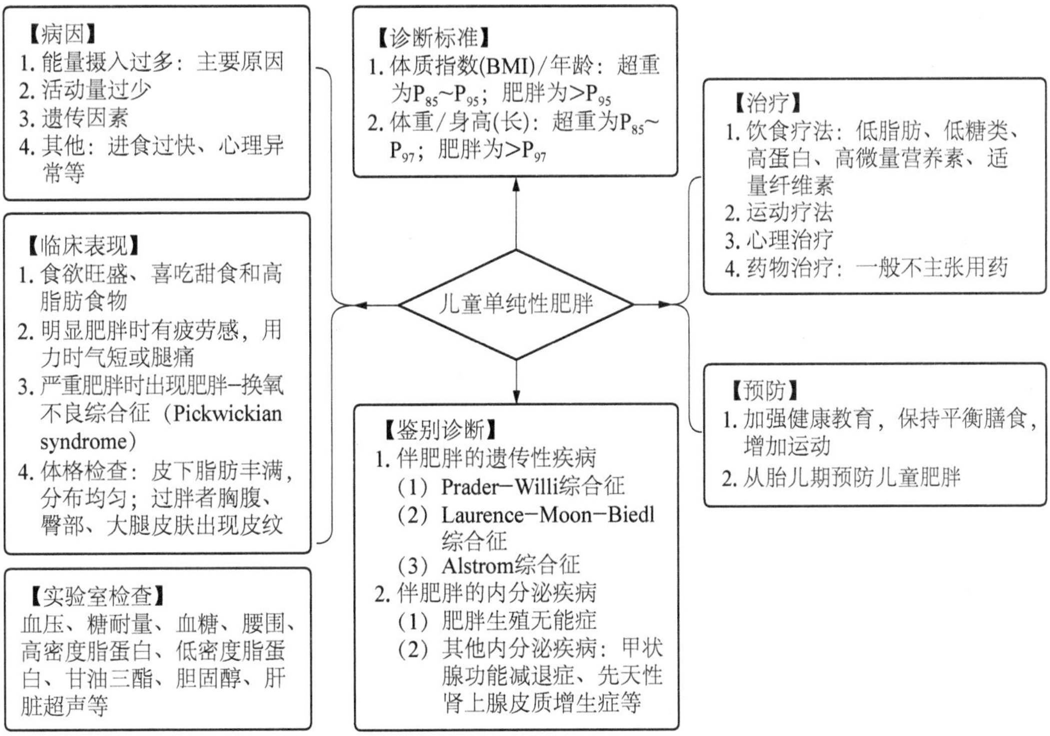

【病因】
1. 能量摄入过多：主要原因
2. 活动量过少
3. 遗传因素
4. 其他：进食过快、心理异常等

【临床表现】
1. 食欲旺盛、喜吃甜食和高脂肪食物
2. 明显肥胖时有疲劳感，用力时气短或腿痛
3. 严重肥胖时出现肥胖—换氧不良综合征（Pickwickian syndrome）
4. 体格检查：皮下脂肪丰满，分布均匀；过胖者胸腹、臀部、大腿皮肤出现皮纹

【实验室检查】
血压、糖耐量、血糖、腰围、高密度脂蛋白、低密度脂蛋白、甘油三酯、胆固醇、肝脏超声等

【诊断标准】
1. 体质指数（BMI）/年龄：超重为P_{85}～P_{95}；肥胖为>P_{95}
2. 体重/身高（长）：超重为P_{85}～P_{97}；肥胖为>P_{97}

儿童单纯性肥胖

【治疗】
1. 饮食疗法：低脂肪、低糖类、高蛋白、高微量营养素、适量纤维素
2. 运动疗法
3. 心理治疗
4. 药物治疗：一般不主张用药

【预防】
1. 加强健康教育，保持平衡膳食，增加运动
2. 从胎儿期预防儿童肥胖

【鉴别诊断】
1. 伴肥胖的遗传性疾病
（1）Prader—Willi综合征
（2）Laurence—Moon—Biedl综合征
（3）Alstrom综合征
2. 伴肥胖的内分泌疾病
（1）肥胖生殖无能症
（2）其他内分泌病：甲状腺功能减退症、先天性肾上腺皮质增生症等

图4-3　儿童单纯性肥胖概览

第四节　营养性维生素 D 缺乏性佝偻病

【教学大纲要求】

1. 掌握

维生素 D 缺乏性佝偻病的发生机制、临床表现、诊断及防治。

2. 了解

维生素 D 的来源及其生理功能。

【概述】

营养性维生素 D 缺乏是引起佝偻病最主要的原因,是由于儿童体内维生素 D 不足,导致钙和磷代谢紊乱、生长的长骨干骺端生长板和骨基质矿化不全,表现为生长板变宽和长骨的远端周长增大,在腕、踝部扩大及软骨关节处呈串珠样隆起,软化的骨干受重力作用及肌肉牵拉出现畸形等。

【导读图】

维生素 D 缺乏性佝偻病概览如图 4-4 所示。

营养性维生素 D 缺乏性佝偻病的血生化及 X 线改变如表 4-1 所示。

表 4-1　营养性维生素 D 缺乏性佝偻病的血生化及 X 线改变

	初　期	激　期	恢　复　期	后遗症期
血钙	正常或稍低	稍降低	数天内恢复正常	正常
血磷	降低	明显降低	数天内恢复正常	正常
AKP	升高或正常	明显升高	1~2个月后逐渐恢复正常	正常
$25-(OH)D_3$	下降	明显下降	数天内恢复正常	正常
骨骼 X 线	多正常	骨骺端钙化带消失,呈杯口状、毛刷样改变	长骨干骺端临时钙化带重现、增宽、密度增加	干骺端病变消失

【药物疗法】

不主张采用大剂量维生素 D 治疗,治疗原则应以口服为主,一般剂量为每日 2 000~4 000 IU,连服 1 个月后改为每日 400~800 IU。

案例 1　珍珍的惊厥是怎么发生的

第一部分

场景 1

今年春天来得有点早,医院儿科急诊室依然是人头攒动,人满为患。诊室门口到处都

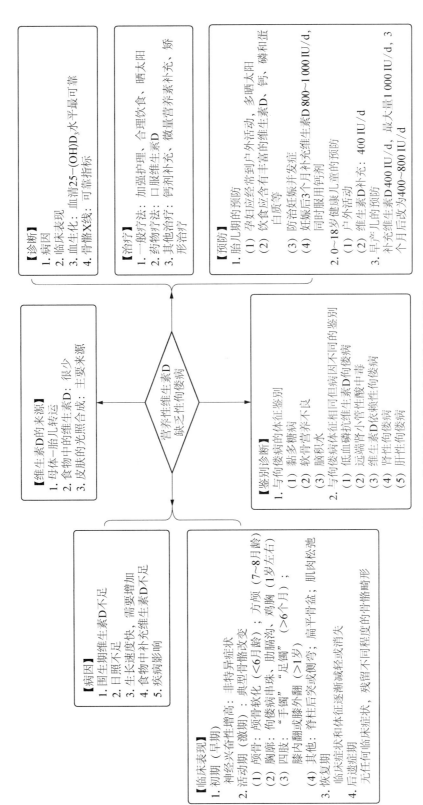

图 4-4 营养性维生素 D 缺乏性佝偻病概览

是抱着孩子，焦急等待看病的家长。这时，一位年轻妇女手里抱着孩子，身后跟着两位老人，冲进了急诊室，并对医生喊道："医生，快！快！宝宝刚刚在家惊厥了……"

当班的张医生，闻言后立即接过孩子，解开衣服，给孩子诊治起来……

原来，珍珍是个 5 个月大的女孩（后面的身高体重是以 5 个月评价的），是爸爸妈妈结婚 5 年才有的宝宝，真可谓是一家人的掌上明珠。由于妈妈怀孕后还要工作，非常辛苦，一不小心珍珍 33 周就迫不及待地出生了。虽然是早产，但各方面情况还不错，不仅胃口好，而且妈妈也有母乳，且母乳一直喂养至今。只是珍珍出生后不久就患有湿疹，听说湿疹是一种过敏体质的表现，所以家里人非常严格地控制珍珍妈妈的饮食。只要听人说某种食物会引起宝宝过敏，爷爷、奶奶、爸爸、妈妈就严格控制，绝不让珍珍妈妈尝一口。在全家人高度戒备的状态下，珍珍的体重慢慢地追上了正常的宝宝，甚至超过了同龄宝宝。爷爷奶奶是喜得合不拢嘴，逢人便夸："俺们珍珍是先天不足后天补，大胖孙女养得多好！"

可是今天珍珍的情况吓了大家一跳，早上喂过母乳后珍珍突然出现短暂的眼球上翻伴有面部肌肉抽动，叫她也没有反应，一直持续了 10 秒钟左右才缓过神来。这下全家老少都紧张得不知所措，抱起珍珍，赶紧来到医院看急诊。

分析病史资料	
补充诊断依据	
推理假设诊断	
演绎诊断思路	
设计学习问题	

场景 2

张医生听了妈妈对珍珍惊厥过程的描述后，告诉妈妈："珍珍在家里发生惊厥，好在持续时间不长，现在已经缓解，因此目前暂不用给予紧急处理，不过应该尽快查清珍珍发生惊厥的原因。"

接着张医生又问道："珍珍最近有无发热、咳嗽、流涕或者呕吐、腹泻等症状？"

"因为珍珍是早产儿，我们平时特别小心，几乎都不带出门，连晒太阳都在家里，关着窗晒，就怕着凉感冒。所以近来没有发热、咳嗽、流涕、呕吐以及腹泻的症状。"妈妈答道。

听了妈的回答后，张医生又仔细地问了一些其他相关问题。得知今天珍珍的惊厥是发生在喂奶后，发生前无外伤，也无接触特殊药物或毒物等情况。前一天刚在社区儿童保健院做了体检，目前体重 8 kg（$P_{85} \sim P_{97}$），身高 66 cm（P_{85}），头围 40 cm（P_{15}），会笑出声，常会发出咿咿呀呀的声音；俯卧能抬头，并能扶坐。珍珍一直是母乳喂养，未添加辅食。因为有过敏体质，所以出生后 2 个月就停服鱼肝油，也未服用钙粉。

随后张医生为珍珍做了全身体格检查：体温 36.8 ℃，神志清，反应好，全身皮肤黏膜无黄染，浅表淋巴结未及肿大。前囟平软，囟门 2.5 cm×2.5 cm，可见枕秃，双侧颅骨乒乓头阳性(＋)，瞳孔等大等圆，对光反射存在。口唇无发绀，咽部无充血，颈软无抵抗，胸部可见轻度肋骨外翻。双侧呼吸运动对称，双肺呼吸音粗，未闻及明显干、湿啰音。心律齐，心音有力，各瓣膜听诊区未闻及杂音。腹部平坦，腹软，无压痛；肝肋下 1 cm，质软；脾脏肋下未及；四肢活动自如，肌力、肌张力正常。脑膜刺激征以及病理反射均为阴性(一)。

"目前珍珍一般情况好，生命体征平稳，为了尽快明确病因，先带珍珍做一些常规的检查吧！"张医生在做完体格检查后对妈妈说道。

"我真想不明白，珍珍怎么会突然惊厥呢？家里也从来没有听说有谁惊厥过，珍珍先前也没有任何不舒服的表现啊！等会一定要好好问问医生，珍珍的惊厥是怎样发生的？"妈妈一边自言自语，一边带着珍珍去做检查了。

分析病史资料	
补充诊断依据	
推理假设诊断	
演绎诊断思路	
设计学习问题	

第二部分

场景 1

2 h 后，妈妈拿着检查报告回到了诊室，看到张医生就说："张医生，报告都出来了，您快看看，珍珍到底是啥病啊，为什么会惊厥呢？"

(1) 血常规：WBC(白细胞)5.55×10⁹/L，N(中性粒细胞)8.4％，L(淋巴细胞)78.7％，Hb(血红蛋白)126 g/L，Plt(血小板)189×10⁹/L，CRP(C 反应蛋白)＜8 mg/L。

(2) 肝功能：谷丙转氨酶(ALT)31 U/L，谷草转氨酶(AST)40 U/L，碱性磷酸 600 U/L，总胆红素 3.1 μmol/L，直接胆红素 0.9 μmol/L，总蛋白 55.8 g/L，白蛋白 36 g/L。

(3) 肾功能：尿素氮 4.23 mmol/L，肌酐 45 μmol/L，尿酸 133 μmol/L。

(4) 血电解质：钠 140 mmol/L，钾 4.23 mmol/L，氯 103 mmol/L，钙 1.80 mmol/L(正常值 2.2～2.7 mmol/L)，磷 1.30 mmol/L(正常值 1.3～1.9 mmol/L)，镁 0.93 mmol/L。

(5) 心肌酶系列：肌酸激酶 83 IU/L，α-羟丁酸脱氢酶 155 IU/L，乳酸脱氢酶 226 IU/L，CK-MB(肌酸磷酸激酶同工酶)22 IU/L。

(6) 空腹血糖：葡萄糖 4.35 mmol/L。

(7) 心电图检查：正常心电图。

（8）脑电图检查：正常脑电图及脑电地形图。

（9）急诊头颅 CT 平扫：颅内未见明显异常。

张医生看了报告后告诉妈妈："珍珍的检查报告大部分都正常，脑电图、头颅 CT、心电图都正常，结合珍珍的病史、体格检查，珍珍最可能是低钙引起的惊厥，我先给她静脉补钙，然后下午去儿保专家门诊就诊。"

张医生一边回答，一边开出留院观察补液的医嘱，给予：5％的葡萄糖溶液 50 ml，加 10％葡萄糖酸钙 5 ml，静脉缓慢滴注，并嘱观察珍珍的一般情况以及神经系统体征。

分析病史资料	
补充诊断依据	
推理假设诊断	
演绎诊断思路	
设计学习问题	

场景 2

下午，妈妈又带着珍珍来到了儿保科，沈主任接诊了珍珍。沈主任详细了解了珍珍的病情，再次做了体格检查，向妈妈询问："珍珍最近晚上睡得好吗？"

"不太好，最近发现小孩睡得不踏实，老是一惊一惊的。原来不是这样的，而且老是摇头。沈主任您看，后脑勺的头发都摇没了。"妈妈回答道。

"那珍珍晚上出汗多吗？"

"您不提，我倒忘了，最近珍珍确实出汗比原来多，有时晚上都得换 2 次枕巾。我问过其他同事，他们都说，婴儿都是这样的，所以我也没有在意。"妈妈着急地又问："沈主任啊！珍珍到底是什么毛病呢？要紧吗？以后会有后遗症吗？"

沈主任一边安慰珍珍妈妈，一边继续说道："珍珍妈妈，不要急，大部分情况我都了解了，但为了明确诊断，最好带珍珍去拍一张左手腕骨的 X 线片，并让生化室帮珍珍加做一项血清 25 -(OH)D$_3$ 检测，这样可以更全面地了解珍珍的病情。"

1 h 后 2 项检查报告出来了。

（1）X 线检查：左手腕骨摄片显示尺骨桡骨远端的干骺端模糊，呈毛刷样改变，骨质稀疏（见图 4 - 5）。

（2）血清 25 -(OH)D$_3$：9.08 ng/ml（正常值 11.10～42.90 ng/ml）。

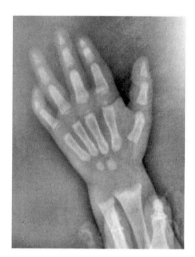

图 4 - 5　患儿左腕 X 线片显示：尺骨桡骨远端的干骺端模糊，呈毛刷样改变，骨质稀疏

分析病史资料	
补充诊断依据	
推理假设诊断	
演绎诊断思路	
设计学习问题	

场景3

沈主任看着珍珍左手腕骨的 X 线片,对珍珍妈妈说:"目前根据珍珍的临床表现、体格检查以及实验室检查的结果,可以明确诊断为:营养性维生素 D 缺乏性佝偻病。"

一听医生说珍珍患的是佝偻病,珍珍妈妈急了,连忙问沈主任:"沈主任,这个是什么毛病呀,我们平时也很重视营养,怎么会得这个病呢?是不是与珍珍早产有关?"

"嗯,确实与珍珍早产有一定关系,由于早产造成珍珍在孕后期从妈妈身体里获得维生素 D 的机会减少,使胎儿体内 25 -(OH)D₃ 的储存不足,另外由于珍珍的过敏体质,一直没有按时添加维生素 D,再加上冬天皮肤接受太阳照射的机会减少,这些因素均造成了珍珍体内 25 -(OH)D₃ 含量不足,使钙的吸收与利用出现障碍,最终导致了血钙降低,引起临床上的低钙惊厥。而且珍珍出现的一系列的临床体征均与之有关。"

"噢,原来是这么一回事啊,现在终于明白了。"珍珍妈妈接着又问:"那这个病要紧吗?回去后会不会再次出现惊厥呢?会留下什么后遗症吗?后面我们应该怎么治疗呢?"

听了珍珍妈妈的问话,沈主任继续耐心地解释道:"目前已经给予珍珍补钙剂,血钙水平已经上来了,一般不会再次发生惊厥。但是一定要重视后续的口服治疗:每日口服维生素 D 2 000 IU,持续服用 1 个月;同时补钙,每日服用钙元素 100 mg。一定要注意加强营养,6 个月左右添加转乳期食品(如强化铁和锌的米粉、蛋黄等),在天气好的时候坚持户外活动,不能隔着玻璃窗晒太阳了,适当暴露皮肤晒晒太阳,但要注意保护眼睛,可以戴个帽子。还要按时复诊,定期复查。这样才可避免珍珍再次出现惊厥,也就不会产生后遗症了。"

经过 1 个月的治疗,妈妈带珍珍来门诊复诊。妈妈告诉沈主任,珍珍再也没有惊厥过,枕秃、夜惊以及出汗均有明显改善。沈主任又给珍珍复查了血钙、血清 25 -(OH)D₃ 等指标,也都恢复正常了。这下妈妈一颗悬着的心终于放下来了。临走时沈主任再次提醒珍珍妈妈,还应继续每日服用维生素 D 400 IU,2 岁以后如果夏季和秋季户外活动多可以不再服用;但如果户外活动少,那可以一直坚持服用,剂量为每日 400 IU。平时还要注意坚持喂哺母乳,如果断母乳,则要保证配方奶的摄入。

分析病史资料	
补充诊断依据	
推理假设诊断	
演绎诊断思路	
设计学习问题	

注：本案例由沈理笑撰写。

实 战 演 练 题

【选择题】

1. 10 个月的婴儿每天对蛋白质需要量是 3.5 g/kg，而成人则为 1.0 g/kg。其相差如此之大是因为婴儿（　　）

A. 以乳类为主食　　　　　　　　　B. 不能完全吸收利用氨基酸

C. 生长发育旺盛，需要正氮平衡　　D. 利用蛋白质的能力差

E. 对蛋白质的消化吸收功能差

2. 11 个月的女婴，其能量需要与成人最主要的不同之处是（　　）

A. 基础代谢所需的能量　　　　　　B. 生长发育所需的能量

C. 食物特殊动力作用所需的能量　　D. 活动所需的能量

E. 排泄物中能量的损失

3. 男孩 1 岁半，其基础代谢所需能量占总能量的比例为（　　）

A. 7%～8%　　　B. 10%　　　C. 32%～35%　　　D. 50%

E. 90%

4. 足月顺产婴儿，计划母乳喂养，其母亲咨询母乳的优点，下列回答哪项不正确？（　　）

A. 含饱和脂肪酸较多，易于吸收　　B. 含乳糖量多，且以乙型乳糖为主

C. 钙磷比例适当，易吸收　　　　　D. 缓冲力小，对胃酸中和作用弱

E. 含大量免疫活性细胞

5. 足月顺产婴儿，计划母乳喂养，其母亲咨询母乳喂养的优点，下列回答哪项是不正确的？（　　）

A. 增加母亲与婴儿之间的情感交流

B. 为婴儿提供被动保护，增强婴儿抗感染能力

C. 促进产后母亲子宫收缩，促进排卵，减少产后并发症

D. 有利于成年期代谢性疾病的早期预防

E. 经济、方便及温度适宜

6. 6个月的婴儿,足月顺产,出生体重3 200 g,母乳喂养,现需添加辅食,下列哪种食物适合最先引入?(　　)

　　A. 水果汁　　　　　　　　　　　　B. 强化铁的配方米粉

　　C. 碎肉　　　　　　　　　　　　　D. 烂糊面

　　E. 软饭

7. 足月出生的正常婴儿,纯母乳喂养,6个月准备添加辅食,第一次引入的食物应该是(　　)

　　A. 增加能量,补充蛋白质和微量元素　　B. 补充膳食纤维和水分

　　C. 易于消化,满足生长需要,不易过敏　　D. 补充蛋白质和维生素

　　E. 补充维生素和铁

8. 6个月的健康男婴,生长发育良好,纯母乳喂养,准备添加辅食,其母亲咨询辅食添加的方法。下列回答哪项是错误的?(　　)

　　A. 从泥状食物开始添加,逐渐增加食物质地

　　B. 从少量开始添加,逐渐增加辅食量

　　C. 每次只能添加一种新食物,2～3天后再添加另一种

　　D. 如果婴儿拒绝,可以将辅食放在奶瓶中让婴儿吸吮

　　E. 可以反复多次尝试,但不要强迫婴儿吃

9. 5个月的婴儿,人工喂养,体重4 kg,皮肤干燥、弹性差,肌肉明显松弛,两眼角膜外缘有结膜干燥斑,最可能的诊断为(　　)

　　A. 营养不良,维生素A缺乏　　　　　B. 营养不良,维生素B缺乏

　　C. 营养不良,维生素C缺乏　　　　　D. 营养不良,维生素D缺乏

　　E. 营养不良,维生素K缺乏

10. 7个月的男婴,体重5 kg,纯母乳喂养,未添加辅食,按时补充维生素D,最可能的诊断是(　　)

　　A. 软骨发育不良　　　　　　　　　B. 营养不良

　　C. 维生素D缺乏性佝偻病　　　　　D. 营养性贫血

　　E. 生长激素缺乏

11. 女孩,4岁,消瘦,精神欠佳,皮肤干燥、弹性差,肌肉松弛,考虑为营养不良,最有价值的判断标准是(　　)

　　A. 体格评价指标　　　　　　　　　B. 血常规检查

　　C. 血钙、血磷、碱性磷酸酶检查　　　D. X线片检查

　　E. 肝功能检查

12. 男孩,15个月,重度营养不良,突然出现面色灰白、神志不清、呼吸暂停、脉搏减慢、体温不升,应首先考虑(　　)

A. 败血症 B. 低钠血症

C. 低钙血症 D. 自发性低血糖

E. 心力衰竭

13. 10 个月的女婴,体重 6.4 kg,8 个月时添加辅食,每天两顿稀粥加菜泥,诊断为营养不良,其常见的并发症不包括( )

A. 营养性贫血 B. 维生素 A 缺乏

C. 锌缺乏 D. 低磷性佝偻病

E. 自发性低血糖

14. 11 个月的男婴,因食欲差来门诊就诊,母乳少,长期以稀粥喂养,添加其他食物少,诊断为营养不良。下列临床表现中,哪项最先出现?( )

A. 皮下脂肪减少 B. 身长低于正常

C. 肌张力低下 D. 体重不增或减轻

E. 皮肤干燥

15. 男孩,18 个月,食欲差,奶量少,长期以稀饭喂养,偶尔添加些荤菜,诊断为轻度营养不良,以下关于该患儿调整饮食及补充营养物质的原则,哪个说法不正确?( )

A. 根据患儿营养不良的程度和消化能力调整饮食

B. 尽早给予高蛋白食物

C. 热量和营养物质的供给应逐渐增加,不可操之过急

D. 热量供给从每日 251～335 kJ(60～80 kcal)/kg 开始逐渐增加

E. 注意补充维生素和微量元素

16. 妈妈带 8 个月的女婴来儿保门诊进行健康体检,医生发现患儿为营养不良,下列哪项体格检查对诊断最有帮助?( )

A. 体重 6 kg B. 面色苍白,肌肉松弛

C. 皮肤干燥、弹性差 D. 双下肢凹陷性水肿

E. 腹部皮下脂肪厚度 0.8 cm

17. 男孩,5 岁。自幼食欲奇佳,不爱活动致体态肥胖,身材高大,智力正常,诊断为单纯性肥胖。对其治疗应遵循下列原则,除了( )

A. 限制饮食,使体重较快下降

B. 多吃体积大而热能低的新鲜水果和蔬菜

C. 鼓励和安排一定量的运动

D. 一般不需要药物治疗

E. 做好家长和儿童的思想工作,消除其紧张心理

18. 女孩,5 岁,平时不爱运动,喜吃甜食。测得其身高、体重在同性别、同年龄段儿童的 P_{90},该女孩首先考虑的诊断是( )

A. 正常 　　　　　　　　　　　　B. 超重

C. 轻度肥胖 　　　　　　　　　　D. 中度肥胖

E. 重度肥胖

19. 男孩,7岁,自幼喜吃甜食,喜喝含糖饮料,不爱运动,体态肥胖,诊断为单纯性肥胖症。对于该患儿的膳食管理,以下哪项不恰当?(　　　)

A. 限制甜食、零食 　　　　　　　B. 低脂饮食,同时提供优质蛋白质

C. 主食以蔬菜、水果为主 　　　　D. 控制脂肪摄入量

E. 宜选用体积大、热量少的食物,应注意满足小儿食欲

20. 男孩,6岁,身高125 cm,体重30 kg,平时不爱运动,喜吃油炸食品,睡前经常吃零食,诊断为单纯性肥胖症。对于该儿童的干预方式,下列哪个说法不恰当?(　　　)

A. 限制甜食 　　　　　　　　　　B. 加强运动和体格锻炼

C. 避免剧烈运动 　　　　　　　　D. 针对性进行心理治疗

E. 用胰岛素治疗

21. 男童,2岁,体重15 kg,身高86 cm,平时喜欢吃糖、巧克力,出门经常要抱,不爱走路。该小儿应诊断为(　　　)

A. 消瘦 　　　　　　　　　　　　B. 生长迟缓

C. 肥胖 　　　　　　　　　　　　D. 高身材

E. 身材不匀称

22. 男孩,6岁,身高125 cm,体重28 kg,平时不爱运动,喜吃甜食,睡前经常吃零食,诊断为单纯性肥胖症。如果要评价该儿童的超重/肥胖程度,可用以下哪个指标?(　　　)

A. 体重/年龄 　　　　　　　　　B. 体型匀称度

C. 体质指数(BMI) 　　　　　　　D. 腹壁皮下脂肪

E. 体成分测定

23. 男孩,3岁,身高96 cm,体重17 kg,诊断为单纯性肥胖,关于该疾病对儿童健康的危害,以下哪项是不正确的?(　　　)

A. 会加重心脏、肾脏、肝脏等器官的负担,使机体代谢发生异常

B. 会出现呼吸系统并发症,如阻塞性睡眠呼吸暂停症

C. 会有社会和情绪问题

D. 会发展为代谢综合征

E. 会影响儿童的生活健康,但对个体生活后期即成年期健康影响不大

24. 男孩,2岁,身高85 cm,体重12 kg,父母均肥胖。妈妈为预防儿童肥胖的发生,来医院咨询。医生的下列指导哪项不恰当?(　　　)

A. 避免不必要的甜食和油腻的食物

B. 避免不吃早餐或晚餐过饱

C. 固定家庭吃饭的地点和时间,吃饭时不看电视

D. 为养成良好的饮食习惯,可用食物对儿童进行奖励

E. 每天坚持至少运动 30 min

25. 4月龄女婴,易激惹、烦躁、易惊,体温正常,有枕秃,前囟平,颅骨有乒乓球样感,诊断首先考虑(　　)

  A. 维生素 D 缺乏性佝偻病　　　　　　B. 软骨营养不良

  C. 化脓性脑膜炎　　　　　　　　　　D. 呆小病

  E. 颅内出血

26. 女孩,1岁。自幼母乳喂养,偶尔添加维生素 D。因多汗、夜惊、夜眠不安伴方颅、肋串珠等诊断为维生素 D 缺乏性佝偻病。在该病的发病机制中,下列哪项是错误的?(　　)

  A. 维生素 D 缺乏　　　　　　　　　　B. 钙、磷在肠道吸收减少

  C. 尿磷排出增加　　　　　　　　　　D. 甲状旁腺代偿功能不足

  E. 血钙、磷乘积降低

27. 11月龄婴儿,夜惊,多汗,出牙2颗,前囟2 cm×2 cm,方颅,串珠肋,血钙2 mmol/L,钙磷乘积25,在门诊使用维生素 D 正规治疗2个月,患儿症状明显好转,此时拍摄腕骨 X 线片,可能出现哪种表现?(　　)

  A. X 线片正常　　　　　　　　　　　B. 干骺端增宽,临时钙化带消失

  C. 临时钙化带重新出现　　　　　　　D. 长骨短粗和弯曲,干骺端变宽呈喇叭状

  E. 骨骺线检查正常,但可见弯曲畸形

28. 患儿1岁,可见肋骨串珠,肋膈沟,手镯和脚镯,血钙为 2.0 mmol/L,血磷为 0.9 mmol/L,X 线片可见干骺端临时钙化带消失呈杯口样改变,诊断为(　　)

  A. 甲状旁腺功能低下　　　　　　　　B. 软骨营养不良

  C. 低血磷抗 D 性佝偻病　　　　　　D. 维生素 D 缺乏性佝偻病

  E. 肾性佝偻病

29. 4月龄女婴,冬季出生,足月顺产,纯母乳喂养,偶尔添加维生素 D,近半月来烦躁、多汗、夜眠不安。门诊体检时特别应注意的体征是(　　)

  A. 前囟张力　　　B. 颅骨软化　　　C. 方颅　　　　　　D. 头围

  E. 鸡胸

30. 4月龄婴儿,夜间烦躁不安、多汗、枕秃,体检发现肋缘外翻、颅骨软化,诊断及治疗应为(　　)

  A. 佝偻病初期,口服维生素 D 治疗　　B. 佝偻病活动期,口服维生素 D 治疗

  C. 佝偻病恢复期,口服维生素 D 治疗　D. 佝偻病恢复期,不需治疗

  E. 佝偻病后遗症期,不需治疗

31.5 月龄婴儿,纯母乳喂养,偶加鱼肝油,烦躁不安、多汗、枕部秃发,有颅骨软化。确诊需做哪些检查(　　)

A. X 线片、血钙、血磷、碱性磷酸酶、25 -(OH)D₃

B. X 线片、维生素 A

C. X 线片、维生素 B

D. X 线片、维生素 C

E. 肝功能

32. 女婴,10 天,足月顺产,母乳喂养,家长为预防维生素 D 缺乏性佝偻病的发生,来医院咨询。医生的下列指导哪项不恰当?(　　)

A. 坚持母乳喂养　　　　　　　　　B. 生后 2 个月开始添加蛋黄、鱼泥等

C. 保证居室没有重金属污染　　　　D. 生后 2 周开始添加维生素 D

E. 维生素 D 预防剂量为每日 400 IU

【名词解释】

1. 推荐摄入量(RNI)

2. 辅食添加原则

3. 蛋白质-热量营养不良

4. 消瘦

5. 儿童单纯性肥胖

6. BMI

7. 营养性维生素 D 缺乏性佝偻病

8. 乒乓头

第五章　新生儿与新生儿疾病

第一节　概　　述

【教学大纲要求】

1. 掌握

新生儿分类及各类新生儿的定义。

2. 熟悉

正常足月儿、早产儿的解剖生理特点和护理。

3. 了解

新生儿常见的几种特殊生理状态。

【概述】

新生儿(neonate,newborn)：指从脐带结扎到出生后 28 天内的婴儿。

围产期(perinatal period)：指自妊娠 28 周至生后 7 天,围产期内的胎儿或新生儿称为围产儿。

【导读图】

(1) 新生儿分类概览如图 5-1 所示。

(2) 正常足月儿、早产儿的解剖生理特点和护理概览如图 5-2 所示。

第二节　新生儿窒息

【教学大纲要求】

1. 掌握

(1) Apgar 评分法方法、内容及意义。

【按出生体重分类】
1. 正常体重儿（normal birth weight infant, NBWI）：出生体重2 500～4 000 g的新生儿
2. 低出生体重儿（low birth weight infant, LBWI）：出生体重<2 500 g的新生儿
3. 极低出生体重儿（very low birth weight infant, VLBWI）：出生体重<1 500 g的新生儿
4. 超低出生体重儿（extremely low birth weight infant, ELBWI）：出生体重<1 000 g的新生儿
5. 巨大儿（macrosomia）：出生体重>4 000 g的新生儿

【按出生后周期分类】
1. 早期新生儿（early newborn）：生后1周以内的新生儿
2. 晚期新生儿（late newborn）：生后第2～4周末的新生儿

【按胎龄分类】
1. 足月儿（full-term infant）：胎龄为37～42周的新生儿
2. 早产儿（preterm infant）：胎龄<37周的新生儿
3. 过期产儿（post-term infant）：胎龄≥42周的新生儿

新生儿分类

【高危儿（high risk infant）】
是指已经发生或可能发生疾病而需要密切监护的新生儿

【按出生体重和胎龄的关系分类】
1. 小于胎龄儿（small for gestatinal age infant, SGA）：出生体重在同胎龄儿平均体重的第10百分位以下的新生儿
2. 适于胎龄儿（appropriate for gestation age infant, AGA）：出生体重在同胎龄儿平均体重的第10至90百分位之间的新生儿
3. 大于胎龄儿（large for gestational age infant, LGA）：出生体重在同胎龄儿平均体重的第90百分位以上的新生儿

图 5-1　新生儿分类概览

【足月儿的护理】
1. 保暖
2. 母乳喂养
3. 呼吸管理
4. 预防感染
5. 皮肤黏膜护理
6. 预防接种
7. 新生儿筛查

正常足月儿、早产儿的解剖生理特点和护理

【早产儿】
1. 体温调节特点及保暖
2. 呼吸系统特点及呼吸支持
3. 循环系统特点及循环支持
4. 体液平衡
5. 营养需求及营养支持

【常见几种特殊生理状态】
1. 生理性黄疸
2. "马牙"和"螳螂嘴"
3. 乳腺肿大
4. 假月经
5. 新生儿红斑及粟粒疹

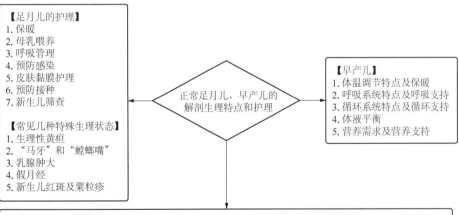

【足月儿与早产儿外观特点】

外观	早产儿	足月儿
皮肤	鲜红发亮、红肿和毳毛多	红润、皮下脂肪多和毳毛少
头发	细、乱而软	分条清楚
耳壳	耳壳软、缺乏软骨和耳舟不清楚	软骨发育好、耳舟成形并直挺
指、趾甲	未达到指、趾端	达到或超过指、趾端
跖纹	足底纹理少	足纹遍及整个足底
乳腺	无结节或结节<4 mm	有结节或结节>4 mm
外生殖器	男婴睾丸未降至阴囊，阴囊皱纹少 女婴大阴唇不能遮盖小阴唇	男婴睾丸已降至阴囊，阴囊皱纹多 女婴大阴唇遮住小阴唇

图 5-2　正常足月儿、早产儿的解剖生理特点和护理概览

(2) 新生儿窒息复苏原则。

2. 熟悉

(1) 新生儿窒息的病因。

(2) 新生儿窒息的预防。

3. 了解

复苏方法和常用技术。

【概述】

新生儿窒息(newborn asphyxia)是指由于产前、产时或产后的各种病因,使胎儿发生宫内窘迫或娩出过程中发生呼吸、循环障碍,导致生后 1 分钟内无自主呼吸或未能建立规律呼吸,以低氧血症、高碳酸血症和酸中毒为主要病理生理改变的疾病,是新生儿死亡及小儿致残的主要疾病之一。我国每年出生的新生儿中,有 7%～10%(140 万～200 万例)新生儿发生窒息,其中大约 30 万例患儿留有不同程度的神经系统后遗症。

【导读图】

新生儿窒息概览如图 5-3 所示。

表 5-1　新生儿 Apgar 评分内容及标准

体　　征	0 分	1 分	2 分
皮肤颜色	青紫或苍白	躯干红,四肢紫	全身红
心率(次/min)	无	<100	>100
弹足底或插鼻管后反应	无反应	有皱眉动作	哭,喷嚏
肌张力	松弛	四肢略屈曲	四肢活动
呼吸	无	慢,不规则	正常,哭声响

第三节　新生儿缺氧缺血性脑病

【教学大纲要求】

1. 掌握

新生儿缺氧缺血性脑病的临床表现、诊断。

2. 熟悉

新生儿缺氧缺血性脑病的治疗原则。

3. 了解

新生儿缺氧缺血性脑病的病因、发病机制与预防。

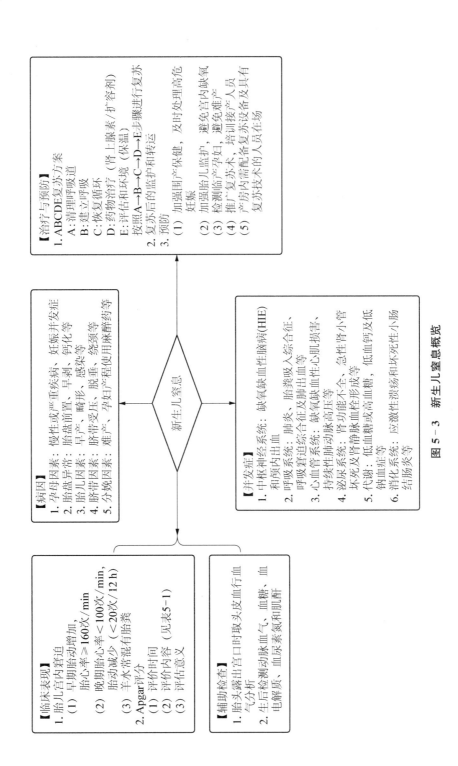

【病因】
1. 孕母因素：慢性或严重疾病、妊娠并发症等
2. 胎盘异常：胎盘前置、早剥、钙化等
3. 胎儿因素：早产、畸形、感染等
4. 脐带因素：脐带受压、脱垂、绕颈等
5. 分娩因素：难产、孕妇产程使用麻醉药等

【临床表现】
1. 胎儿宫内窘迫
   (1) 早期胎动增加，胎心率≥160次/min
   (2) 晚期胎心率<100次/min，胎动减少（<20次/12 h）
   (3) 羊水常混有胎粪
2. Apgar评分
   (1) 评价时间
   (2) 评价内容（见表5-1）
   (3) 评估意义

【辅助检查】
1. 胎头露出宫口时取头皮血行血气分析
2. 生后检测动脉血气、血糖、血电解质、血肌酐和肌酐等

新生儿窒息

【治疗与预防】
1. ABCDE复苏方案
   A：清理呼吸道
   B：建立呼吸
   C：恢复循环
   D：药物治疗（肾上腺素/扩容剂）
   E：评估和环境（保温）
   按照A→B→C→D→E步骤进行复苏
2. 复苏后的监护和转运
3. 预防
   (1) 加强围产保健，及时处理高危妊娠
   (2) 加强胎儿监护，避免宫内缺氧
   (3) 检测临产孕妇，避免难产
   (4) 推广复苏术，培训接产人员
   (5) 产房内需配备复苏设备及具有复苏技术的人员在场

【并发症】
1. 中枢神经系统：缺氧缺血性脑病(HIE)和颅内出血
2. 呼吸系统：肺炎、胎粪吸入综合征、呼吸窘迫综合征及肺出血等
3. 心血管系统：缺氧缺血性心肌损害、持续性肺动脉高压等
4. 泌尿系统：肾功能不全、急性肾小管坏死及肾静脉血栓形成等
5. 代谢：低血糖或高血糖、低血钙及低钠血症等
6. 消化系统：应激性溃疡和坏死性小肠结肠炎等

图5-3　新生儿窒息概览

【概述】

缺氧缺血性脑病(hypoxic-ischemic encephalopathy,HIE)是因围产期窒息而导致脑的缺氧缺血性损害,包括特征性的神经病理及病理生理改变,临床表现为一系列脑病的症状,部分患儿可留有不同程度的神经系统后遗症。本病仍是我国目前导致新生儿死亡及小儿致残的主要疾病之一。

【导读图】

新生儿缺氧缺血性脑病概览如图5-4所示。

第四节　新生儿颅内出血

【教学大纲要求】

1. 掌握

新生儿颅内出血的诊断和处理。

2. 熟悉

新生儿颅内出血的病因、病理生理及预防。

3. 了解

头颅B超检查在新生儿的应用。

【概述】

新生儿颅内出血是新生儿脑损伤的常见形式,与围产期窒息和产伤密切相关。早产儿多见,胎龄越小发生率越高,以脑室周围-脑室内出血多见,足月儿多为硬膜下出血和蛛网膜下腔出血。

【导读图】

新生儿颅内出血概览如图5-5所示。

第五节　新生儿胎粪吸入综合征

【教学大纲要求】

1. 掌握

新生儿胎粪吸入综合征的病因、临床表现、诊断及治疗。

2. 熟悉

新生儿持续肺动脉高压的临床表现及处理原则。

【病因及发病机制】
1. 病因
   (1) 围生期窒息
   (2) 严重心肺疾病
2. 发病机制
   (1) 脑血流分布不平衡
   (2) 脑血流自动调节功能不完善
   (3) 脑组织代谢改变

【诊断标准】
1. 有明确的可导致胎儿宫内窘迫的异常产科病史，以及严重的胎儿宫内窘迫的表现（胎心率<100次/min，持续5 min以上，和（或）羊水Ⅲ度污染），或者在分娩过程中有明显窒息史
2. 出生时有严重窒息，指Apgar评分1 min≤3分，并延续至5 min时仍≤5分和出生时脐动脉血气pH值<7.00
3. 出生后不久出现神经系统症状，并持续至24 h以上，出现意识改变（过度兴奋，嗜睡，昏迷），肌张力改变（增高或减弱），原始反射异常（吸吮，拥抱反射减弱或消失），病重时可有惊厥，脑干症状（呼吸节律改变，瞳孔改变，对光反射迟钝或消失）和前囟张力增高
4. 排除电解质紊乱、颅内出血和产伤等原因引起的抽搐，以及宫内感染、遗传代谢性疾病和其他先天性疾病所引起的脑损伤

同时具备以上4条者可以确诊，第4条不能确定者可作为拟诊病例

【治疗与预防】
1. 支持疗法
   (1) 维持良好的通气功能（正常血气，pH值）
   (2) 保证良好的循环功能（正常心率，血压）
   (3) 维持血糖水平在正常值
2. 对症处理
   (1) 控制惊厥（首选苯巴比妥）
   (2) 降低颅内压（甘露醇，必要时加呋塞米）
   (3) 消除脑干症状（纳洛酮）
   (4) 亚低温疗法
3. 预防
   积极推广新法复苏，防止围生期窒息是预防本病的关键

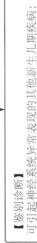

新生儿缺氧缺血性脑病

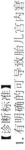

【鉴别诊断】
可引起神经系统异常表现的其他新生儿期疾病：
1. 电解质紊乱
2. 颅内出血和产伤
3. 宫内感染
4. 遗传代谢性疾病和其他先天性疾病

【临床表现】
1. 经典表现：
   (1) 意识障碍
   (2) 肌张力增强或减弱
   (3) 原始反射减弱或消失
   (4) 惊厥
   (5) 颅内高压
   (6) 不同程度的窒息
2. 严重表现：中枢性呼吸衰竭

【体征】
1. 意识改变
2. 原始反射异常
3. 前囟张力增高

【辅助检查】
1. 新生儿脐血血气分析：酸中毒
2. 血生化：血浆CK-BB，NSE活性升高
3. 脑电图：脑电活动延迟，异常放电，背景活动异常（以低电压和爆发抑制为主）
4. B超：脑水肿
5. CT：颅内出血，脑梗死，脑室周围白质软化
6. MRI：对病变性质与程度评价优于CT（尤其对关状旁区和基底核损伤）

图5-4 新生儿缺氧缺血性脑病概览

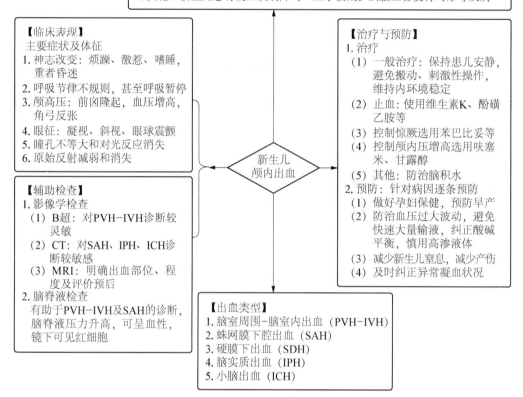

图 5 - 5　新生儿颅内出血概览

【概述】

胎粪吸入综合征(meconium aspiration syndrome,MAS)或称胎粪吸入性肺炎,是由于胎儿在宫内或产时吸入混有胎粪的羊水所导致,以呼吸道机械性阻塞及化学性炎症为主要病理特征,以出生后出现呼吸窘迫为主要表现的临床综合征。多见于足月儿或过期产儿。分娩时羊水混胎粪的发生率为 $8\%\sim25\%$,其中仅 5% 发生 MAS。

【导读图】

胎粪吸入综合征概览如图 5 - 6 所示。

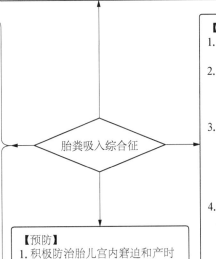

【临床表现】
1. 吸入混胎粪的羊水
   (1) 分娩时见羊水混胎粪
   (2) 患儿皮肤、脐带等有胎粪污染痕迹
   (3) 口鼻腔吸引物含胎粪
   (4) 声门内吸引物可见胎粪
2. 呼吸系统表现
   (1) 出生后不久即出现呼吸急促（通常60次/min）
   (2) 青紫
   (3) 鼻翼煽动
   (4) 吸气性三凹征
3. PPHN：主要表现为持续而严重的青紫

【体征】
1. 桶状胸
2. 呼吸音减弱
3. 粗、湿啰音→中、细湿啰音

【辅助检查】
1. 实验室检查
   (1) 动脉血气分析：PaO_2↓，$PaCO_2$↑，pH值↓
   (2) 血常规、血糖、血钙和血生化
   (3) 气管内吸引物及血液的细菌培养
2. 影像学检查
   (1) 胸部X线检查
   (2) 心脏超声：检测肺动脉压力，有助于PPHN的诊断

【病因与病理生理】
1. 胎粪吸入：与胎龄相关，胎龄＞42周，发生率＞30%
2. 不均匀气道阻塞：肺不张、肺气肿和正常肺泡同时存在
3. 化学性肺炎：PS减少，肺顺应性降低，肺泡萎陷
4. 肺动脉高压：进行性加重的缺氧，混合性酸中毒使肺血管阻力持续性增高，导致PPHN

胎粪吸入综合征

【治疗】
1. 促进气管内胎粪排出：气管插管吸引
2. 对症治疗
   (1) 氧疗：维持PaO_2 50~80 mmHg水平
   (2) 机械通气治疗
3. 其他
   (1) 限制液体入量
   (2) 抗生素：广谱抗生素→药敏结果调整
   (3) 肺表面活性物质
   (4) 肺气漏治疗
4. PPHN治疗：去除病因至关重要
   (1) 碱化血液
   (2) 血管扩张剂：西地那非、米力农等
   (3) 一氧化氮吸入

【预防】
1. 积极防治胎儿宫内窘迫和产时窒息
2. 通过评估，如新生儿有活力（有活力定义：呼吸规则，肌张力好，心率＞100次/min）可进行观察不需要气管插管吸引，如无活力，建议气管插管，将胎粪吸出
3. 在气道胎粪吸出前，通常不应进行正压通气

图5-6 胎粪吸入综合征概览

注：PPHN(新生儿持续性肺动脉高压)；1 mmHg＝0.133 kPa，7.5 mmHg＝1 kPa。

第六节 新生儿呼吸窘迫综合征

【教学大纲要求】

1. 掌握

新生儿呼吸窘迫综合征的临床特点与诊断要求。

2. 熟悉

新生儿呼吸窘迫综合征的防治措施。

3. 了解

新生儿呼吸窘迫综合征的发病机制。

【概述】

新生儿呼吸窘迫综合征(neonatal respiratory distress syndrome,NRDS)是因肺表面活性物质(pulmonary surfactant,PS)缺乏所致,以生后不久出现呼吸窘迫并进行性加重的临床综合征。由于该病在病理形态上有肺透明膜的形成,故又称为肺透明膜病(hyaline membrane disease,HMD)。多见于早产儿,胎龄越小发病率越高。

【导读图】

新生儿呼吸窘迫综合征概览,如图5-7所示。

第七节　新　生　儿　黄　疸

【教学大纲要求】

1. 掌握

(1) 病理性黄疸的特点及常见的几种病因。

(2) 生理性黄疸与病理性黄疸的鉴别要点。

2. 熟悉

(1) 新生儿胆红素代谢的特点。

(2) 新生儿黄疸的主要治疗方法(光疗、换血疗法等)。

3. 了解

发生胆红素脑病的有关因素与防治。

【概述】

1. 新生儿黄疸

新生儿黄疸(neonatal jaundice)也称为新生儿高胆红素血症(neonatal hyperbilirubinemia),是因为胆红素在体内积聚引起的皮肤或其他器官黄染,是新生儿期最常见的临床问题,超过80%的正常新生儿在生后早期可出现皮肤黄染;当新生儿血清胆红素超过85.5～120 μmol/L(50～70 mg/L)可出现肉眼可见的黄疸。

2. 新生儿黄疸分类

结合临床实际,目前对高胆红素血症风险评估方法是采用小时胆红素值分区曲线(见图5-8),根据不同胎龄和出生后时龄以及是否存在高危因素来评估和判断这种胆红素水平是否属于正常或安全,以及是否需要治疗(光疗)干预(见图5-9)。通常将新生儿黄疸分为生理性黄疸(非病理性高胆红素血症)和病理性黄疸(非生理性高胆红素血症),如图5-10所示。

根据新生儿小时胆红素曲线可将新生儿分为低危、中危和高危。

(1) 低危新生儿(胎龄≥38周,健康儿)。

(2) 中危新生儿(胎龄≥38周+有危险因素或35～37$^{6/7}$周健康儿)。

【病因】
肺表面活性物质（PS）的缺乏是本病发生的根本原因
1. 早产：胎龄越高，发病率就越高
2. 糖尿病母亲婴儿（IDM）：主要是血中高浓度胰岛素拮抗肾上腺皮质激素对PS合成的促进作用，发病率比正常宫内增减5~6倍
3. 择期剖宫产儿：缺乏宫缩，低体温，影响PS的合成与分泌
4. 其他：围生期窒息，低体温，前置胎盘，胎盘早剥和母亲低血压等所致的胎儿血容量减少均可能引起此病的发生

新生儿呼吸窘迫综合征

【鉴别诊断】
1. 湿肺（暂时性呼吸困难）
2. B组链球菌肺炎
3. 吸入性肺炎
4. 膈疝

【临床表现】
1. 特点
(1) 早产儿多见
(2) 生后不久（一般6h内）出现呼吸窘迫，并进行性加重
2. 主要表现
(1) 呼吸急促（呼吸频率>60次/min）
(2) 鼻扇
(3) 呼气性呻吟
(4) 吸气性三凹征
(5) 青紫
3. 严重表现
(1) 呼吸浅表
(2) 呼吸节律不整
(3) 呼吸暂停
(4) 四肢松弛
4. 有30%~50%的患儿在恢复期出现动脉导管开放（PDA），分流量较大时可发生心力衰竭，肺水肿等

【体征】
1. 胸廓扁平
2. 两肺呼吸音减弱
3. 可闻及细湿啰音

【辅助检查】
1. 实验室检查
血气分析：PaO_2↓，$PaCO_2$↑，pH值↓，碳酸氢根减少
2. 影像学检查
(1) 胸部X线片：毛玻璃样改变，支气管充气征，白肺
(2) 心脏超声：确定动脉导管是否开放

【治疗】
1. 一般治疗
(1) 保温：保持皮肤温度在36.5℃
(2) 检测体温、呼吸、心率、血压和动脉血气
(3) 保证液体和营养供应
(4) 纠正酸中毒
(5) 排除败血症之前常规使用抗生素
2. 氧疗和辅助通气
(1) 吸氧
(2) 持续气道正压（CPAP）
(3) 常频机械通气
3. 肺表面活性物质（PS）替代疗法
(1) 应用指征：已确诊或者产房内防止NRDS的预防性应用
(2) 使用时间：对于母亲产前未使用激素或者需气管插管的极早产儿，应在产房内使用；对已经确诊的患儿，越早应用越好；对部分仍在进展期的患儿（如持续不能离氧，需要机械通气），需要使用第二剂或第三剂PS
(3) 使用剂量：不同PS产品各有各的推荐剂量，多数据道首剂100~200mg/kg；对于确诊患儿，首剂200mg/kg疗效优于100mg/kg
(4) 使用方法：药物（干粉剂需稀释）摇匀后，经气管插管缓慢注入肺内（目前已开展微创技术用于注入PS，即不采用传统气管插管，使用细的导管置入气管内，任不间断鼻塞CPAP下，缓慢注入PS）
4. 关闭动脉导管
(1) 限制入液量
(2) 吲哚美辛
(3) 布洛芬
(4) 手术治疗

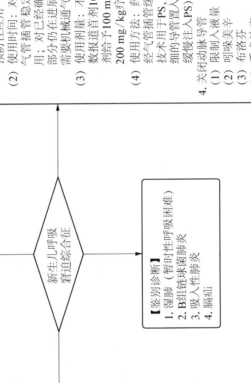

图 5-7　新生儿呼吸窘迫综合征概览

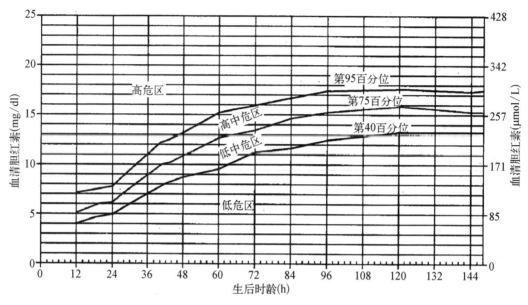

图 5-8   新生儿小时胆红素风险评估曲线(Bhutani 曲线)

注:0.01 mg/dl=0.17 μmol/L。

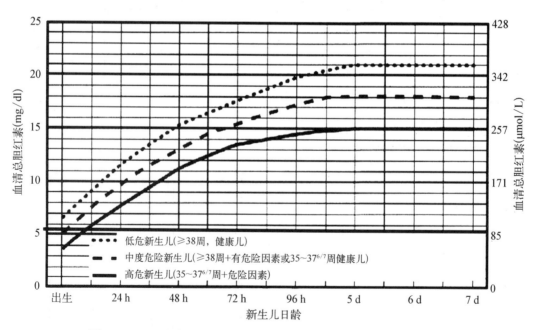

图 5-9   >35 周新生儿不同胎龄及不同高危因素的生后时龄光疗标准

注:0.01 mg/dl=0.17 μmol/L。

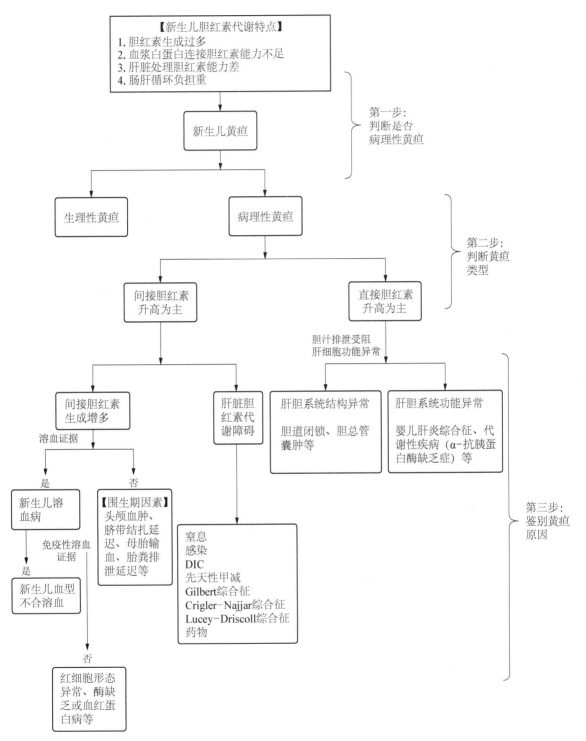

图 5 - 10　新生儿黄疸概览

注：DIC(弥散性血管内凝血)。

表 5－2　新生儿黄疸的分类

特　　点	生理性黄疸(满足下列全部)		病理性黄疸(满足下列之一)	
	足月儿	早产儿	足月儿	早产儿
出现时间	2~3 天	3~5 天	24 h 内出现黄疸	
高峰时间	4~5 天	5~7 天	—	
消退时间	5~7 天	7~9 天	黄疸退而复现	
持续时间	≤2 周	≤4 周	>2 周	>4 周
每日胆红素升高	<85 μmol/L(50 mg/L)		>85 μmol/L(50 mg/L)	
血清结合胆红素	—		>34 μmol/L(20 mg/L)	
高胆红素血症风险评估	血清总胆红素值尚未超过小时胆红素曲线的(P₉₅),或未达到相应日龄、胎龄及相应危险因素下的光疗干预标准		血清总胆红素值超过小时胆红素曲线的 P₉₅,已达到相应日龄、胎龄及相应危险因素下的光疗干预标准	

注:P_{95} 表示第 95 百分位数。

(3) 高危新生儿(胎龄 35~$37^{6/7}$ 周＋危险因素)。

影响新生儿黄疸的高危因素包括新生儿溶血、头颅血肿、皮下淤血、窒息、缺氧、酸中毒、败血症、高热、低体温、低蛋白血症及低血糖等;高危因素越多,重度胆红素血症机会越多。

【导读图】

新生儿黄疸概览如图 5－10 所示。

第八节　新生儿溶血病

【教学大纲要求】

1. 掌握

(1) 新生儿溶血病的临床特点及辅助检查。

(2) 新生儿溶血病的治疗原则。

2. 熟悉

(1) 新生儿溶血病的发生机制。

(2) 胆红素脑病的临床症状和诊断及处理原则。

【概述】

新生儿溶血病(hemolytic disease of newborn,HDN)是指母、婴血型不合引起的同族免疫性溶血,在目前已发现的人类 30 个血型系统中,发生溶血者以 ABO 血型不合最常见,其次为 Rh 血型不合。治疗方法包括光疗、白蛋白输注、免疫球蛋白及肝酶诱导剂苯巴比妥的应用,严重的新生儿溶血需行换血治疗。

【导读图】

新生儿溶血病如图 5－11 所示。

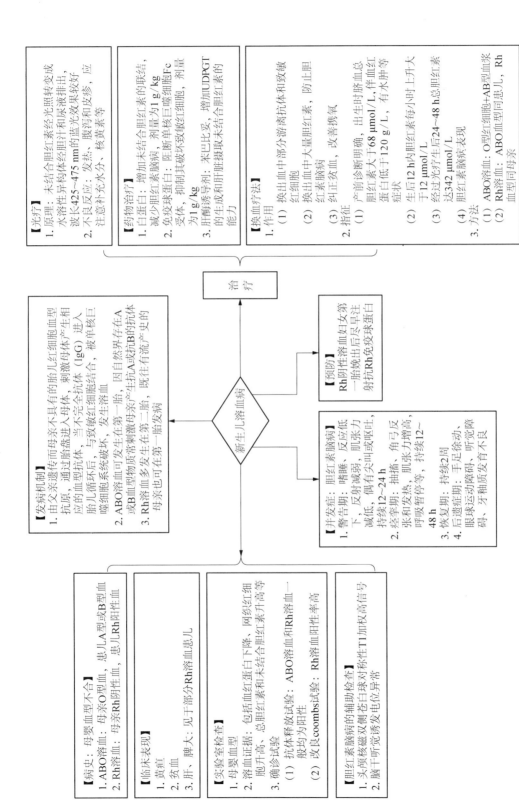

图 5 - 11　新生儿溶血病概览

【发病机制】
1. 由父亲来遗传而母亲不具有的胎儿红细胞血型抗原,通过胎盘进入母体,刺激母亲产生相应的血型抗体,当不完全抗体(IgG)进入胎儿血循环后,与致敏红细胞结合,被单核巨噬细胞系统破坏,发生溶血。
2. ABO溶血可发生在第一胎,因自然界存在A或B血型物质常刺激母亲产生抗A或抗B的抗体,既往有流产史的母亲也可在第一胎时发病。
3. Rh溶血多发生在第二胎,既往有流产史的母亲可在第一胎发病。

【病史:母婴血型不合】
1. ABO溶血:母亲O型血,患儿A型或B型血,患儿Rh阳性血
2. Rh溶血:母亲Rh阴性血,患儿Rh阳性血

【临床表现】
1. 黄疸
2. 贫血
3. 肝、脾大:见于部分Rh溶血患儿

【实验室检查】
1. 母婴血型
2. 溶血证据:包括血红蛋白下降、网织红细胞升高、总胆红素和未结合胆红素升高等
3. 确诊试验
   (1) 抗体释放试验:ABO溶血和Rh溶血一般均为阳性
   (2) 改良coombs试验:Rh溶血阳性率高

【胆红素脑病的辅助检查】
1. 头颅核磁双侧苍白球对称性T1加权高信号
2. 脑干听觉诱发电位异常

【并发症:胆红素脑病】
1. 警告期:嗜睡、反应低下,反射减低、肌张力减低,偶有头叫或呕吐,持续12~24 h
2. 痉挛期:抽搐、肌张力增高、角弓反张和发热,肌张暂停等,持续12~48 h
3. 恢复期:持续2周
4. 后遗症期:手足徐动、眼球运动障碍、听觉障碍、牙釉质发育不良

【预防】
Rh阴性溶血妇女第一胎娩出后尽早尽快对抗Rh免疫球蛋白

治疗

【光疗】
1. 原理:未结合胆红素经光照转变成水溶性异构体经胆汁和尿液排出,波长425~475 nm的蓝光光效果较好
2. 不良反应:发热、腹泻和皮疹,应注意补充水分、核黄素等

【药物治疗】
1. 白蛋白:增加未结合胆红素的联结,减少胆红素脑病,剂量为1 g/kg
2. 免疫球蛋白:阻断单核巨噬细胞Fc受体,抑制其破坏致敏红细胞,剂量为1 g/kg
3. 肝酶诱导剂:苯巴比妥,增加UDPGT的生成和肝脏摄取未结合胆红素的能力

【换血疗法】
1. 作用
   (1) 换出血中部分游离胆红素、抗体和致敏红细胞
   (2) 换出血中大量胆红素、防止胆红素脑病
   (3) 纠正贫血,改善携氧
2. 指征
   (1) 产前诊断明确,出生时脐血总胆红素大于68 μmol/L,伴血红蛋白低于120 g/L,伴水肿等症状
   (2) 生后12 h内胆红素每小时上升大于12 μmol/L
   (3) 经过光疗生后24~48 h总胆红素达342 μmol/L
   (4) 胆红素脑病表现
3. 方法
   (1) ABO溶血:O型红细胞+AB型血浆
   (2) Rh溶血:ABO血型同患儿,Rh血型同母亲

第九节　新生儿败血症

【教学大纲要求】

1. 掌握

新生儿败血症的诊断和治疗原则。

2. 熟悉

新生儿败血症的病原菌及感染途径。

3. 了解

新生儿败血症的病因(强调易感因素)。

【概述】

新生儿败血症(neonatal septicemia)或新生儿脓毒血症(neonatal sepsis)是指病原体侵入新生儿血液循环,并在其中生长繁殖,产生毒素所引起的全身性感染。出生后 7 天内起病的早发型败血症以大肠埃希菌等革兰氏阴性菌多见,常有围产期高危因素,病死率高。出生 7 天后起病的晚发型败血症以葡萄球菌及机会性致病菌多见,常有脐炎、皮肤感染或肺炎等局灶性感染表现。新生儿体征多样且不典型,抗生素治疗需遵循原则用药。

【导读图】

新生儿败血症概览如图 5 - 12 所示。

第十节　新生儿感染性肺炎

【教学大纲要求】

1. 掌握

新生儿感染性肺炎的临床表现和诊断依据。

2. 熟悉

(1) 新生儿感染性肺炎的病因。

(2) 新生儿感染性肺炎的治疗。

【概述】

新生儿感染性肺炎(neonatal infectious pneumonia)是新生儿常见疾病,也是引起新生儿死亡的重要原因之一。新生儿感染性肺炎可发生在产前、产时或产后,主要由细菌、病毒、衣原体及真菌等病原体引起。

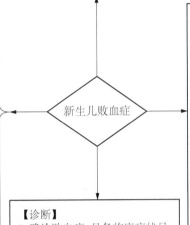

【高危因素】
1. 母亲产时发热
2. 反复阴道检查
3. 胎膜早破时间≥18 h
4. 早产儿和低出生体重儿

【临床表现】
1. 特点：症状体征不典型
2. 全身表现（六不）：不吃、不哭、不动、体温不升、体重不增、黄疸不退
3. 局灶症状：脐炎、皮肤感染、中耳炎、甲沟炎等
4. 中毒症状：休克、肝脾大、腹胀、贫血、皮肤瘀点
5. 合并症：脑膜炎、肺炎、腹膜炎、尿路感染、硬肿症、DIC、中毒性心肌炎

【辅助检查】
1. 非特异性检查
   (1) 外周血象：WBC>20×10^9/L或<5×10^9/L，严重感染可伴Plt<100×10^9/L，出现中毒颗粒
   (2) CRP>8 mg/L
   (3) PCT升高水平与感染严重程度正相关
   (4) IL-6升高
2. 细菌学检查
   (1) 细菌培养
      血培养：使用抗生素前；严格消毒；建议同时行厌氧菌和L型菌培养
      脑脊液培养：脑脊液培养，同时还应脑脊液涂片找细菌
      尿培养：耻骨上膀胱穿刺
   (2) 抗原检测：ELISA方法
   (3) 病原核酸检测

【分类及传播途径】
1. 早发型败血症：生后7天内起病，多由母婴垂直传播，以革兰氏阴性杆菌大肠埃希菌多见
2. 晚发型败血症：生后7天后起病，常有皮肤感染、脐炎及肺炎等局灶感染引起，多由水平传播，以葡萄球菌及机会性致病菌多见

新生儿败血症

【诊断】
1. 确诊败血症：具备临床症状且符合任一条
   (1) 血培养或无菌体腔内培养出致病菌
   (2) 血培养为条件致病菌，则必须另份血、无菌体腔或导管头培养出同种细菌
2. 临床诊断败血症：具备临床症状且符合任一条
   (1) 非特异性检查(外周血象、CRP或PCT等)异常≥2项
   (2) 血标本病原菌抗原或DNA检测阳性

【治疗】
1. 抗感染治疗
   (1) 抗生素应用原则：及早用药、联合用药、足疗程静脉用药、注意药物不良反应
   (2) 根据药敏结果合理选择抗生素
   (3) 疗程革兰氏阳性菌2周；革兰氏阴性菌3周，重症感染或化脑可延长疗程
2. 支持治疗：保温、供给足够热量和液体，维持血糖稳定，纠正缺氧及酸中毒，减轻脑水肿，积极治疗休克和DIC
3. 清除感染灶，如脐炎、皮肤局部感染等化脓性病灶
4. 其他治疗：如输注免疫球蛋白，血浆等

图 5 - 12 新生儿败血症概览

【导读图】

新生儿感染性肺炎概览如图 5 - 13 所示。

【病因及相应病原体】

1. 产前感染：病原体直接或经血行通过胎盘、羊膜侵袭，常见病原体为巨细胞病毒、弓形体、大肠埃希菌、金黄色葡萄球菌、克雷伯菌、李斯特菌、支原体等

2. 产时感染：胎儿吸入污染的羊水或产道分泌物，常见病原体为大肠杆菌、肺炎球菌、克雷伯菌、李斯特菌、B族链球菌等

3. 产后感染：经婴儿呼吸道，血行或医源性感染，常见病原体为金黄色葡萄球菌、大肠杆菌、克雷伯菌、假单胞菌、表皮葡萄球菌、真菌、沙眼衣原体、呼吸道合胞病毒、腺病毒、解脲支原体等

【一般治疗】

1. 呼吸道管理：雾化吸入，体位引流，定期翻身，拍背，及时吸净口鼻腔分泌物，务必保持呼吸道通畅

2. 维持正常血气：有低氧血症时据病情选用合适的给氧方式使血气维持在正常范围；当高碳酸血症难以改善时必须进行机械通气治疗

3. 支持疗法：纠正循环障碍和水、电解质及酸碱平衡紊乱，酌情保证足够的能量和营养供给，以免发生心力衰竭，输液速率宜慢，静脉输注免疫球蛋白提高机体免疫功能

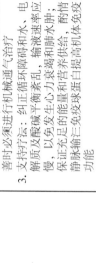

新生儿感染性肺炎

【相应病原体治疗】

1. 细菌性肺炎：针对不同的细菌感染选用合适的抗生素

2. 衣原体肺炎可选用克拉霉素

3. 单纯疱疹病毒性肺炎可用阿昔洛韦

4. 巨细胞病毒性肺炎可用更昔洛韦

【临床表现】

1. 产前感染性肺炎

(1) 出生窒息史，多于生后 24 h 内发病

(2) 一般状态较差，气促、呻吟、体温不稳、面色苍白

2. 产时感染性肺炎

(1) 发病须经过一定潜伏期，因所感染病原体而异

(2) 发热、拒食、烦躁、嗜睡，可出现呼吸暂停

3. 产后感染性肺炎

(1) 发生率最高，可于生后任何时间发病

(2) 发热或体温不升、发绀、气促、口吐白沫、鼻翼煽动及三凹征等

【体征】

1. 肺部体征：听诊可发现呼吸音减弱或湿性啰音，病毒性肺炎可闻及哮鸣音

2. 合并心力衰竭者：心率增快、心音低钝、心脏扩大以及肝肿大

3. 血行途径感染者：黄疸、肝脾肿大

【辅助检查】

1. 病原学检查（血/分泌物培养、涂片，病毒分离）

2. 非特异性检查（血常规，特异性 IgM 等）

3. 胸部 X 线：不同病原体感染所致肺炎胸部 X 线改变有所不同，细菌性肺炎 X 线表现为两肺广泛点片状浸润影，密度不均，金黄色葡萄球菌肺炎合并脓胸、气胸或肺大疱时可见相应的 X 线改变；病毒性肺炎以间质病变、两肺膨胀过度、肺气肿为主

图 5 - 13　新生儿感染性肺炎概览

案例 2　"胎动"惹的祸

第一部分

场景 1

晓波怀孕已有 10 个月了,预产期都过了,第一次做母亲,她和孩子的父亲海兵既兴奋,又紧张,他们买了好些有关方面的书籍为自己充电。

今天海兵在单位加班,晓波一个人吃过晚饭,和平时一样坐在电视机前看着喜爱的韩剧。不知怎么,她觉得腹中的孩子今天特别调皮不停地动来动去,一会儿在她的左边肚皮上踢上一脚,一会儿右边的肚皮又被顶得鼓起一块。晓波嘴里哼着小曲,用手轻轻抚摸着腹部,希望在她的安抚下腹中的宝宝能慢慢地安静下来,终于在电视剧结束前腹中的宝宝渐渐地安静了。

深夜海兵下班回家,晓波一边为他煮夜宵,一边和他聊着今天发生的事情。当她提到宝宝在腹中开始如何调皮捣蛋,后来又变得好乖时,海兵脸上幸福的微笑渐渐地变成了紧锁的眉头,他似乎想起了什么担忧地问道:"他现在不动了吗?"

"是,偶尔动一下,怎么了?"

"不好,我们赶紧去医院吧!"

分析病史资料	
补充诊断依据	
推理假设诊断	
演绎诊断思路	
设计学习问题	

场景 2

晓波和海兵来到医院后,在急诊室,医生给胎儿进行胎心监测,发现胎心只有 80～90 次/min,予急诊剖宫产后诞下 1 名男婴,具体情况如下。

新生儿男性,G_1P_1,41 周天,因胎动减少胎心减慢行急诊剖宫产,脐带打结,羊水Ⅲ度污染,出生后 1 min、5 min 及 10 min Apgar 评分分别为 2 分、5 分和 8 分,予心肺复苏后患儿仍有气促青紫,青紫在吸氧后有所改善但气促仍明显,遂转入新生儿科继续治疗。

分析病史资料	
补充诊断依据	
推理假设诊断	

（续表）

演绎诊断思路	
设计学习问题	

第二部分

场景1

患儿转入新生儿科后，新生儿科医生在询问病史后，对患儿做了详细的体格检查。

体温36.0 ℃（肛表），出生体重4 070 g，SaO₂（动脉血氧饱和度）78%（不吸氧），神志清，稍激惹，前囟平；双侧瞳孔等人、等圆，对光反射引出；口唇及四肢末梢青紫，心率155次/min，心音有力，心律齐，心前区闻及Ⅱ级收缩期杂音；呼吸频率80次/min，吸气性凹陷（＋），双肺呼吸音粗，闻及少量干啰音及粗湿啰音；腹软，肝肋下1.5 cm，质软，脾肋下未及，肠鸣音正常。肢端凉，四肢肌张力稍高，指趾甲黄染，觅食反射、吸吮反射、拥抱反射引出。

分析病史资料	
补充诊断依据	
推理假设诊断	
演绎诊断思路	
设计学习问题	

场景2

医生结合病史及体格检查，考虑患儿存在胎儿宫内窘迫、产时窒息，为明确诊断嘱患儿即刻完善相关检查，结果如下。

（1）血常规：WBC 21.5×10⁹/L，N 75%，Hb 191 g/L，Plt 289×10¹²/L。

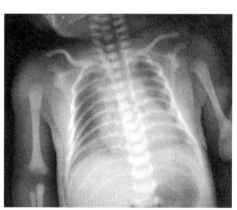

图5-14　胸部X线片示：双肺纹理增多、模糊，伴斑片状渗出影，左上肺透亮度增高

（2）血气分析（未吸氧）：pH值7.35（正常值7.35～7.45），PCO₂（二氧化碳分压）50 mmHg（正常值35～45 mmHg），SO₂% 80%，BE（碱剩余）－8.6 mmol/L（正常值－3～3 mmol/L）。

（3）粪常规＋隐血：阴性（－）；尿常规：正常。

（4）血生化检查：血电解质正常，血糖4.5 mmol/L。

（5）肝肾功能、心肌酶谱、DIC全套均正常。

（6）胸部X线片：双肺纹理增多、模糊，伴斑片状渗出影；左上肺透亮度增高（见图5-14）。

（7）脑电图检查：正常。

（8）头颅 B 超检查：双侧脑实质回声增强。

分析病史资料	
补充诊断依据	
推理假设诊断	
演绎诊断思路	
设计学习问题	

场景 3

医生诊断患儿为胎儿宫内窘迫、新生儿窒息、新生儿吸入综合征、代谢性酸中毒，给予吸氧，抗生素预防感染，维持水电解质、酸碱平衡及血糖正常水平，并给予能量支持，患儿头罩吸氧下血氧饱和度能维持在 90% 以上，生命体征基本平稳。

入院后 12 h，患儿突然气促加剧，头罩吸氧下血氧饱和度不能维持，给予气管插管呼吸机辅助通气，同时急症 X 线胸片示右侧气胸（见图 5-15），予以右侧锁骨中线第 2 肋间胸腔穿刺持续负压引流。

入院第 3 天患儿呼吸渐趋平稳，复查 X 线胸片显示右侧胸腔内气体基本吸收，胸腔引流夹管 24 h 后拔除引流管，并逐步下调呼吸机参数至撤机。入院第 13 天患儿神志清，反应好，肌张力及各种反射恢复，奶量加至 60 ml，病情稳定准予出院。

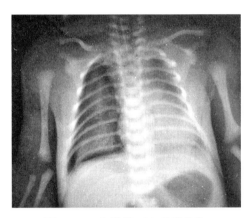

图 5-15　入院后 12 h X 线胸片显示为气胸

分析病史资料	
补充诊断依据	
推理假设诊断	
演绎诊断思路	
设计学习问题	

注：本案例由朱天闻撰写。

案例 3　产　房　呼　叫

第一部分

场景 1

小唐今年 36 岁,是位高龄妈妈,怀孕已有 38 周了,第一次做母亲,她和孩子的父亲小张既兴奋,又紧张,他们买了好多有关方面的书籍为自己充电,小唐怀孕期间定期产检均正常,也无妊娠高血压综合征、糖尿病、蛋白尿等妊娠合并症,一家人就等一个健康的宝宝降生了。今天,小唐出现了腹痛,一家人赶快往医院赶。但小唐在产房待产 10 多个小时,孩子还未娩出,这时医生发现胎儿胎心减速(<100 次/min),持续约 10 min,故建议马上行剖宫产,但家属不同意,医生只能与家属沟通后决定使用产钳,但此时医生发现胎头已着冠,最终顺产娩出。

孩子娩出时体重 2 910 克,羊水清,胎盘无殊,脐带无绕颈。但 Apgar 评分 1 min 时为 2 分(心率 1 分,呼吸 0 分,肌张力 0 分,肤色 1 分,反射 0 分),5 min 时评分为 4 分(心率 2 分,呼吸 0 分,肌张力 0 分,肤色 2 分,反射 0 分)。产科医生立即呼叫儿科医生会诊。

分析病史资料	
补充诊断依据	
推理假设诊断	
演绎诊断思路	
设计学习问题	

场景 2

产科医生和儿科医生协同进行复苏抢救,复苏过程中予保暖、吸黏液、肾上腺素静脉推注、胸外心脏按压、球囊加压给氧、气管插管,脐静脉推注酚磺乙胺(止血敏),维生素 K_1 肌注等,初步复苏成功后气管插管球囊加压给氧下转新生儿重症监护治疗病房(neonatal intensive care unit,NICU)继续诊治。

患儿转入新生儿重症监护室后查体:球囊加压给氧下,神欠清,反应差,全身皮肤稍苍,四肢末端凉,体温:36.0 ℃,脉搏:150 次/min,呼吸频率:20 次/min,血压:80/41 mmHg。头面部皮肤完整,前囟稍隆,大小 2.0 cm×2.0 cm。双侧瞳孔等大等圆,直径 0.3 cm,双侧对光反射消失。四肢肌张力减低,拥抱反射、觅食反射、吸吮反射、握持反射均阴性(一)。

入院当晚患儿又出现反复惊厥,查体:双侧瞳孔对光反射迟钝,四肢肌张力增高。

当主治医生许医生告知家长患儿的病情时,家长情绪激动,质问:"我们宝宝怎么会惊厥啊? 他还有没有救啊? 以后会不会变傻啊?""请您别激动! 宝宝惊厥是由于产时缺氧造成的,我们将会尽一切力量抢救宝宝的,以后还要根据宝宝的治疗情况才能评估他的预后,所以现在请你们家属一起配合医生,让我们先把宝宝的病情稳定下来。"

分析病史资料	
补充诊断依据	
推理假设诊断	
演绎诊断思路	
设计学习问题	

第二部分

场景 1

入院后相关的检查结果如下。

(1) 血常规检查(入院第 1 天):WBC $18.05 \times 10^9/L$(初生时 WBC 正常值 $15 \times 10^9/L \sim 20 \times 10^9/L$),N 74.9%,Hb 146 g/L,Plt $302 \times 10^9/L$。

(2) 动脉血气分析(球囊加压给氧下,入院第 1 天抽取):pH 值 7.33(正常值 $7.35 \sim 7.45$),BE -8.4 mmol/L(正常值 $-3 \sim 3$ mmol/L),PCO_2 31.4 mmHg(正常值 $35 \sim 45$ mmHg),HCO_3^- 16.20 mmol/L(正常值 $22 \sim 27$ mmol/L)。

(3) 血糖、电解质(入院第 1 天抽取):葡萄糖 5.6 mmol/L(正常值 $3.6 \sim 6.1$ mmol/L),钠 141.0 mmol/L(正常值 $137 \sim 145$ mmol/L),钾 4.40 mmol/L(正常值 $3.6 \sim 5.0$ mmol/L),氯 106.0 mmol/L(正常值 $98 \sim 107$ mmol/L),钙 2.16 mmol/L(正常值 $2.1 \sim 2.55$ mmol/L),磷 1.45 mmol/L(正常值 $0.81 \sim 1.45$ mmol/L),镁 0.78 mmol/L(正常值 $0.7 \sim 1.0$ mmol/L)。

(4) 宫内感染(入院第 1 天):正常。

(5) 血培养(入院第 1 天):阴性(—)。

(6) 血尿串联质谱(入院第 1 天):正常。

分析病史资料	
补充诊断依据	
推理假设诊断	
演绎诊断思路	
设计学习问题	

场景 2

根据患儿产时窒息史,生后不久出现惊厥等神经系统症状和体征,诊断为"新生儿窒息,新生儿缺氧缺血性脑病",入院后予亚低温治疗,患儿全身反应差,抽搐频繁,血氧饱和度无法维持在 90% 以上,故予以呼吸机辅助通气支持,并予以生理盐水扩容,碳酸氢钠纠酸,多巴胺改善循环,糖水静滴维持,苯巴比妥镇静,呋塞米利尿降颅压,地塞米松抗炎。

经治疗 48 h 后患儿惊厥症状消失;呼吸逐渐平稳,5 天后撤离呼吸机;治疗 2 天后行头颅 B 超检查示脑室周围回生增强;9 天后行头颅磁共振成像(magnetic resonance imaging,MRI)检查示:双侧脑室旁白质、内囊后肢及胼胝体后部、左颞部局部信号异常(见图 5 - 16)。患儿现在生命体征平稳,但头颅 MRI 片异常,宝宝妈妈着急地问道:"头颅 MRI 不正常代表着什么呢? 我们宝宝将来有没有后遗症? 接下来我们要怎么做呢?"许医生对她耐心地解答道:"头颅 MRI 的结果提示宝宝的大脑因缺氧受到损伤,可能会留有后遗症。但是我们接下来会进行康复训练,需要一段比较长的时间,再定期评估,尽量把这种伤害降到最低。"宝宝爸爸有点怀疑:"医生,你没骗我们吧,我以前听说大脑受到伤害,大多不会好的,康复训练确定有用吗?"许医生说道:"虽然宝宝的大脑受到了损害,但范围不是很大,还是有机会通过训练改善大脑功能的,希望你们能够相信我们,家属的信任配合对后续的治疗结果有很大的帮助!"宝宝家属听明白后,感激地说道:"谢谢医生,您说的对,当初就是不相信你们,没有选择剖宫产,让宝宝缺氧了,您放心,我们一定配合,也谢谢你们帮助,救了我们宝宝!"

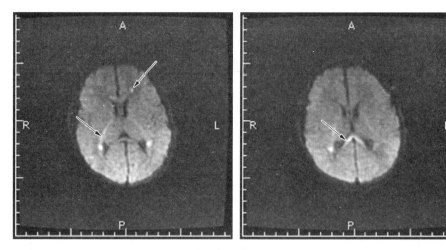

图 5 - 16　患儿头颅磁共振检查部分截图:双侧脑室旁白质、内囊后肢及
胼胝体后部、左颞部局部信号异常(箭头所示处)

分析病史资料	
补充诊断依据	
推理假设诊断	
演绎诊断思路	
设计学习问题	

注:本案例由张拥军撰写。

案例 4　爱睡觉的"乖宝宝"

第一部分

场景 1

王芳和李伟是一对恩爱的小夫妻,虽然没读过大学,但凭借自己的努力,在上海居住小区附近的菜场租到了一个摊位,做起了卖菜的小本经营,也算有不错的收入,慢慢地稳定下来。俩人结婚后不久,便有了第一个孩子,一个健健康康的男孩。2 年后,王芳又怀孕了,有了第一次生孩子的经验,她觉得在医院里产检生孩子太费钱了,自己和老公起早摸黑地挣点钱也不容易,于是便找了个小诊所准备生产。孕晚期王芳曾到正规医院做了一次胎儿 B 超检查,B 超结果显示胎儿正常,这下王芳更放心了,静静地等候最终的生产。

在小诊所里,生产过程非常顺利,王芳和李伟又获得了一个白白胖胖的小男孩,有了第一次养育小孩的经验,况且王芳的奶水也非常充足,小宝宝喝饱就睡,一转眼快满月了。两人带着小宝宝到附近的小诊所打预防针,打完针,医生嘱咐在针眼处按一会,可两人发现小宝宝的手臂打针处出血不止,足足按了 10 min 血才止住。看到血止住了,小夫妻便带着小宝宝开开心心地回家了。可是,两天后,王芳发现小宝宝睡眠比以前增多,有时连喝奶都不愿意,于是她跟李伟提了一下,李伟笑道:"宝宝不闹不也挺好,你看我们的大宝,月子里哭吵,把大家都累坏了,这个小宝多乖,不哭不闹,你多省力!"王芳想想也对,就这样又过了两天,王芳发现小宝一点奶也不愿意喝了,甚至开始出现呕吐,有时叫也叫不醒,这时王芳慌了,她叫上李伟,赶紧带着宝宝到医院儿科急诊看病,医生检查后说宝宝不哭、不闹、反应差,必须马上住院进 NICU 抢救。王芳一听就急得哭了!

分析病史资料	
补充诊断依据	
推理假设诊断	
演绎诊断思路	
设计学习问题	

场景 2

办理住院手续后,王芳夫妇怀着焦急的心情抱着宝宝来到了 NICU 病房。

医生询问病史后,为宝宝做了全身体格检查。宝宝为生后 30 天,体重 4.5 kg,精神萎,反应差,脸色苍黄。体温:38.2 ℃(肛表)。前囟稍隆起,略饱满。唇微发绀。双瞳孔等大、等圆,对光反射迟钝;双肺呼吸音粗,未闻及明显啰音。心律齐,心率 140 次/min,腹平软,肠鸣音正常,肝肋下 2 cm,脾肋下未及。颈软,Babinski 征阳性(＋),Brudzinski

征阴性(一)。吸吮反射阳性(＋)，觅食反射、握持反射、拥抱反射时有时无(＋/一)，四肢肌张力略低。右上臂可见一 2 cm×2 cm 的紫癜，压之不退色。

分析病史资料	
补充诊断依据	
推理假设诊断	
演绎诊断思路	
设计学习问题	

第二部分

场景1

患儿入院后，医生给予患儿静脉滴注头孢噻肟钠抗感染治疗，并做了相关检查，报告如下。

(1) 血常规：WBC 12.3×10^9/L，N 38％，L 57％，RBC 2.85×10^{12}/L，Hb 78 g/L，Plt 103×10^9/L。

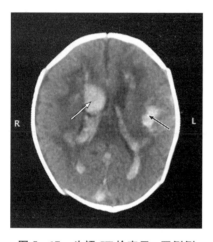

图 5－17 头颅 CT 检查示：双侧侧脑室旁多发脑出血，双侧侧脑室积血(白色箭头)，左颞叶脑出血(黑色箭头)，蛛网膜下腔出血

(2) 凝血功能：PT(凝血酶原时间)17.5 s(正常值9～13 s)，APTT(活化部分凝血活酶时间)85.8 s(正常值 26～39 s)，纤维蛋白原 1.8(正常值 2.0～4.0)，D-二聚体 1.5 s(正常值 0～0.5 s)。

(3) 肝肾功能：指标均阴性(一)。

(4) 胸正位片：双肺未见明显活动性病变。

患儿入院当天下午又出现抽搐，表现为双眼凝视，上翻，四肢抖动，即刻予以苯巴比妥钠注射液(鲁米那)止惊后，完善头颅 CT 检查，提示颅内出血(见图 5－17)予以头部制动，酚磺乙胺注射液(止血敏)治疗，并予以维生素 K_1、凝血酶原复合物、红细胞等止血对症支持，甘油果糖等降颅压，患儿病情逐渐稳定。

分析病史资料	
补充诊断依据	
推理假设诊断	
演绎诊断思路	
设计学习问题	

场景2

治疗 10 天后，未见患儿有明显的抽搐，凝血功能恢复正常，各种反应逐渐正常，能后自主完成奶量,吸吮反射阳性(+),觅食反射阳性(+),握持反射和拥抱反射时有时无(+/−)的。王芳和李伟逐渐放下心,但主任仔细检查并分析病情后,仍告诉小夫妻俩一个不幸的消息:小宝宝以后可能会有神经系统后遗症。听后,王芳和李伟再次痛哭流涕,他们不明白,怀孕时B超检查和生产过程明明都很正常,为什么小宝宝会出现这种情况呢?

分析病史资料	
补充诊断依据	
推理假设诊断	
演绎诊断思路	
设计学习问题	

场景3

主任详细询问后病情,得知王芳是在小诊所生产的,生后宝宝未肌注过维生素 K_1,之后又纯母乳喂养,故考虑宝宝的疾病是由于维生素 K 缺乏引起的颅内出血,告知他们后期可能通过康复训练等治疗减轻后遗症,王芳小夫妻听后后悔不已,他们当初为了省钱,反而耽误了宝宝的一生,花费更加多了。

分析病史资料	
补充诊断依据	
推理假设诊断	
演绎诊断思路	
设计学习问题	

注:本案例由赵冬莹撰写。

实战演练题

【选择题】

1. 一顺产新生儿,胎龄 35 周,出生体重 1 910 g,位于同胎龄儿平均体重的第 5 百分位数,下列对该新生儿的描述中最准确是(　　)

A. 早产儿,极低出生体重儿　　　　B. 早产儿,适于胎龄儿

C. 早产儿,小于胎龄儿,低出生体重儿　　D. 足月儿,低出生体重儿

E. 足月儿,小于胎龄儿

2. 下列新生儿中不属于高危新生儿的一项是(　　)

A. 高危妊娠孕妇分娩的新生儿

B. 异常分娩的剖宫产儿

C. 有疾病的新生儿

D. 过去有死胎、死产史的孕妇分娩的新生儿

E. Apgar 评分 1 min 大于 7 分的新生儿

3. 男婴,14 天,足月顺产娩出,生长状况良好,其不易引出的反射是(　　)

A. 吸吮反射　　　　B. 觅食反射　　　　C. 握持反射　　　　D. 腹壁反射

E. 拥抱反射

4. 一足月顺产娩出的新生儿,出生体重 3 650 g,生后发现其出生体重有短暂性下降,后恢复正常,这一时期一般发生在生后(　　)

A. 2～3 天　　　　B. 3～5 天　　　　C. 5～7 天　　　　D. 7～10 天

E. 14 天

5. 女婴,7 天,足月顺产,生后反应良好,因发现尿布有少许血性分泌物就诊,其最可能是(　　)

A. 尿路感染　　　　　　　　　　B. 新生儿坏死性小肠结肠炎

C. 新生儿出血性疾病　　　　　　D. 生殖器肿瘤

E. 假月经

6. 男婴,胎龄 35 周,剖宫产出生,出生体重 1 900 g,其外观特点不包括(　　)

A. 头发细乱,软　　　　　　　　B. 足底纹理较少

C. 乳腺结节＞4 mm　　　　　　D. 睾丸未降至阴囊

E. 皮肤发亮,毳毛多

7. 下列关于新生儿胎便排出的特点哪项是错误的(　　)

A. 生后 24 h 内转黄

B. 由肠黏膜脱落的上皮细胞、羊水及消化液组成

C. 墨绿色

D. 2～3 天排完

E. 早产儿胎便排出常延迟

8. 38 周顺产娩出的新生儿,出生时由口鼻排出部分肺内液体,其余经血管及淋巴管吸收的肺液约占(　　)

A. 1/5　　　　　B. 1/4　　　　　C. 1/3　　　　　D. 2/3

E. 3/4

9. 足月男婴,顺产,产重 3 100 g。出生前胎心减慢、胎动减少,出生时发绀、四肢肌张力低、羊水Ⅲ度污染。复苏时,该患儿在以下哪种情况需要行气管插管(　　)

A. 5 min Apgar 评分 8 分　　　　　B. 面罩正压给氧无效

C. 呼吸道有分泌物　　　　　　　　D. 呼吸不规则

E. 复苏后心率 110 次/min

10. 32 周胎龄早产儿,出生体重 1 400 g,出生后 4 h 出现进行性呼吸困难伴呼吸暂停,给予头罩吸氧(流量 6 L/min)2 h 后测血气为:pH 值 7.10,$PaCO_2$ 80 mmHg,PaO_2 45 mmHg,BE −8 mmol/L,以下应首先做何处理最正确(　　　)

A. 给予碳酸氢钠纠酸　　　　　　B. 用氨茶碱兴奋呼吸

C. 继续以头罩供氧,加大氧流量　　D. 持续性气道正压通气(CPAP)

E. 气管插管机械通气

11. 男婴,胎龄 35 周,顺产娩出,出生后 1 min Apgar 评分 3 分,立即给予复苏,最先施行的根本措施为(　　　)

A. 评价患儿病情

B. 建立呼吸,正压通气

C. 尽量吸净呼吸道黏液,保持气道通畅

D. 维持正常循环,保证足够心输出量

E. 药物治疗

12. 男婴,胎龄 36 周,顺产娩出,出生体重为 2 560 g,出生后皮肤苍白,心率 60 次/min,弹其足底可见有皱眉,四肢略屈曲,呼吸不规则,判断其出生后 1 min Apgar 评分为(　　　)

A. 3 分　　　　B. 4 分　　　　C. 5 分　　　　D. 6 分

E. 8 分

13. 男婴,胎龄 38 周,剖宫产出生,生后患儿呼吸困难,口唇发绀,对其进行有效正压通气的表现不包括(　　　)

A. 双肺可闻及呼吸音　　　　　　B. 胸廓运动

C. 血氧饱和度改善　　　　　　　D. 心率增快

E. 瞳孔由散大变为缩小

14. 一足月新生儿,出生时 1 min 和 5 min Apgar 评分分别为 3 分和 4 分,复苏后不久患儿突然出现严重发绀,应首先考虑下列哪种情况?(　　　)

A. 气漏　　　　　　　　　　　　B. 肺动脉高压

C. 胎粪吸入综合征　　　　　　　D. 肺透明膜病

E. 感染性肺炎

15. 男婴,出生后 5 min,胎龄 40 周,经产道分娩;羊水 Ⅱ 度污染,经产钳助产娩出。生后 1 min 四肢发绀,心率 93 次/min,刺激时皱眉,呼吸不规则,肌张力低,拥抱反射消失。下列措施中错误的是(　　　)

A. 擦干、保温

B. 吸出污染的羊水,保持气道通畅

C. 给氧

D. 若心率<60 次/min,进行胸壁外心脏按压

E. 注射洛贝林刺激呼吸

16. 一急诊剖宫产患儿,生后自主心率约 75 次/min,全身苍白,自主呼吸不规则,肌张力低下,经初步复苏抢救效果欠佳,现准备使用肾上腺素进行药物复苏,其用药指征是（　　）

A. 经 30 s 正压通气和胸外按压后,心率从 40 次/min 上升至 80 次/min

D. 经 30 s 正压通气和胸外按压后,心率持续低于 45 次/min

C. 经 30 s 正压通气和胸外按压后,心率持续低于 60 次/min

D. 经 30 s 正压通气和胸外按压后,心率持续低于 80 次/min

E. 经 30 s 正压通气和胸外按压后,心率持续低于 100 次/min

17. 男婴,出生后 2 天,足月顺产,出生时有窒息复苏抢救史,1 min 和 5 min Apgar 评分分别为 3 分和 5 分,生后患儿出现惊厥发作,其控制惊厥首选（　　）

A. 地西泮　　　　B. 苯巴比妥　　　　C. 咪达唑仑　　　　D. 地塞米松

E. 丙戊酸钠

18. 足月女婴,顺产,出生时全身皮肤发绀。查体:昏迷,反射消失,肌张力低下,心率慢,呼吸不规则,诊断为新生儿缺氧缺血性脑病,其临床分度为（　　）

A. 极轻度　　　　B. 轻度　　　　C. 中度　　　　D. 重度

E. 极重度

19. 男婴,出生后 1 天。足月顺产,出生 1 min Apgar 评分 4 分。查体:脉搏 96 次/min,呼吸 31 次/min,嗜睡,面色微发绀,前囟饱满,心音低钝,四肢肌张力减低,拥抱反射消失。最可能的诊断是（　　）

A. 新生儿肺透明膜病　　　　　　　　B. 新生儿缺氧缺血性脑病

C. 胎粪吸入综合征　　　　　　　　　D. 新生儿败血症

E. 新生儿低血糖

20. 女婴,出生后 1 天。出生时羊水Ⅲ度污染,出生后 1 min、5 min、10 min Apgar 评分分别为 2、5、8 分,予复苏抢救后患儿呼吸、心率恢复,但反应仍差,初步诊断为缺氧缺血性脑病。为了了解患儿丘脑、基底节有无病灶,应首选的检查是（　　）

A. B 超　　　　B. 头颅 CT　　　　C. 头颅 MRI　　　　D. 颅脑透光试验

E. 脑电图

21. 男婴,胎龄 36 周剖宫产娩出,产前有宫内窒迫史,出生时无自主呼吸,全身发绀,心率 70 次/min,予复苏抢救后转入 NICU。入院后 26 h 患儿出现双眼凝视,四肢强直,口唇发绀表现。考虑最可能的诊断是（　　）

A. 胎粪吸入综合征   B. 新生儿缺氧缺血性脑病

C. 新生儿肺透明膜病   D. 新生儿湿肺

E. 新生儿低血糖

22. 男婴,出生后 2 天,足月顺产,生后有窒息史,诊断为缺氧缺血性脑病。现患儿烦躁哭吵,前囟饱满,考虑颅高压可能,其降低颅内高压首选(　　)

A. 氢氯噻嗪   B. 螺内酯   C. 呋塞米   D. 甘露醇

E. 糖皮质激素

23. 男婴,足月顺产,出生 15 h 出现嗜睡伴肌张力低下,初步诊断为缺氧缺血性脑病。其治疗原则不包括(　　)

A. 保持良好的通换气功能   B. 保证良好的循环功能

C. 降低颅内压   D. 抗生素抗感染

E. 控制惊厥

24. 女婴,出生后 3 天,早产剖宫产娩出,产前有宫内窘迫,生后诊断为中度缺氧缺血性脑病,其临床表现不包括(　　)

A. 瞳孔扩大   B. 肌张力减低   C. 嗜睡   D. 反射减弱

E. 脑电图显示痫样放电

25. 男婴,胎龄 37 周,因第二产程延长,产钳助产,生后 6 h 出现拒奶,呕吐,次日出现哭吵,前囟紧张,四肢肌张力增强,主要考虑为(　　)

A. 新生儿窒息   B. 新生儿呼吸窘迫综合征

C. 新生儿感染性肺炎   D. 新生儿颅内出血

E. 新生儿湿肺症

26. 早产儿,有窒息史,生后第 3 天,不哭不动,面色微绀,呼吸 36 次/min,不规则,心率 95 次/min,四肢肌张力异常,前囟紧张,其诊断考虑为(　　)

A. 新生儿吸入性肺炎   B. 新生儿原发性肺不张

C. 新生儿肺透明膜病   D. 新生儿颅内出血

E. 新生儿低血糖

27. 早产儿,胎龄 32 周,生后 1 min Apgar 评分 6 分,生后第 3 天出现反复呼吸暂停,拒奶,原始反射消失,四肢肌张力低。最可能的诊断是(　　)

A. 硬脑膜下出血   B. 蛛网膜下腔出血

C. 脑室周围-脑室内出血   D. 脑实质出血

E. 小脑幕下出血

28. 女婴,足月新生儿,出生时有产钳助产史,现生后 1 天患儿出现两眼凝视,偶有尖叫。查体:心肺听诊无异常,拥抱反射减弱,前囟隆起,诊断为新生儿颅内出血,下列处理措施中不正确的是(　　)

A. 保持安静,避免各种刺激 B. 经常翻身,防止脑部淤血

C. 注意保暖,必要时给氧 D. 头肩部抬高 15°～30°角,以减轻脑水肿

E. 喂乳时应卧在床上,不要抱起患儿

29. 足月女婴臀位产,生后第 2 天突然出现惊厥发作、阵发性发绀及呼吸暂停。查体: 前囟饱满,四肢肌张力下降,口唇微发绀,心率 138 次/min,双肺未闻及啰音,实验室检查 提示:血 WBC 11×10^9/L,N 0.55%,血钙 2.1 mmol/L,血糖 3.2 mmol/L,最可能的诊断 是(   )

A. 新生儿颅内出血 B. 新生儿化脓性脑膜炎

C. 新生儿低钙血症 D. 新生儿肺炎

E. 新生儿低血糖

30. 男婴,出生后 1 min、5 min、10 min Apgar 评分分别为 4、8、8 分;生后 3 天患儿出 现嗜睡,肌张力减退,瞳孔缩小,时而出现惊厥,头颅 CT 扫描可见右颞叶有低密度影。该 患儿不应采取哪项治疗措施(   )

A. 减少刺激性操作,避免搬动 B. 控制液量出入平衡,纠正酸中毒

C. 维持血压,保证热量供给 D. 控制惊厥

E. 静脉滴注地塞米松

31. 男婴,孕 38 周经产道分娩,高位产钳助产。出生第 3 天出现激惹、嗜睡、哭声尖, 呼吸规则,瞳孔等大,前囟紧张,下肢抽动 5 min 未止。此时的处理不包括(   )

A. 给予吸氧

B. 给予苯巴比妥注射止惊

C. 以 20% 甘露醇静脉快速推注以减轻脑水肿及颅内压增高

D. 地塞米松应用以减轻颅压

E. 针对颅内出血应用维生素 K 及止血剂

32. 女婴,胎龄 31 周,顺产,生后 2 h 起出现发绀、呼吸困难,且进行性加重,至生后 10 h 头罩吸氧不能维持,给予机械通气。为明确诊断,较有意义的辅助检查是(   )

A. 测定血清磷脂成分

B. 抽取胃液进行胃液震荡实验

C. 动态监测血气分析

D. 胃液或气管抽吸物作涂片染色查找嗜伊红透明膜

E. X 线胸片有毛玻璃样改变,同时可见树枝状支气管影

33. 32 周早产儿,出生后 6 h 出现进行性呼吸困难,面色苍白,三凹征明显,伴呼气性 呻吟,四肢松弛。X 线胸片显示:双肺普遍透明度减低,此患儿最可能是(   )

A. 新生儿窒息 B. 新生儿湿肺

C. 新生儿肺透明膜病 D. 新生儿肺炎

E. 新生儿肺出血

34. 男婴,胎龄 32 周,因生后气促、呻吟 3 h 入院,考虑为肺透明膜病,以下 X 线胸片改变哪项可除外( )

A. 毛玻璃样改变

B. 支气管充气征

C. 双肺普遍性透过度减低,内有细小均匀颗粒影

D. 双肺透过度增强,伴节段性肺不张

E. 白肺

35. 女婴,胎龄 38 周,剖宫产出生。生后 2 h 患儿出现气促,口唇稍发绀,吃奶尚可,未予特殊处理,观察 36 h 后症状消失,考虑患儿为( )

A. 正常新生儿 B. 上呼吸道感染

C. 新生儿肺炎 D. 新生儿肺透明膜病

E. 新生儿湿肺

36. 男婴,胎龄 33 周,出生时哭声尚好,生后 5 h 出现呼吸困难、口唇发绀,并进行性加剧,伴鼻翼扇动、呼气性呻吟,三凹征明显,双肺听诊呼吸音减低。考虑最可能的诊断是( )

A. 吸入性肺炎 B. 新生儿湿肺

C. 新生儿肺透明膜病 D. 原发性肺不张

E. 新生儿颅内出血

37. 男婴,胎龄 31 周,出生体重 1 580 g,生后 1 min、5 min、10 min Apgar 评分分别为 7、8、9 分。生后 6 h 开始出现呻吟,呼吸浅促,伴呼吸暂停。X 线胸片示双肺均匀颗粒阴影。血气分析:pH 值 7.30,PaO_2 39 mmHg,$PaCO_2$ 58 mmHg,SaO_2 80%。此时最主要的诊断应是( )

A. 吸入性肺炎 B. 肺透明膜病

C. 新生儿窒息 D. 湿肺

E. 肺出血

38. 32 周的早产儿,出生 5 min Apgar 评分 8 分,生后 5 h 开始出现呼吸困难、口唇发绀且进行性加剧,听诊双肺呼吸音减低,以下哪项是其原发疾病最可能的检查结果?( )

A. 血气分析:PaO_2↓,$PaCO_2$↑,伴低钾高钠

B. 血气分析:PH 降低,PaO_2↓,$PaCO_2$正常

C. X 线胸片示肺纹理粗,可见片状影

D. X 线胸片示广泛肺气肿征,伴节段性肺不张

E. X 线胸片示支气管充气征,内有细小均匀颗粒影

39. 男婴,出生后12 h,胎龄31周,出生体重1 500 g,生后2 h起出现呼吸困难,发绀明显,有吸气性三凹征,呼气性呻吟,且进行性加重,予CPAP吸氧后病情无好转。该患儿此时最佳的处理方法(　　)

A. 机械通气

B. 纠正酸中毒

C. 增加吸氧浓度

D. 气管内给予肺表面活性物质,同时予机械通气

E. 积极清理呼吸道

40. 新生儿胎龄42周,出生时Apgar评分2分,羊水Ⅱ度污染,生后即出现呼吸困难,周身发绀。体检见三凹征明显,胸部X线检查表现为双肺气肿、肺纹理增粗。最可能的诊断是(　　)

A. 湿肺 　　　　　　　　　　　B. 胎粪吸入综合征

C. 感染性肺炎 　　　　　　　　D. 新生儿呼吸窘迫综合征

E. 持续性肺动脉高压

41. 男婴,胎龄41周,经胎头吸引顺产娩出,羊水为黄绿色,生后1 min患儿四肢青紫,心率105次/min,刺激时皱眉,呼吸不规则,肌张力低,四肢略屈曲。以下5项复苏措施中,哪一项不正确?(　　)

A. 擦干、保暖 　　　　　　　　B. 吸出胎粪污染羊水

C. 给氧 　　　　　　　　　　　D. 1 mmol/kg NaHCO₃备用

E. 洛贝林0.1 ml刺激呼吸

42. 女婴,39周臀位产,出生后1 min、5 min、10 min Apgar评分分别为3、5、9分,羊水草绿色,生后患儿即出现呼吸困难、发绀,时有暂停现象,心肺腹检查无特殊。为明确诊断应首选下列何种检查?(　　)

A. 头部CT检查　　B. X线胸片　　　C. 血培养　　　　D. 脑脊液检查

E. 超声心动图检查

43. 男婴,胎龄40周,产钳助产娩出,第二产程延长,出生后1 min Apgar评分2分,羊水Ⅲ度污染,全身皮肤苍白,呼吸微弱,心率42次/min,肌张力低下,首先应采取的紧急措施是(　　)

A. 清除气道分泌物 　　　　　　B. 供给氧气

C. 人工呼吸,心脏按压 　　　　D. 刺激呼吸

E. 纠正酸中毒

44. 男婴,胎龄41周,羊水Ⅲ度污染,生后呼吸困难,予机械通气后仍口唇发绀,考虑为新生儿持续性肺动脉高压(persistent pulmonary hypertension of the newborn,PPHN),下面那一项不属于治疗PPHN的常用方法(　　)

A. 加强用氧纠正低氧血症　　　　　B. 改善通气纠正高碳酸血症

C. 补碱　　　　　　　　　　　　　D. 一氧化氮吸入

E. 静脉注射血管扩张药

45. 一足月新生儿,出生时发生窒息,复苏后仍有呼吸困难、发绀。X 线胸片检查显示双肺气肿,诊断为胎粪吸入综合征。经气管插管、机械通气等治疗后,患儿发绀未改善,经皮血氧饱和度 70%～80%,应首先考虑发生下列哪种情况(　　)

A. 肺动脉高压　　　　　　　　　　B. 气胸

C. 感染性肺炎　　　　　　　　　　D. 动脉导管开放

E. 支气管肺发育不良

46. 男婴,胎龄 42 周,出生体重 4 210 g,羊水Ⅲ度污染,生后气急,三凹征明显,口、鼻腔吸引物中可见胎粪,诊断为胎粪吸入综合征,其 X 线胸片特征最不可能是以下哪一项(　　)

A. 可并发纵隔气肿　　　　　　　　B. 可见肺气肿

C. 弥漫性肺部浸润影　　　　　　　D. 支气管充气征

E. 双肺透亮度增加伴节段性肺不张

47. 男婴,胎龄 40 周臀位产,入院诊断胎粪吸入性肺炎,以下哪一项治疗方法不应采用(　　)

A. 清理呼吸道　　　　　　　　　　B. 头罩吸氧

C. 机械通气　　　　　　　　　　　D. 吸入一氧化氮

E. 持续气道正压通气(continuous positive airway, pressure, CPAP)

48. 足月新生儿,现为出生后 24 天,生后第 3 天出现黄疸,始终未退,一般情况好,无发热、咳涕、吐泻,纯母乳喂养,患儿血型 O 型,母亲 B 型。查体见全身皮肤中度黄染,血清总胆红素 250 μmol/L,直接胆红素 0 μmol/L,此时应采取的措施是(　　)

A. 白蛋白治疗　　　　　　　　　　B. 肝酶诱导剂治疗

C. 不予治疗,继续观察　　　　　　D. 肾上腺皮质激素治疗

E. 停喂母乳

49. 患儿,出生后 7 天,足月剖宫产,出生体重 3 175 g,生后第 3 天出现黄疸,现体温 37 ℃,一般情况好,WBC $12×10^9$/L,ALT 正常,血清总胆红素 197 μmol/L,间接胆红素为主,该患儿最可能的诊断是(　　)

A. 先天性胆道闭锁

B. 生理性黄疸

C. 新生儿肝炎

D. 葡萄糖-6-磷酸脱氢酶缺乏症(glucose-6-phosphate dehydrogenase deficiency,G6PD)

E. 新生儿败血症

50. 男婴,出生后 5 天,胎龄 40 周,生后第 3 天出现皮肤黄染,食欲正常,无发热、咳嗽、吐泻。查体:体温 36.8 ℃,精神反应好,皮肤中等度黄疸,心肺无异常,腹平软,肠鸣音 5 次/min。根据患儿的临床表现,此时该进行的初步检查是(   )

    A. 血常规   B. 经皮测胆红素

    C. 血气分析   D. 尿常规

    E. 血培养

51. 34 周早产儿,出生体重 2 200 g,现为生后 13 天,因"发现皮肤黄染 10 天,进行性加深 2 天"入院。患儿生后食欲正常,母乳喂养,排便正常,生后 1 周已恢复到出生体重,但近 2 日奶量明显减少,睡眠时间增多。查体发现患儿精神欠佳,呼吸略促,心肺听诊无殊,腹部尚平软,肠鸣音可及,自主活动较少,此时病因上最要警惕(   )

    A. 红细胞增多症   B. 母乳性黄疸

    C. 母婴血型不合溶血病   D. 感染

    E. 胆道闭锁

52. 下列哪种情况为生理性黄疸(   )

    A. 男婴,胎龄 37 周,生后 16 h,产婴室抽血测得血总胆红素 178 μmol/L

    B. 男婴,胎龄 38 周,生后 3 周,门诊体检,查血总胆红素 252 μmol/L

    C. 女婴,胎龄 32 周,纯母乳喂养,生后 1 周出院门诊随访,经皮测血总胆红素 208 μmol/L

    D. 男婴,胎龄 39 周,生后 2 d,拒奶嗜睡,产婴室经皮测血总胆红素 306.4 μmol/L

    E. 男婴,足月顺产,生后 20 d,纯母乳喂养,经皮测血总胆红素 186.4 μmol/L

53. 男婴,足月顺产,出生体重 2 600 g,生后纯母乳喂养,现生后 32 天门诊体检:体重 2 800 g,全身皮肤及巩膜中度黄染;肝脏肋下 3 cm,剑突下 1 cm,质中,余未见特殊,最需警惕以下哪种疾病?(   )

    A. 新生儿溶血病   B. 新生儿晚发型败血症

    C. 母乳性黄疸   D. 婴儿肝炎综合征

    E. 母乳性黄疸

54. 足月新生儿,单纯母乳喂养,生后 15 天发现皮肤有轻度的黄染,而一般情况良好,体重增长良好,血液总胆红素 178 μmol/L,直接胆红素 0 μmol/L,最可能的诊断是(   )

    A. 母乳性黄疸   B. 生理性黄疸

    C. 新生儿肝炎综合征   D. 新生儿胆道闭锁

    E. 新生儿巨细胞病毒(cytomegalovirus,CMV)感染

55. 一患儿,明确诊断 Rh(抗 CD)溶血,需换血治疗,其血型是 O、CcDEe,其母为 A、ccdee。选用下列哪种血源最理想(   )

    A. O、CcDEe   B. A、ccdEe   C. O、CCDEE   D. O、ccdee

    E. A、CcdEe

56. 生后 3 天的女婴,皮肤黄染 2 天,嗜睡 1 天。32 周早产,顺产,无窒息抢救史。体检:精神萎靡,面部及全身皮肤重度黄染,心肺无殊,肝肋下 2.5 cm,四肢肌张力低,原始反射消失,血清胆红素 362 μmol/L,直接胆红素 0 μmol/L。最可能的诊断是( )

    A. 颅内出血   B. 胆红素脑病

    C. 败血症   D. 化脓性脑膜炎

    E. 新生儿肝炎

57. 男婴,胎龄 38 周顺产,母乳喂养,无明显发热、咳涕、吐泻。出生后 24 h 内出现黄疸,血清胆红素 188 μmol/L。应当首选以下哪项检查?( )

    A. 母亲及患儿血型、抗人球蛋白试验   B. 血常规及网织红细胞计数

    C. 红细胞葡萄糖-6-磷酸脱氢酶活性   D. 氨基转移酶

    E. 血培养

58. 患儿,出生后 4 天,胎龄 34 周,顺产,Apgar 评分正常。生后第 2 天出现嗜睡,呕吐,拒奶,时有烦躁及抽搐,偶有尖叫。查体:皮肤黄染;心率 158 次/min,双肺无啰音,腹软,肝脾大,四肢肌张力增高。实验室检查示 RBC 4.8×10^{12}/L,Hb 135 g/L,外周血涂片见有核 RBC 18%,血清胆红素 376 μmol/L,血糖 3.8 mmol/L。最可能的诊断是( )

    A. 低血糖   B. 颅内出血

    C. 溶血病合并胆红素脑病   D. 重症新生儿肺炎

    E. 败血症合并化脓性脑膜炎

59. 患儿出生后 5 天,足月顺产,生后第 2 天出现黄疸,进行性加重,混合喂养。查体:神清,一般状态尚好,全身皮肤中度黄染,心肺无殊,肝脏肋下 2 cm,原始反射能引出。血清胆红素 298 μmol/L,母血 O 型,子血 A 型,抗体释放试验阳性(+)。下列哪一项治疗措施应首先考虑?( )

    A. 光照疗法   B. 换血疗法   C. 输血浆   D. 纠正酸中毒

    E. 苯巴比妥

60. 一新生儿,出生时血红蛋白 104 g/L,伴水肿、肝肿大,同时伴有心力衰竭,母亲 Rh 阴性(-),直接抗人球蛋白试验阳性(+),已确诊为 Rh 溶血病。该患儿需要立即给予的治疗措施是( )

    A. 纠正酸中毒   B. 换血疗法

    C. 输血浆或白蛋白   D. 光照疗法

    E. 纠正低血糖

61. 母 Rh 血型是 CcDee,婴儿是 CcDEe,若患儿为第二胎,发生 Rh 血型不合溶血症,其 Rh 血型抗体是( )

    A. 抗 C   B. 抗 D   C. 抗 c   D. 抗 E

    E. 抗 e

62. 女婴,现生后 36 h,足月剖宫产,无窒息抢救史。生后 22 h 出现黄疸,母血型 O 型,女儿为 A 型,血清胆红素 271 μmol/L。本病最严重的并发症是( )

　　A. 颅内出血　　　　　　　　　　　B. 酸中毒

　　C. 贫血　　　　　　　　　　　　　D. 水肿

　　E. 胆红素脑病

63. 男婴,胎龄 33 周,顺产娩出,出生体重 1 960 g,生后第 2 天出现皮肤黄染。体检:面及全身皮肤中度黄染,肝脾肋下未及。血清胆红素 210 μmol/L,患儿母亲血型 A 型,Rh 阴性(一)。为明确上述诊断必须做的检查是( )

　　A. 肝肾功能　　　　　　　　　　　B. 直接抗人球蛋白试验

　　C. 血常规　　　　　　　　　　　　D. 抗体释放试验

　　E. 网织红细胞计数

64. 女婴,出生后 2 天,皮肤黄染进行性加重,经皮测胆红素 282.6 μmol/L,母亲血型 O 型,患儿血型 A 型,血常规中血红蛋白 142 g/L,Ret 6.7%,抗体释放试验阳性(+)。光疗 4 h 后,监测经皮胆红素 210.1 μmol/L(123 mg/L),下一步哪项处理是不正确的?( )

　　A. 换血　　　　　　　　　　　　　B. 白蛋白输注

　　C. 丙种球蛋白输注　　　　　　　　D. 继续光疗

　　E. 需继续监测胆红素水平

65. 足月新生儿,出生后 6 天,剖宫产,无窒息抢救史,入院前 3 天出现皮肤黄染、拒奶,入院前 1 天出现惊厥。体检:神清,反应差,全身皮肤重度黄染,心、肺无殊,前囟隆起,肝肋下 2.5 cm,脐轮红、有少许脓性分泌物。实验室检查:WBC 23×10⁹/L,N 80%,血总胆红素 105 μmol/L,直接胆红素为 0 μmol/L,血糖 4.5 mmol/L,血钙 2.4 mmol/L,诊断首先考虑( )

　　A. 新生儿低钙血症　　　　　　　　B. 新生儿颅内出血

　　C. 新生儿破伤风　　　　　　　　　D. 新生儿高血糖

　　E. 新生儿败血症合并颅内感染

66. 38 周顺产女婴,出生后第 2 天开始皮肤巩膜黄染,吃奶减少,嗜睡。查体:体温不升,反应差,前囟紧张,全身皮肤中度黄染,心肺未见异常,腹稍胀,肝右肋下 2 cm,质软,脾未扪及,下列检查哪项不必要?( )

　　A. 脑脊液检查　　　　　　　　　　B. 血常规

　　C. 血培养　　　　　　　　　　　　D. 肝功能

　　E. 肝脏 B 超

67. 出生后 10 天的新生儿,近 4 天拒奶,低热,哭声弱,今抽搐 2 次,查体反应差,皮肤巩膜明显黄染。心音钝,肝肋下 3 cm,前囟饱满,脐部少许分泌物,应首先做哪项化验检查?( )

A. 血培养＋脑脊液　　　　　　　B. 脑脊液

C. 脐部分泌物培养　　　　　　　D. X 线胸片

E. 血胆红素及尿三胆

68. 胎龄 36 周早产儿,因不吃、不哭、少动 2 天入院,羊水早破 20 h 剖宫产,体格检查:体温 35 ℃,反应差,黄疸明显,四肢发凉,有花纹,心肺无异常发现,腹稍胀,肝肋下 3 cm,脾肋下 1 cm,脐部有脓性分泌物,血常规:WBC 4.3×10⁹/L,N 76％,CRP＜8 mg/L,PCT 3.7 ng/L 临床诊断败血症。如选用抗生素,下列哪项原则必须遵守?(　　　)

A. 选用抑菌作用强的药物　　　　B. 常规使用红霉素

C. 肌肉注射加口服用药　　　　　D. 疗程应在 3 周以上

E. 不可滥用抗生素,宜只用一种抗生素

69. 一足月新生儿,生后 8 天因奶量明显减少、黄疸加深而入院,查体发现:患儿全身中重度黄染,反应差,呼吸急促,面色灰,双肺闻及细湿啰音,心率 130 次/min;肝肋下 4 cm,脾肋下 1 cm,质硬;双下肢有硬肿。如果血培养大肠杆菌阳性(＋),最合适的抗生素是(　　　)

A. 青霉素　　　　B. 万古霉素　　　　C. 亚胺培南　　　　D. 头孢唑啉

E. 头孢噻肟

70. 胎龄 39 周患儿,足月顺产,出生体重 2.8 kg,羊膜早破 3 天,羊水Ⅲ度污染,出生后 2 天即出现拒奶,黄疸进行性加重,母血型 B 型。查体:体温不升,前囟平,颈软,全身深黄,心率 108 次/min,腹稍胀,肝右肋下 3 cm。实验室检查:WBC 20×10⁹/L,N 80％,血清胆红素 315 µmol/L,血型 O 型。最可能的诊断是(　　　)

A. 新生儿颅内出血　　　　　　　B. 新生儿溶血病

C. 新生儿肺炎　　　　　　　　　D. 新生儿败血症

E. 新生儿化脓性脑膜炎

71. 新生儿生后 2 天开始气促、发绀、口吐泡沫,体温不升,呼吸快而不规则,肺部听诊未闻及啰音,母体分娩早期破水 24 h,最可能的诊断是(　　　)

A. 新生儿窒息　　　　　　　　　B. 新生儿呼吸窘迫综合征

C. 新生儿肺炎　　　　　　　　　D. 新生儿湿肺

E. 新生儿颅内出血

72. 胎龄 38 周男婴,顺产,出生体重 3 130 g。出生后 48 h 出现呼吸急促,呼吸频率 68 次/min,呼吸不规则,伴呼吸暂停,心率 125 次/min,面色稍绀,血红蛋白 145 g/L。该患儿最可能的诊断是(　　　)

A. 新生儿呼吸窘迫综合征　　　　B. 新生儿颅内出血

C. 新生儿肺炎　　　　　　　　　D. 新生儿败血症

E. 正常新生儿

73. 男婴,胎龄 34 周,出生体重 2 950 g,无窒息史。生后 8 天患儿出现呼吸急促、口唇发绀,三凹征明显,血气分析示血氧分压 40 mmHg,鼻导管吸氧后,发绀及三凹征消失,氧分压上升至 65 mmHg。初步诊断为(　　)

    A. 新生儿肺炎   B. 新生儿湿肺

    C. 新生儿呼吸窘迫综合征   D. 动脉导管未闭伴肺高压

    E. 先天性心脏病

74. 女婴,足月,出生史无异常,生后 6 天因"纳奶差、哭声弱 1 天"入院。查体:体温不升,呼吸不规则,呼吸频率 65 次/min,面色发绀,双肺可闻及少量湿啰音,最可能的诊断是(　　)

    A. 新生儿胎粪吸入综合征   B. 新生儿肺透明膜病

    C. 新生儿败血症   D. 新生儿肺炎

    E. 新生儿皮下坏疽

75. 男婴,足月,生后 3 天因"呛奶后咳嗽、口吐白沫 1 天"就诊。查体:反应尚可,哭声大,呼吸急促不规则,三凹征明显,前囟平,口唇及指甲稍发绀,肺部听诊呼吸音粗。为明确诊断,下列检查中应首选哪一项?(　　)

    A. 血气分析   B. 颅脑 CT

    C. 胸部 X 摄片   D. 超声心动图

    E. 腹部 B 超

76. 男婴,胎龄 38 周,出生时无特殊。生后 7 天因"呼吸急促、口唇发绀 1 d"入院,经积极供氧后,发绀症状较前好转,最可能诊断是(　　)

    A. 肺动脉瓣闭锁合并室间隔缺损   B. 法洛四联症

    C. 持续性胎儿循环   D. 大血管错位

    E. 肺部炎症

77. 男婴,胎龄 39 周顺产娩出,有羊膜早破 36 h,Apgar 评分 1 min 5 分,5 min 9 分,复苏后仍有呼吸急促、呻吟,无咳嗽,次日听诊右肺呼吸音稍减低,双肺可闻及散在细湿啰音,若为新生儿感染性肺炎,下列哪一种病原菌可能性最大?(　　)

    A. 肺炎双球菌   B. 金黄色葡萄球菌

    C. 铜绿假单胞菌(绿脓杆菌)   D. 呼吸道合胞病毒

    E. 大肠杆菌

78. 男婴,38 周胎龄,目前生后 5 天,因"口吐泡沫伴喘憋 1 天"入院。查体:体温 36.9 ℃,皮肤黏膜黄染,口周发绀,轻微喘憋,呼吸频率 52 次/min,双肺听诊可闻及哮鸣音。此患儿可能诊断为(　　)

    A. 金黄色葡萄球菌肺炎   B. 克雷伯杆菌肺炎

    C. 腺病毒肺炎   D. 呼吸道合胞病毒肺炎

    E. 白色念珠菌肺炎

【名词解释】

1. 中性温度

2. 高危儿

3. 新生儿窒息

4. Apgar 评分

5. 新生儿缺氧缺血性脑病

6. 压力被动性脑循环

7. 新生儿颅内出血

8. 原发性蛛网膜下腔出血

9. 肺表面活性物质

10. 新生儿呼吸窘迫综合征

11. 胎粪吸入综合征

12. 新生儿持续性肺动脉高压(PPHN)

13. 胆红素的肠肝循环

14. 胆红素脑病

15. 新生儿早发型败血症

16. 新生儿感染性肺炎(neonatal infectious pneumonia)

17. 呼吸暂停

第六章　免疫性疾病

第一节　概　　述

【教学大纲要求】

了解

小儿免疫系统发育特点。

【概述】

免疫是机体的一种生理性保护反应,其本质是识别自己、排斥异己。小儿的免疫系统往往是处于生理性低下状态。免疫功能失调或紊乱可导致异常免疫反应。如免疫反应过低,可发生反复感染和免疫缺陷病;免疫反应过高可引起变态反应或自身免疫性疾病。

【导读图】

小儿免疫系统特点概览如图 6-1 所示。

第二节　原发性免疫缺陷病

【教学大纲要求】

1. 掌握

原发性免疫缺陷病的诊断方法。

2. 熟悉

几种常见原发性免疫缺陷的临床表现和治疗原则。

3. 了解

原发性免疫缺陷病的分类和继发性免疫缺陷病的概况。

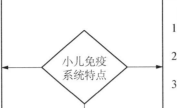

【特异性体液免疫】
1. IgG：唯一能通过胎盘Ig；出生时血清 IgG 水平甚高，出生后 3 个月降至最低点，至 10～12 个月时体内 IgG 均为自身产生，8～10 岁达成人水平
2. IgM：胎儿期已经能产生；发育最快，男孩 3 岁时、女孩 6 岁时达成人水平；脐血 IgM 水平升高提示宫内感染
3. IgA：发育最迟；至青春后期或成人期才达成人水平（但 SIgA 于 2～4 岁达成人水平）

【特异性细胞免疫】
1. 成熟 T 淋巴细胞占外周血淋巴细胞的 80%
2. 随着抗原反复刺激，各种细胞因子水平逐渐升高
3. NK 细胞表面标记 CD56 在出生时几乎不表达，整个新生儿期也很低；ADCC 功能仅为成人的 50%

小儿免疫系统特点

【非特异性免疫】
1. 单核/巨噬细胞：新生儿单核细胞发育已完善，但因缺乏辅助因子，功能较差
2. 中性粒细胞：出生后 12 h 外周血计数较高（受分娩刺激），72 h 后下降，而后逐渐上升到成人水平；趋化、吞噬和杀菌功能暂时性低下
3. 补体：母体补体不传输给胎儿，新生儿补体经典途径成分活性是其母亲的 50%～60%，出生后 3～6 个月达成人水平，旁路途径的发育更为落后

图 6-1 小儿免疫系统特点概览

注：Ig（免疫球蛋白）；NK 细胞（自然杀伤细胞）；ADCC（抗体依赖细胞介导的细胞毒作用）；SIgA（分泌型免疫球蛋白 A）。

【概述】

原发性免疫缺陷病（primary immunodeficiency disease，PID）是一组先天性或遗传性免疫功能障碍性疾病。其发病机制复杂，可为造血干细胞、定向干细胞、T 淋巴细胞或 B 淋巴细胞分化成熟障碍等。近 20 年来，随着分子生物学和基因组学的发展，原发性免疫缺陷病研究取得了突飞猛进的进展。

【导读图】

原发性免疫缺陷病概览如图 6-2 所示。

【辅助检查】

一、初筛试验

（1）血常规及白细胞分类。

（2）血清免疫球蛋白定量：IgG、IgM、IgA。

二、诊断试验

1. 体液免疫功能

（1）血清蛋白电泳。

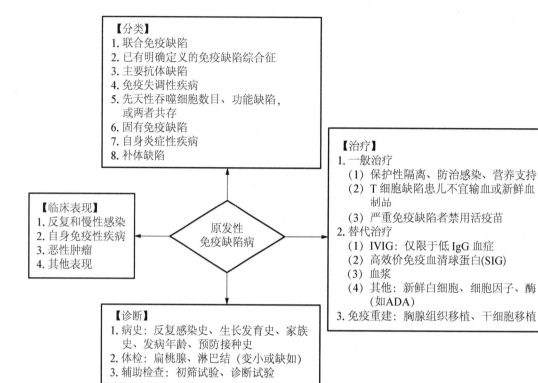

图 6-2　原发性免疫缺陷病概览

注：IVIG（静脉注射丙种球蛋白）；ADA（腺苷脱氨酶）。

（2）血清免疫球蛋白及其亚类定量。

（3）特异性抗体检测：抗血型抗体、抗病原微生物抗体。

（4）B 细胞数量检测。

2. 细胞免疫功能

（1）T 细胞及其亚群表型的检测。

（2）迟发型皮肤超敏反应。

（3）T 细胞功能检测。

3. 吞噬细胞功能

（1）血细胞计数和分类。

（2）中性粒细胞染色、形态学。

（3）硝基四唑氮蓝（NBT）还原试验、二羟罗丹明（DHR）试验。

4. 补体功能

（1）CH_{50}。

（2）AH_{50}。

（3）单个补体成分的水平和功能。

【导读图】

　　X 连锁无丙种球蛋白血症、常见变异型免疫缺陷病、严重联合免疫缺陷病、先天性胸腺发育不全和 X 连锁慢性肉芽肿病概览如图 6-3～图 6-6 所示。

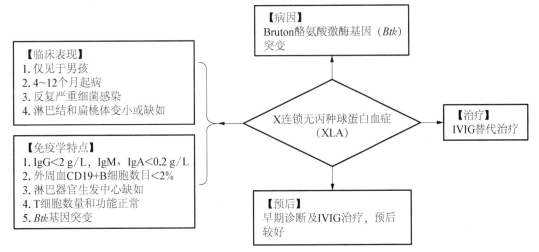

图 6-3　X 连锁无丙种球蛋白血症概览

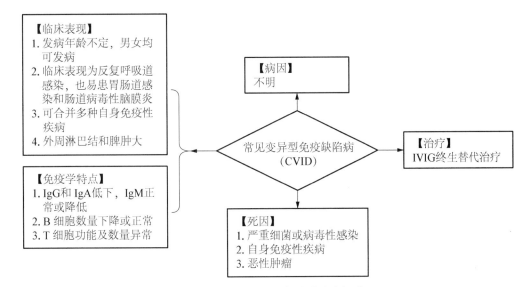

图 6-4　常见变异型免疫缺陷病概览

【知识拓展】

　　1. 原发性免疫缺陷病的分类(2017 年国际免疫学会联盟更新的分类)

　　(1) 联合免疫缺陷。

　　(2) 具有综合征特点的联合免疫缺陷。

　　(3) 抗体为主的免疫缺陷。

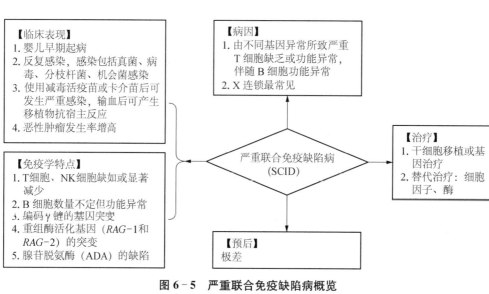

图 6-5　严重联合免疫缺陷病概览

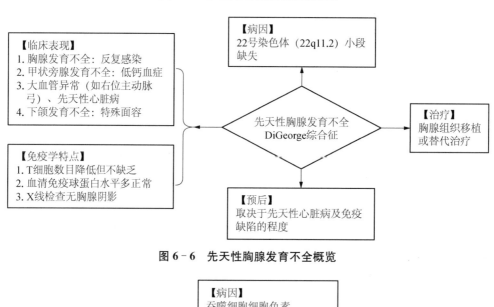

图 6-6　先天性胸腺发育不全概览

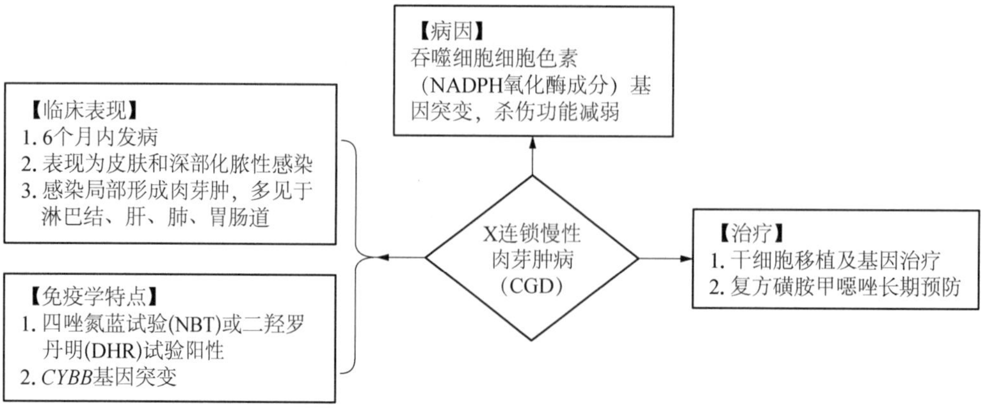

【病因】
吞噬细胞细胞色素
（NADPH氧化酶成分）基
因突变，杀伤功能减弱

【临床表现】
1. 6个月内发病
2. 表现为皮肤和深部化脓性感染
3. 感染局部形成肉芽肿，多见于淋巴结、肝、肺、胃肠道

X连锁慢性
肉芽肿病
（CGD）

【治疗】
1. 干细胞移植及基因治疗
2. 复方磺胺甲噁唑长期预防

【免疫学特点】
1. 四唑氮蓝试验(NBT)或二羟罗丹明(DHR)试验阳性
2. *CYBB*基因突变

图 6-7　X连锁慢性肉芽肿病概览

注：NADPH：还原型烟酰胺腺嘌呤二核苷酸磷酸。

（4）免疫失调性疾病。

（5）先天性吞噬细胞数量和（或）功能缺陷。

（6）固有免疫缺陷。

（7）自身炎症性疾病。

（8）补体缺陷。

（9）原发性免疫缺陷病拟表型。

2. Jeffrey Model 基金会医学顾问委员会共识制定的 10 条警告症状

（1）1 年内≥4 次新的耳部感染。

（2）1 年中≥2 次严重的鼻窦感染。

（3）≥2 个月的口服抗生素治疗，效果较差。

（4）1 年内发生≥2 次的肺炎。

（5）婴儿体重不增或生长异常。

（6）反复的深部皮肤或器官脓肿。

（7）持续的鹅口疮或皮肤真菌感染。

（8）需要静脉用抗生素清除感染。

（9）≥2 次深部感染，包括败血症。

（10）原发性免疫缺陷病家族史。

第三节　幼年特发性关节炎

【教学大纲要求】

1. 掌握

（1）幼年特发性关节炎的定义。

（2）全身型幼年特发性关节炎的临床表现、诊断与鉴别诊断。

2. 熟悉

幼年特发性关节炎的分类、临床表现、辅助检查和药物治疗。

3. 了解

幼年特发性关节炎的病因及发病机制。

【定义】

幼年特发性关节炎（juvenile idiopathic arthritis，JIA）是指儿童时期（16 岁以下）不明原因的关节肿胀，并持续 6 周以上。

【分类】

共分为 7 型

（1）全身型：又称斯蒂尔病（Still 病）。

（2）少关节型：病初 6 个月有 1~4 个关节受累，分为持续型和扩展型。

（3）多关节型［类风湿因子阴性（－）］：病初 6 个月有 5 个及以上关节受累，类风湿因子阴性（－）。

（4）多关节型［类风湿因子阳性（＋）］：病初 6 个月有 5 个及以上关节受累，类风湿因子阳性（＋）。

（5）银屑病关节炎：1 个或更多部位的关节炎合并银屑病。

（6）与附着点炎症相关的关节炎：关节炎合并附着点炎症。

（7）未定类的关节炎：不符合上述任何一项或符合上述两项以上类别的关节炎。

【导读图】

全身型幼年特发性关节炎概览如图 6-8 所示。

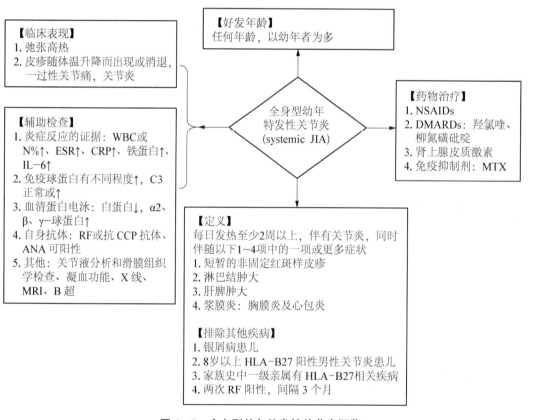

图 6-8　全身型幼年特发性关节炎概览

注：ESR（红细胞沉降率）；RF（类风湿因子）；CCP 抗体（抗环瓜氨酸肽抗体）；ANA（抗核抗体）；HLA（人［类］白细胞抗原）；NSAIDs（非甾体抗炎药）；DMARDs（改善病情的抗风湿药物）。

【知识拓展】

巨噬细胞活化综合征(macrophage activation syndrome)：急性发病,进展迅速,病死率极高,是风湿科的危急重症之一。主要认为是 T 淋巴细胞和巨噬细胞的活化和不可遏制地增生,导致细胞因子过度产生所致。临床表现主要为发热、肝脾淋巴结肿大、全血细胞减少、肝功能急剧恶化、凝血功能异常以及中枢神经系统异常(易激惹、定向力差、嗜睡、头痛、惊厥及昏迷),重者甚至发生急性肺损伤及多脏器功能衰竭。

实验室检查有血清铁蛋白增高,转氨酶及血脂增高,ESR 降低,白蛋白及纤维蛋白原降低等。骨髓穿刺活检可见吞噬血细胞现象。

巨噬细胞活化综合征最常见于全身型幼年特发性关节炎,是其严重的并发症。

第四节 过敏性紫癜

【教学大纲要求】

1. 掌握

过敏性紫癜的临床表现、诊断、鉴别诊断和治疗。

2. 了解

过敏性紫癜的病因、发病机制及病理。

【概述】

过敏性紫癜(anaphylactoid purpura)是儿童时期最常见的以小血管炎为主要病变的系统性血管炎,也称 Henoch-Schönlein 紫癜(HSP)。多发生于学龄前及学龄期儿童,男多于女,以春秋季发病较多。

【导读图】

过敏性紫癜概览如图 6-9 所示。

【诊断标准】

皮肤紫癜为必要条件,加上以下 1～4 条中的任意 1 条即可诊断。

(1) 弥漫性腹痛。

(2) 组织学检查：典型的白细胞碎裂性血管炎,以 IgA 为主的免疫复合物沉积,或 IgA 沉积为主的增殖性肾小球肾炎。

(3) 急性关节炎或关节痛。

(4) 肾脏受累：① 蛋白尿：＞0.3 g/24 h,或晨尿样本白蛋白肌酐比＞30 mmol/mg;② 血尿;③ 红细胞管型：每高倍视野红细胞＞5 个,或尿潜血≥2(+),或尿沉渣见红细胞管型。

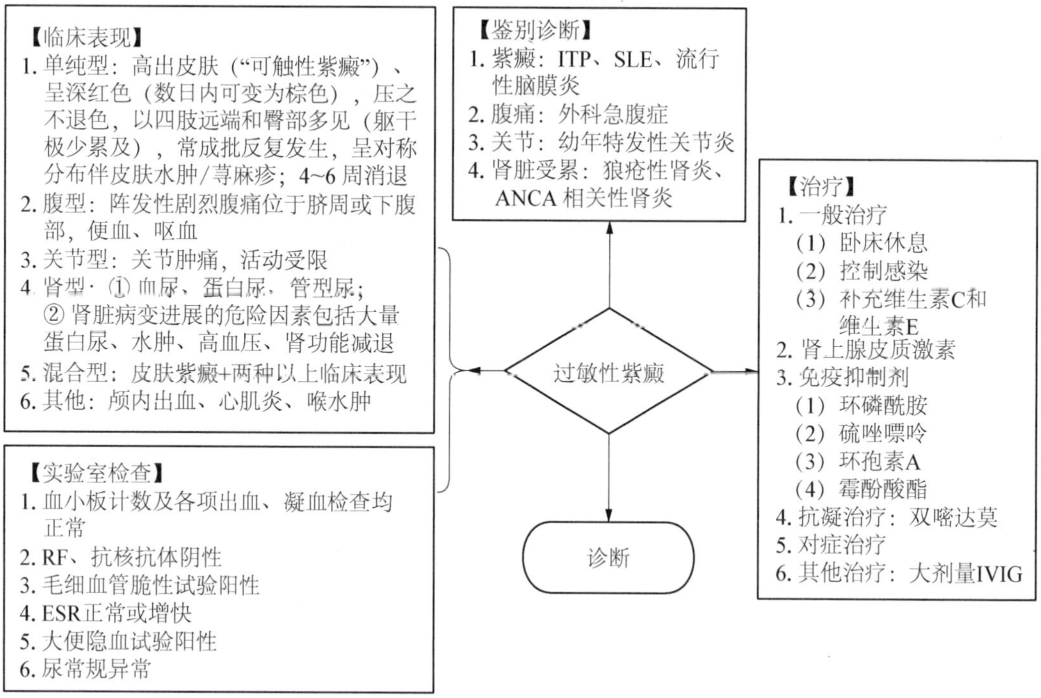

【临床表现】
1. 单纯型: 高出皮肤 ("可触性紫癜")、呈深红色 (数日内可变为棕色), 压之不退色, 以四肢远端和臀部多见 (躯干极少累及), 常成批反复发生, 呈对称分布伴皮肤水肿/荨麻疹; 4~6 周消退
2. 腹型: 阵发性剧烈腹痛位于脐周或下腹部, 便血、呕血
3. 关节型: 关节肿痛, 活动受限
4. 肾型·①血尿、蛋白尿、管型尿; ②肾脏病变进展的危险因素包括大量蛋白尿、水肿、高血压、肾功能减退
5. 混合型: 皮肤紫癜+两种以上临床表现
6. 其他: 颅内出血、心肌炎、喉水肿

【实验室检查】
1. 血小板计数及各项出血、凝血检查均正常
2. RF、抗核抗体阴性
3. 毛细血管脆性试验阳性
4. ESR正常或增快
5. 大便隐血试验阳性
6. 尿常规异常

【鉴别诊断】
1. 紫癜: ITP、SLE、流行性脑膜炎
2. 腹痛: 外科急腹症
3. 关节: 幼年特发性关节炎
4. 肾脏受累: 狼疮性肾炎、ANCA 相关性肾炎

过敏性紫癜

诊断

【治疗】
1. 一般治疗
　(1) 卧床休息
　(2) 控制感染
　(3) 补充维生素C和维生素E
2. 肾上腺皮质激素
3. 免疫抑制剂
　(1) 环磷酰胺
　(2) 硫唑嘌呤
　(3) 环孢素A
　(4) 霉酚酸酯
4. 抗凝治疗: 双嘧达莫
5. 对症治疗
6. 其他治疗: 大剂量IVIG

图 6-9　过敏性紫癜概览

注: ITP(免疫性血小板减少症); SLE(系统性红斑狼疮); ANCA(抗中性粒细胞胞质抗体); IVIG(静脉注射丙种球蛋白)。

第五节　川　崎　病

【教学大纲要求】

1. 熟悉

(1) 川崎病的临床表现及诊断标准。

(2) 川崎病的治疗及预后。

2. 了解

川崎病的发病机理及基本病理变化。

【概述】

川崎病 (Kawasaki disease, KD) 曾称为皮肤黏膜淋巴结综合征 (mucocutaneous lymphnode syndrome, MCLS), 是一种以全身血管炎为主要病变的急性发热出疹性小儿疾病, 为自身免疫性血管炎综合征。发病年龄以 5 岁以内尤其是婴幼儿为主, 男孩多见, 四季均可发病。其最严重的危害是冠状动脉损害。

【导读图】

川崎病概览如图 6-10 所示。

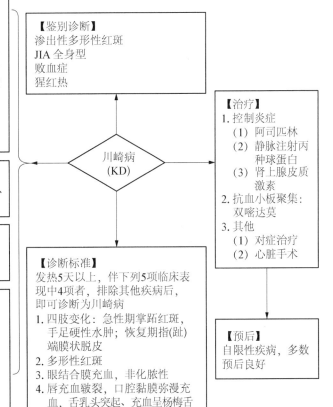

【主要表现】
1. 发热: 39~40℃, 持续 1~2 周或更长; 呈稽留热或弛张热, 抗生素治疗无效
2. 球结膜充血: 无脓性分泌物, 热退后消散
3. 唇及口腔表现: 唇充血皲裂、口腔黏膜弥漫性充血、草莓舌
4. 手足症状
   (1) 急性期: 掌跖红斑、硬性水肿
   (2) 恢复期: 指 (趾) 端甲下和皮肤交界处膜状脱皮; 指 (趾) 甲有横沟
5. 皮肤表现: 多形性皮斑、猩红热样皮疹; 肛周皮肤发红、脱皮
6. 颈淋巴结肿大: 单侧或双侧肿大、硬有触痛、表面不红、无化脓; 热退后消散

【心脏表现】
心包炎、心肌炎、心内膜炎、心律失常、冠状动脉损害

【其他临床表现】
间质性肺炎、无菌性脑膜炎、消化系统症状、关节炎

【辅助检查】
1. 血液检查: WBC↑ (中性粒细胞为主伴核左移)、轻度贫血、Plt 早期正常、ESR↑、CRP↑、转氨酶↑
2. 免疫学检查: 血清 IgG、IgA、IgM、IgE 和血循环免疫复合物↑
3. 心电图
4. 胸部 X 线片
5. 超声心动图: 心包积液、左室内径增大、冠状动脉异常 (扩张、狭窄、冠状动脉瘤)
6. 冠状动脉造影

【鉴别诊断】
渗出性多形性红斑
JIA 全身型
败血症
猩红热

川崎病
(KD)

【诊断标准】
发热 5 天以上, 伴下列 5 项临床表现中 4 项者, 排除其他疾病后, 即可诊断为川崎病
1. 四肢变化: 急性期掌跖红斑, 手足硬性水肿; 恢复期指(趾)端膜状脱皮
2. 多形性红斑
3. 眼结合膜充血, 非化脓性
4. 唇充血皲裂, 口腔黏膜弥漫充血, 舌乳头突起、充血呈杨梅舌
5. 颈部淋巴结肿大, 直径≥1.5 cm
注: 如 5 项临床表现中不足 4 项, 但超声心动图有冠状动脉损害, 也可确诊为川崎病

【治疗】
1. 控制炎症
   (1) 阿司匹林
   (2) 静脉注射丙种球蛋白
   (3) 肾上腺皮质激素
2. 抗血小板聚集: 双嘧达莫
3. 其他
   (1) 对症治疗
   (2) 心脏手术

【预后】
自限性疾病, 多数预后良好

图 6-10 川崎病概览

【治疗】

(1) 阿司匹林: 每日 30~50 mg/kg, 分 2~3 次服用, 热退后 3 天逐渐减量, 2 周左右减至每日 3~5 mg/kg, 维持 6~8 周。如有冠状动脉病变时, 应延长用药时间, 直至冠状动脉恢复正常。

（2）静脉注射丙种球蛋白（IVIG）：宜于发病早期（10 天以内）应用，剂量为 2 g/kg，于 8～12 h 静脉缓慢输入。

【知识拓展】

瑞氏综合征又称为脑病合并内脏脂肪变性，因澳大利亚医生 Reye 于 1963 年首次报道而得名。病因常由病毒感染，如流感病毒、水痘病毒、肠道病毒、Epstein-Barr 病毒等感染基础上使用水杨酸类药物（如阿司匹林），使广泛线粒体受损，最终导致肝肾衰竭、脑损伤，甚至死亡。

案例 5　小明发热 1 周了

第一部分

场景 1

小明是爸爸妈妈的第 2 个孩子，现 15 个月大，一个白白胖胖的小男孩。爸爸妈妈都是"80 后"的独生子女，3 年前生了个妞妞后还想要个儿子，于是有了小明。一儿一女凑成个"好"字，爷爷奶奶、姥姥姥爷都乐得合不拢嘴。因为爸爸经常出差，两家老人轮流帮着带孩子。

春天的脸说变就变，一会儿热，一会儿凉。这天小明被爷爷带到小区花园里学走路，回家后就蔫了，小鼻子也塞了，直淌清鼻涕。到了晚上不肯吃饭，妈妈一摸孩子额头觉得有点热，测腋下体温 38.5 ℃。爸爸出差不在家，妈妈打电话给姥姥、姥爷直抱怨，姥姥、姥爷闻讯立马赶了过来，心里很不高兴，可嘴上又不能说。

姥姥、姥爷和妈妈带着小明赶紧上了医院，验了血后医生说没问题，不要吃抗生素，妈妈说家里有退烧药，医生也没开啥药，告诉妈妈如果孩子 3 天内不退热要复诊，嘱咐多喝些水就让回家了。可小明吃了药还是反反复复发热，高热时超过 39 ℃，喂了美林（布洛芬混悬液）就退热了，但是过了半天又发热了。爷爷一着急也病倒了。

分析病史资料	
补充诊断依据	
推理假设诊断	
演绎诊断思路	
设计学习问题	

场景 2

到了第 3 天中午孩子高热不退，身上还出了很多小红疹子。爸爸出差还没回来，妈妈上班工作很忙一时半会请不出假，姥姥很着急，和姥爷一起赶紧抱着小明上了医院。

儿科急诊室里爆满,挂号后等了1个多小时才轮到看病。年轻的男医生在询问病史后,为小明做了全身体格检查和化验。

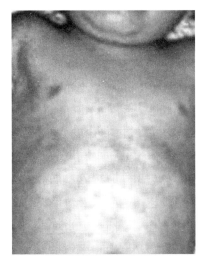

体检:神清,肛温39.9 ℃,体重12.5 kg。躯干部可见多形性红斑(见图6-11)。咽稍红,扁桃体Ⅱ度肿大无渗出。心率126次/min,律齐,心音有力,未闻及杂音。呼吸平稳,双肺呼吸音粗,未闻及啰音。肝脾未及肿大。肠鸣音正常。四肢活动正常,无病理性神经反射。

辅助检查:血常规示WBC 15.9×10^9/L,N 80.1%,L 19%,RBC 3.82×10^{12}/L,Plt 276×10^9/L,Hb 118g/L。CRP 30 mg/L。大小便常规正常。

图6-11　躯干部可见多形性红斑

分析病史资料	
补充诊断依据	
推理假设诊断	
演绎诊断思路	
设计学习问题	

第二部分

场景1

医生根据临床及血常规检查后考虑有细菌感染的可能,于是给小明开了2天克林霉素静脉滴注。

儿童输液室里挤满了生病的孩子和家属,有的孩子不停地咳嗽,有的孩子头上贴着冰宝宝。姥爷好不容易给姥姥找了个位置抱着小明坐下,自己只能蹲在一旁等输液。经过漫长的3 h等待终于叫到了小明的号,静脉输液1 h后就结束了,这时妈妈下了班也急匆匆赶到了医院。

姥姥、姥爷每天抱着小明往医院里赶,每天都在等待中,期盼着输了液就能退热,可用药2天后发热还是反反复复,眼睛也烧红了,像兔子的眼睛(见图6-12)。小明病还没治好,姥爷的血压却上去了,这可真是雪上加霜啊!愁坏了姥姥,这可咋办啊?

妈妈终于请了年假,第5天凌晨小明发热体

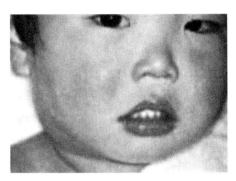

图6-12　眼睛像兔子

温到了 40 ℃,挂了急诊,看病的是个女医生,换了头孢输液,仍未见效,且疹子却越发多了,小嘴唇又红又干,都裂开出血了,精神也不好,孩子吵闹得很,啥也不肯吃。

爸爸终于出差赶回来了,从机场直奔医院,一见孩子就扯开嗓子问:"咋输了这么多天水娃还不退烧? 这医生是咋看病的?"妈妈哭着说:"还不是怨你爸!"小两口在医院里就争了起来,把好不容易睡着的小明给吵醒了,急得姥姥、姥爷咋哄也哄不住。

分析病史资料	
补充诊断依据	
推理假设诊断	
演绎诊断思路	
设计学习问题	

场景 2

姥姥、姥爷好不容易把爸爸、妈妈劝开了,爸爸觉得急诊室医生水平可能不高,得带孩子看专家门诊,妈妈想了想说这倒也是。几个人一合计直奔特需门诊,挂了特需专家门诊的号。

小明一家人着急地冲进特需诊察室,接诊的林主任是个 50 多岁的女医生,小明爸爸怒冲冲地问:"孩子发热 1 周了咋还不退? 病咋越看越重了? 是不是急诊室医生没水平治不好娃的病?"林主任安慰地说:"先别着急,让我先问清病史,然后仔细给孩子检查一下好不好?"林主任说话很温和,态度也很好,妈妈拉了拉爸爸的袖子,爸爸也就不吭声了。

林主任仔细询问了这几天小明的病情,爸爸妈妈否认小明曾经和患猩红热的孩子接触过,林主任又为小明做了全身体格检查。

体检:神清,体温 37.5 ℃(腋温),精神差。躯干四肢弥漫性红色粟粒疹(见图 6-13)。颈部、腹股沟可扪及数十枚黄豆大小淋巴结,质软,边界清,活动度可。结膜充血。口唇红皲裂,咽红,杨梅舌(见图 6-14)。心肺无异常。腹平软,肝脾肋下未及。手足硬肿,未见脱皮。神经系统无异常。

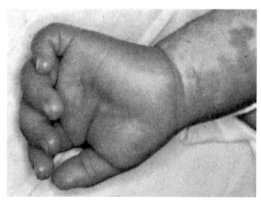
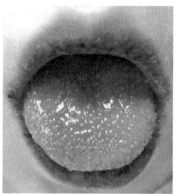

图 6-13   四肢弥漫性红色粟粒疹   图 6-14   杨梅舌

林主任说马上复查血常规及 CRP,同时查抗 O,进一步拍 X 线胸片(见图 6-15),还要做心电图检查(见图 6-16)。

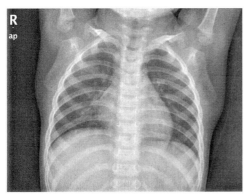

图 6-15　X 线胸片示:双肺纹理模糊

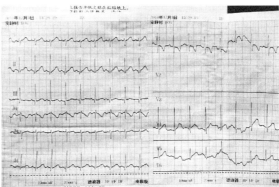

图 6-16　心电图示:窦性心动过速

半小时后复查的血常规报告出来了,显示:WBC $23.5×10^9$/L,N 65%,L 35%,Hb 120 g/L,Plt $560×10^9$/L,CRP 120 mg/L。

第 2 天,抗 O 结果为<25 IU/ml。

林主任对小明妈妈讲,孩子发热 1 周还不退,需要住院治疗。妈妈一听就急哭了。

分析病史资料	
补充诊断依据	
推理假设诊断	
演绎诊断思路	
设计学习问题	

场景 3

当天林主任就安排小明住进了儿科病房,病房主治王医生开了医嘱让护士给小明抽了好几管血。

化验结果显示 ESR 很高,为 100 mm/h,王医生马上联系超声科给小明做了心脏彩超,报告结果:心脏位置及连接正常,左心房、左心室稍增大。左室壁收缩活动正常。主、肺动脉无增宽,瓣膜开放活动正常。房室瓣开放活动正常,房间隔完整,室间隔完整,左位主动弓,冠状动脉无增宽。

分析病史资料	
补充诊断依据	
推理假设诊断	

（续表）

演绎诊断思路	
设计学习问题	

场景4

王医生说除了要继续用抗生素外,还要给小明输注丙种球蛋白,让爸爸在输血同意书上签字。爸爸听不明白,拒绝在输血同意书上签字,差点和王医生吵了起来,刚好林主任下了门诊来病房关心小明病情,把两个人劝开了,在林主任的耐心解释下全家人同意了输注丙种球蛋白。林主任还给小明服用了阿司匹林。

丙种球蛋白2.5 g/瓶共用了10瓶,输了整整一夜,入院第2天小明热就退了,精神好了许多。

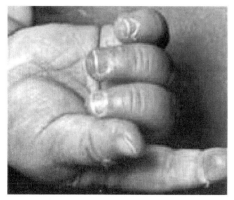

图6-17　指趾端出现了蜕皮

第3天林主任查房时发现小明的指趾端出现了蜕皮,肛门周围也有脱屑。复查血常规显示WBC 7.5×10⁹/L,N 55%,L 45%,Hb 118g/L,Plt 630×10⁹/L,CRP <8 mg/L;ESR 10 mm/h。

小明住院1周后病情稳定了,一般情况良好,指趾端还有些蜕皮(见图6-17)。林主任说可以出院了,出院那天林主任开了一瓶阿司匹林带回家口服,嘱咐小明出院后到心脏专科门诊复诊。

分析病史资料	
补充诊断依据	
推理假设诊断	
演绎诊断思路	
设计学习问题	

注:本案例由薛海虹撰写。

实战演练题

【选择题】

1. 男婴,4个月。生后1个月起反复呼吸道感染,曾患肺炎4次。患儿的舅舅在婴儿期因反复肺炎夭折。查体:体重4 kg,消瘦,皮肤干燥、弹性差,浅表淋巴结未触及肿大,心肺无异常;腹凹陷,软;肝脾肋下未触及;四肢肌张力低下,肌肉松弛。最可能的诊断是(　　　)

A. 胸腺发育不全　　　　　　　　　B. 联合免疫缺陷病

C. 常见变异型免疫缺陷病　　　　　D. 婴儿暂时性低丙种球蛋白血症

E. X 性连锁无丙种球蛋白血症

2. 男孩,14 个月。近半年来反复发生中耳炎和肺炎。实验室检查:血清 IgG 1.0 g/L, IgA 0.3 g/L,IgM 1.0 g/L,CD3$^+$细胞 85％,CD4$^+$细胞 63％,CD19$^+$细胞 0.2％。下列哪项治疗最合适?(　　)

A. 定期静脉注射丙种球蛋白　　　　B. 定期静脉输注血浆

C. 长期肌内注射胸腺素　　　　　　D. 口服左旋咪唑

E. 行骨髓移植

3. 男孩,10 岁。近 3 年来反复发生气管炎、肺炎,常规治疗效果不佳。查体:消瘦,两颈部可扪及数枚肿大的淋巴结,无压痛,活动度好;咽不红,双侧扁桃体Ⅱ度肿大,无渗出;心肺无异常;腹平软,肝脾肋下未及。实验室检查:血清 IgG 2.5 g/L,IgM 0.8 g/L,IgA 0.2 g/L,CD3$^+$细胞 75％,CD19$^+$细胞 25％。最可能的诊断是(　　)

A. X 性连锁无丙种球蛋白血症　　　B. 暂时性低丙种球蛋白血症

C. 常见变异型免疫缺陷病　　　　　D. 选择性 IgA 抗体缺陷

E. 联合免疫缺陷病

4. 男婴,5 个月。生后 1 个月起反复发热、反复皮肤化脓性感染,肺炎 2 次。患儿的舅舅因生后反复化脓性感染,1 岁时夭折。体检发现全身皮肤散在感染灶,皮肤肉芽肿形成。实验室检查:血清 IgG、IgA、IgM 正常,T 细胞、B 细胞计数正常。最可能的诊断是(　　)

A. 常见变异型免疫缺陷病　　　　　B. 嗜酸性肉芽肿

C. 联合免疫缺陷病　　　　　　　　D. 慢性肉芽肿病

E. 补体缺陷

5. 男婴,1 个月。接种卡介苗后第 4 天局部红肿,第 7 天溃疡伴高热,体温 40 ℃,20 天后出现气促。查体:神清,咽不红,呼吸频率 30 次/min,口周不发绀,双肺闻及少量细湿啰音,腹软,肝肋下 4 cm,脾肋下 2 cm。实验室检查:外周血 WBC 2.5×10^9/L,L 20％,CD3$^+$细胞 30％,CD4$^+$细胞 20％,CD8$^+$细胞 10％。最可能的原发病是(　　)

A. 慢性肉芽肿病　　　　　　　　　B. 周期性中性粒细胞减少症

C. 慢性良性中性粒细胞减少症　　　D. X 连锁无丙种球蛋白血症

E. X 连锁严重联合免疫缺陷病

6. 男孩,2 岁。自 1 岁开始反复呼吸道感染,曾患肺炎 5 次。近 1 周发热、咳嗽、咳痰。查体双肺听诊有中、细湿啰音。为明确诊断,最有意义的实验室检查是(　　)

A. T 淋巴细胞亚群测定　　　　　　B. 免疫球蛋白系列

C. 淋巴细胞转化试验　　　　　　　D. 补体测定

E. ESR

7. 男婴,4个月。近3月来反复患鹅口疮、呼吸道感染。5天前服用脊髓灰质炎减毒活疫苗后引起腹泻及下肢弛缓性瘫痪。查体:神清,消瘦,皮肤干燥、弹性差,肛周有皮疹,浅表淋巴结未触及,口腔黏膜被覆白斑;心肺无异常;腹软,皮下脂肪0.3 cm;肝、脾肋下未及肿大,双下肢松软,针刺足底无收缩反应。胸部X线检查未见胸腺影。最可能的诊断是(   )

    A. 选择性IgA缺乏症　　　　　　　　B. 严重联合免疫缺陷病

    C. 先天性胸腺发育不全　　　　　　　D. X-连锁无丙种球蛋白血症

    E. 淋巴细胞核苷磷酸化酶缺陷症

8. 女孩,16个月。出生后6个月开始反复呼吸道感染,哮喘发作多次。实验室检查:血清IgG 4.0 g/L,IgA 0.01 g/L,IgM 0.1 g/L。最可能的诊断是(   )

    A. 婴儿暂时性低丙种球蛋白血症　　　B. 选择性IgA缺乏症

    C. 选择性IgG亚类缺乏症　　　　　　D. 胸腺发育不全

    E. 支气管哮喘

9. 女孩,10岁。两膝关节和肘关节肿痛2月,初步诊断"幼年特发性关节炎"。眼科检查有虹膜睫状体炎,该病例属于哪种类型?(   )

    A. 全身型　　　　　　　　　　　　　B. 多关节炎型

    C. 少关节炎型,持续型　　　　　　　D. 银屑病性关节炎

    E. 与附着点炎症相关的关节炎

10. 男孩,14岁。低热伴两侧膝关节肿胀4周。查体:精神好,全身皮肤未见皮疹,浅表淋巴结无肿大;心肺无异常;腹平软,肝脾未及明显肿大;右膝关节肿胀明显,被动活动受限。辅助检查:外周血WBC 13×10^9/L,N 75%,CRP 58 mg/L,ESR 88 mm/h,尿常规正常。为明确诊断,下一步最合适的检查是(   )

    A. 关节CT　　　　　　　　　　　　B. 关节核磁共振

    C. 关节分层X线片　　　　　　　　　D. 同位素骨扫描

    E. 关节B超检查

11. 女孩,6岁。发热2周,抗生素治疗无效。1天前出现全身淡红色皮疹,发热时明显增多。查体:神清,浅表淋巴结未扪及肿大,咽红,双侧扁桃体无肿大,无渗出物;心肺无异常;腹软;肝肋下4.0 cm,质中;脾肋下1.0 cm,质软,无压痛。外周血WBC 25×10^9/L,N 92%,Hb 96g/L,RBC 4.6×10^{12}/L。最可能的诊断是(   )

    A. 川崎病　　　　　　　　　　　　　B. 败血症

    C. 风湿热　　　　　　　　　　　　　D. 急性淋巴细胞白血病

    E. 幼年特发性关节炎(全身型)

12. 男孩,6岁。常于夜间突发下肢疼痛,白天很少有类似情况。查体:两膝关节无红

肿,活动自如。最可能的诊断是( )

    A. 生长痛   B. 狼疮性关节炎

    C. 化脓性关节炎   D. 创伤性关节炎

    E. 幼年特发性关节炎

13. 男孩,2岁。发热1周,体温波动于38.5～40 ℃。查体:神清,精神好;背部可见少量皮疹,浅表淋巴结未扪及肿大,咽红,双侧扁桃体无肿大;心肺无异常;腹平软,肝肋下2.0 cm。住院期间静脉滴注头孢曲松、阿奇霉素无效。实验室检查2次血培养阴性(—)。下一步治疗首选的是( )

    A. 丙种球蛋白   B. 大剂量青霉素

    C. 环磷酰胺   D. 泼尼松

    E. 布洛芬

14. 女孩,4岁。低热伴腹痛3天,便血1次。体检发现双下肢和臀部有出血性皮疹,突出皮面。最可能的诊断是( )

    A. 血小板减少性紫癜   B. 流行性脑脊髓膜炎

    C. 过敏性紫癜   D. 消化道溃疡

    E. 肠套叠

15. 男孩,8岁。双下肢皮疹3天,腹痛、双踝关节肿痛2天。起病前10天有上呼吸道感染史。查体:神清,精神好,臀部及双下肢散在紫红色皮疹,大小不等,高出皮肤,压之不退色,心肺未见异常,腹平软,脐周有轻压痛,无反跳痛,未扪及包块。下列实验室检查结果中,最不可能出现的是( )

    A. 血常规正常   B. 尿常规正常

    C. 大便隐血试验阳性(＋)   D. 出、凝血时间延长

    E. 血清IgA浓度升高

16. 男孩,10岁。双下肢紫红色斑丘疹2天,继而在臀部也出现同样的皮疹;腹痛1天,无血便。实验室检查:外周血WBC 12×10^9/L,N 65%,Hb 110 g/L,Plt 230×10^9/L,ESR 36 mm/h。最合适的治疗药物是( )

    A. 苯海拉明＋阿托品   B. 环磷酰胺＋阿托品

    C. 肾上腺皮质激素＋西咪替丁   D. 肾上腺皮质激素＋苯海拉明

    E. 硝苯地平＋雷公藤多苷片

17. 男孩,9岁。双下肢出血性皮疹2天,伴左踝关节肿痛。起病前2周有发热、咳嗽史。辅助检查:尿常规:红细胞(＋＋＋)/HP,隐血(＋)。血补体C3正常。最可能的诊断是( )

    A. 风湿热   B. 过敏性紫癜

    C. 急性肾小球肾炎   D. 幼年特发性关节炎

E. 特发性血小板减少性紫癜

18. 女孩,5 岁。水肿,少尿 4 天,皮疹 1 天。查体:血压 145/95 mmHg,神清,精神好;颜面水肿明显,下肢轻度非凹陷性水肿;双下肢伸面可见紫红色斑丘疹,高出皮面,压之不退色。心肺无异常,腹平软,肝脾肋下未及。辅助检查:ASO(抗链球菌溶血素 O)800 IU/L,尿常规:蛋白(+),RBC(+)。最可能的诊断是(　　)

A. IgA 肾炎
B. 狼疮性肾炎
C. 急进性肾炎
D. 紫癜性肾炎
E. 链球菌感染后肾小球肾炎

19. 男孩,1 岁。发热 5 天,伴皮疹。查体:体温 39.6 ℃,皮肤有浅红色斑丘疹;右颈侧可扪及多枚肿大的淋巴结,呈花生米大小,无压痛;口唇红、皲裂;呼吸频率 22 次/min,双肺呼吸音粗;心率 140 次/min;腹平软,肝、脾肋下未扪及;掌、足底硬肿。最可能的诊断是(　　)

A. 传染性单核细胞增多症
B. 幼年特发性关节炎
C. 脓毒血症
D. 猩红热
E. 川崎病

20. 男婴,11 个月。发热 10 天。查体:神清,精神可;两眼结膜充血;口唇黏膜充血、皲裂,咽红;左侧颈部可扪及多枚肿大的淋巴结,黄豆至花生米大小,无压痛;全身无明显皮疹。心肺无异常,腹平软;肝肋下 3.5 cm,质软,脾肋下 2 cm,质软;指趾端略肿胀,右手指末端有少量膜状蜕皮。以下检查最合适的是(　　)

A. 血常规+ESR
B. 血常规+EB 病毒抗体
C. 血常规+肝脾 B 超
D. 血常规+超声心动图
E. EB 病毒抗体+肝脾 B 超

21. 男孩,14 个月。发热 12 天,皮疹 4 天。查体:体温 39.5 ℃,神清,精神软;咽红,双侧扁桃体未及肿大,唇红干燥、皲裂;右颈部触及一肿大淋巴结,质软,无压痛。心、肺、腹无异常,卡介苗接种处有瘢痕、发红,胸背部可见深红色斑丘疹,两手指皮肤硬性水肿,手指末端有少量膜状蜕皮。该患儿对诊断最有帮助的临床表现是(　　)

A. 皮疹
B. 淋巴结肿大
C. 唇红干燥、皲裂
D. 卡介苗接种部位红斑
E. 手指皮肤硬性水肿及指趾末端变化

22. 女孩,14 个月。持续高热 7 天,抗生素治疗无效。查体:神清,精神软,两眼结膜充血,口唇鲜红、皲裂,右颈侧可扪及蚕豆大小肿大的淋巴结。心肺无异常,腹软,肝脾肋下未及,手掌、足背硬肿。下列检查最有意义是(　　)

A. ESR 增快
B. CRP 增高
C. 外周血 WBC 增高
D. 心电图 ST - T 变化

E. 超声心动图示冠状动脉扩张

【名词解释】

1. 免疫重建

2. 免疫缺陷病

3. 幼年特发性关节炎

4. 过敏性紫癜

5. 川崎病

第七章　消化系统疾病

第一节　小儿消化系统解剖生理特点

【教学大纲要求】

了解

小儿消化系统解剖生理特点。

【小儿消化系统解剖生理特点】

（1）口腔：3 个月以下婴儿唾液腺中淀粉酶含量较低，不宜喂淀粉类食物。

（2）食管：新生儿、婴儿的食管下端括约肌抗反流功能不成熟，常发生胃食管反流，但一般为生理性，大多数婴儿在 8～10 个月时症状消失。

（3）胃：婴儿胃略呈水平位，盐酸和各种酶的分泌均较成人少，且酶活性低下，消化功能差。

（4）肠：升结肠与后壁固定差，易发生肠扭转和肠套叠。

（5）胰腺：胰酶出现顺序为胰蛋白酶，然后是糜蛋白酶、羧基肽酶、脂肪酶，最后是淀粉酶。婴儿淀粉酶较少，不宜摄入过多的淀粉类食物。

（6）肝：婴儿肝脏易受各种不利因素影响，如缺氧、感染及药物等损伤。

第二节　消化性溃疡

【教学大纲要求】

1. 熟悉

（1）小儿消化性溃疡的临床表现，特别是各年龄组的临床特点、并发症的特点和诊断要点。

（2）消化性溃疡的治疗原则。

2. 了解

消化性溃疡的病因。

【概述】

消化性溃疡(peptic ulcer)是指接触消化液(胃酸、胃蛋白酶)的胃肠黏膜及其深层组织的一种病理性缺损,其深层达到或穿透黏膜肌层。好发部位是胃和十二指肠。

婴幼儿多为急性、继发性溃疡;年长儿多为慢性、原发性十二指肠溃疡,男孩多于女孩,部分可有家族史。

治疗目的:缓解和消除症状,促进溃疡愈合,防止复发,并预防并发症。

【导读图】

消化性溃疡概览如图7-1所示。

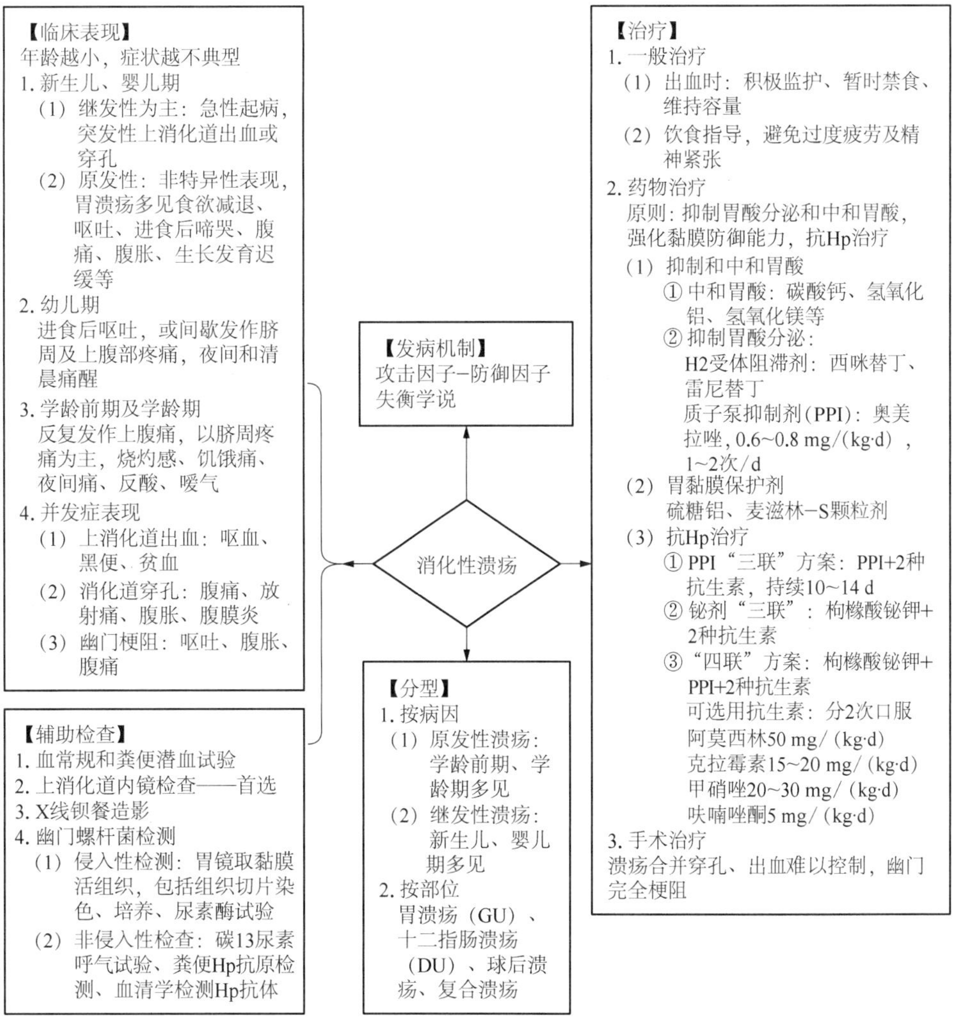

【临床表现】
年龄越小,症状越不典型
1. 新生儿、婴儿期
  (1) 继发性为主:急性起病,突发性上消化道出血或穿孔
  (2) 原发性:非特异性表现,胃溃疡多见食欲减退、呕吐、进食后啼哭、腹痛、腹胀、生长发育迟缓等
2. 幼儿期
  进食后呕吐,或间歇发作脐周及上腹部疼痛,夜间和清晨痛醒
3. 学龄前期及学龄期
  反复发作上腹痛,以脐周疼痛为主,烧灼感、饥饿痛、夜间痛、反酸、嗳气
4. 并发症表现
  (1) 上消化道出血:呕血、黑便、贫血
  (2) 消化道穿孔:腹痛、放射痛、腹胀、腹膜炎
  (3) 幽门梗阻:呕吐、腹胀、腹痛

【辅助检查】
1. 血常规和粪便潜血试验
2. 上消化道内镜检查——首选
3. X线钡餐造影
4. 幽门螺杆菌检测
  (1) 侵入性检测:胃镜取黏膜活组织,包括组织切片染色、培养、尿素酶试验
  (2) 非侵入性检查:碳13尿素呼气试验、粪便Hp抗原检测、血清学检测Hp抗体

【发病机制】
攻击因子-防御因子失衡学说

消化性溃疡

【分型】
1. 按病因
  (1) 原发性溃疡:学龄前期、学龄期多见
  (2) 继发性溃疡:新生儿、婴儿期多见
2. 按部位
  胃溃疡(GU)、十二指肠溃疡(DU)、球后溃疡、复合溃疡

【治疗】
1. 一般治疗
  (1) 出血时:积极监护、暂时禁食、维持容量
  (2) 饮食指导,避免过度疲劳及精神紧张
2. 药物治疗
  原则:抑制胃酸分泌和中和胃酸,强化黏膜防御能力,抗Hp治疗
  (1) 抑制和中和胃酸
    ①中和胃酸:碳酸钙、氢氧化铝、氢氧化镁等
    ②抑制胃酸分泌:
    H2受体阻滞剂:西咪替丁、雷尼替丁
    质子泵抑制剂(PPI):奥美拉唑,0.6~0.8 mg/(kg·d),1~2次/d
  (2) 胃黏膜保护剂
    硫糖铝、麦滋林-S颗粒剂
  (3) 抗Hp治疗
    ①PPI"三联"方案:PPI+2种抗生素,持续10~14 d
    ②铋剂"三联":枸橼酸铋钾+2种抗生素
    ③"四联"方案:枸橼酸铋钾+PPI+2种抗生素
    可选用抗生素:分2次口服
    阿莫西林50 mg/(kg·d)
    克拉霉素15~20 mg/(kg·d)
    甲硝唑20~30 mg/(kg·d)
    呋喃唑酮5 mg/(kg·d)
3. 手术治疗
  溃疡合并穿孔、出血难以控制,幽门完全梗阻

图7-1　消化性溃疡概览

注:Hp(幽门螺杆菌,*helicobacter pylori*);PPI(质子泵抑制剂,proton-pump inhibitor)。

第三节　炎症性肠病

【教学大纲要求】

了解

(1) 病因、病理生理与临床表现的关系。

(2) 发病机制。

(3) 诊断与治疗。

(4) 鉴别诊断。

【概述】

炎症性肠病(inflammatory bowel disease,IBD)是指原因不明的一组非特异性慢性胃肠道炎症性疾病,包括溃疡性结肠炎(ulcerative colitis,UC)、克罗恩病(Crohn's disease,CD)和未定型结肠炎(indeterminate colitis,IC)。

【导读图】

炎症性肠病概览如图7-2所示。

【知识拓展】

1. 克罗恩病的营养治疗

全肠内营养(exclusive enteral nutrition,EEN)是指回避常规饮食,将肠内营养制剂作为唯一的饮食来源。EEN可作为轻中度儿童克罗恩病诱导缓解的一线治疗方案,疗程建议6～12周。

2. 沙利度胺治疗

沙利度胺可用于克罗恩病合并结核分枝杆菌感染及儿童难治性克罗恩病。每日推荐用药剂量1.5～2.5 mg/kg。但有潜在的致畸、外周神经病变等不良反应,需充分知情告知并严密监测。

第四节　腹　泻　病

【教学大纲要求】

掌握

(1) 小儿腹泻的病因、发病机制。

(2) 小儿腹泻临床分型及常见类型肠炎的临床特点。

(3) 小儿腹泻的诊断、鉴别诊断和治疗。

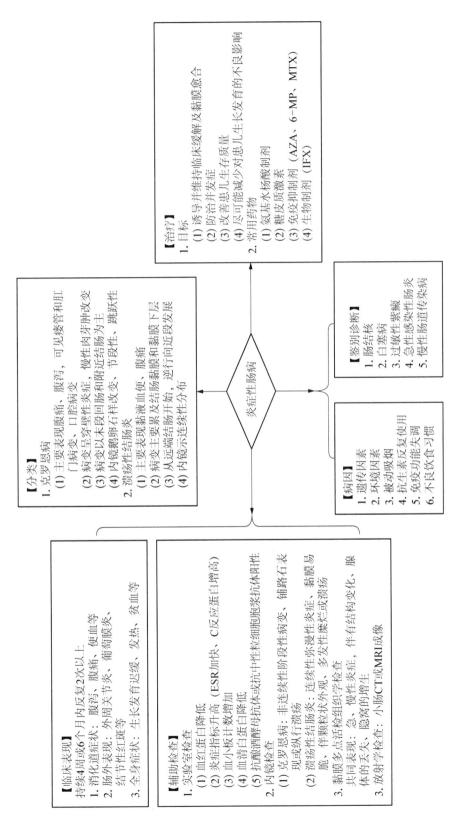

图 7 - 2 炎症性肠病概览

注：AZA(硫唑嘌呤, azathioprine)；6 - MP(6 - 巯基嘌呤, 6 - mercaptopurine)；MTX(氨甲蝶呤, methotrexate)；IFX(英夫利昔单抗, infliximab)。

【分类】
1. 克罗恩病
　(1) 主要表现腹痛、腹泻，可见瘘管和肛
　　　门病变、口腔病变
　(2) 病变呈穿壁性炎症，慢性肉芽肿改变
　(3) 病变以末段回肠和附近结肠为主
　(4) 内镜鹅卵石样改变、节段性、跳跃性
2. 溃疡性结肠炎
　(1) 主要表现黏液血便、腹痛
　(2) 病变主要累及结肠黏膜和黏膜下层
　(3) 从远端结肠开始，逆行向近段发展
　(4) 内镜示连续性分布

【临床表现】
持续4周或6个月内反复发2次以上：
1. 消化道症状：腹泻、腹痛、便血等
2. 肠外表现：外周关节炎、葡萄膜炎、
　结节性红斑等
3. 全身症状：生长发育迟缓、发热、贫血等

【辅助检查】
1. 实验室检查
　(1) 血红蛋白降低
　(2) 炎症指标升高（ESR加快、C反应蛋白增高）
　(3) 血小板计数增加
　(4) 血清白蛋白降低
　(5) 抗酿酒酵母抗体或抗中性粒细胞胞浆抗体阳性
2. 内镜检查
　(1) 克罗恩病：非连续性阶段性病变，铺路石表
　　　现或纵行溃疡
　(2) 溃疡性结肠炎：连续性弥漫性炎症，多发性糜烂或溃疡，黏膜易
　　　脆，伴颗粒状外观
3. 黏膜多点活检组织学检查
　共同表现：急、慢性炎症，伴有结构变化、腺
　体的丢失、隐窝的增生
4. 放射学检查：小肠CT或MRI成像

【病因】
1. 遗传因素
2. 环境因素
3. 被动吸烟
4. 抗生素反复使用
5. 免疫功能失调
6. 不良饮食习惯

【鉴别诊断】
1. 肠结核
2. 白塞病
3. 过敏性紫癜
4. 急性感染性肠炎
5. 慢性肠道遗传疾病

炎症性肠病

【治疗】
1. 目标
　(1) 诱导并维持临床缓解及黏膜愈合
　(2) 防治并发症
　(3) 改善患儿生存质量
　(4) 尽可能减少对患儿生长发育的不良影响
2. 常用药物
　(1) 氨基水杨酸制剂
　(2) 糖皮质激素
　(3) 免疫抑制剂（AZA、6-MP、MTX）
　(4) 生物制剂（IFX）

【概述】

腹泻是一组由多病原、多因素引起的,以大便次数增多和大便性状改变为主要表现的消化道综合征,又称腹泻病(diarrhea disease),是我国婴幼儿最常见的疾病之一。6个月~2岁的婴幼儿发病率高。

【导读图】

腹泻病概览如图 7-3 所示。

案例 6 "隐而未现"的皮疹

第一部分

场景 1

雷雷,今年 5 岁了,是个可爱又听话的男孩子。在这秋高气爽的日子里,最近 3 天雷雷总有些没精神,吃饭的时候老说肚子不太舒服,妈妈觉得不太严重,可能是积食了,就给雷雷吃了一些调理脾胃的中成药。

第 4 天午后,雷雷妈妈接到了幼儿园老师打来的电话,说雷雷一直捂着肚子叫疼,保健老师束手无策。妈妈赶紧向公司请假带雷雷去医院看急诊,医生让雷雷用手指一下是肚子哪里疼,雷雷指了指肚脐,医生又摸了摸肚子,说没什么大问题,但要做个血常规、腹部超声检查看一下。1 个小时后,医生看完检查报告,说:"血常规显示白细胞升高,超声显示肠系膜淋巴结有肿大,考虑是肠系膜淋巴结发炎了。"于是,开了抗生素让雷雷先口服 3 天再复诊。

可吃了 3 天抗生素,雷雷肚子痛的情况越发严重,甚至痛得晚上都睡不着,哼哼唧唧到天亮。早上,妈妈喂雷雷吃了一些粥,过了半小时雷雷全吐出来了,解了 1 次稀便,肚子痛得更加厉害,在床上直打滚。雷雷平时很听话,很少闹脾气,爸爸觉得雷雷这次可能病得不轻,担心会不会得了阑尾炎,连忙带着雷雷去了医院。

分析病史资料	
补充诊断依据	
推理假设诊断	
演绎诊断思路	
设计学习问题	

场景 2

爸爸妈妈带着雷雷到了当地最好的儿科医院挂了急诊。医生问了病史,做了详细的体检和一些化验。

查体:体温 37 ℃,心率 98 次/min,呼吸频率 24 次/min,血压:105/70 mmHg。神清,

【临床表现】
1. 胃肠道症状
 (1) 腹泻：① 非侵袭性：大便稀薄，黄色或黄绿色，有酸味，常见白色或黄白色奶瓣和泡沫，大便镜检可见脂肪滴，少量白细胞或红细胞；② 侵袭性：菌痢样、黏液脓血便，大便镜检大量白细胞、红细胞，有时可吞噬细胞
 (2) 呕吐
 (3) 腹痛
2. 脱水
 (1) 评估指标：一般情况（脉搏、血压、精神状态）、眼窝/囟门的凹陷程度、眼泪、尿量、黏膜湿润度、皮肤（弹性、肢端皮温）
 (2) 程度：轻、中、重度
 (3) 性质：等渗、低渗、高渗性
3. 其他
 低钾血症、代谢性酸中毒、低钙或低镁

【诊断及分型】
1. 按病情
 (1) 轻型
 (2) 重型：合并有脱水、电解质紊乱、全身感染中毒症状
2. 按病因
 (1) 感染性：病毒、细菌、真菌、寄生虫
 (2) 非感染性：饮食、气候、酶缺乏
3. 按病程分
 (1) 急性腹泻：2周以内
 (2) 迁延性腹泻：2周~2个月
 (3) 慢性腹泻：2个月以上
4. 按机制分
 渗透性、分泌性、渗出性、肠道功能异常性

【轮状病毒肠炎】
1. 秋、冬季腹泻最常见的病原
2. 临床特点
 (1) 多发生在6~24个月婴幼儿
 (2) 传播途径：粪—口途径，气溶胶—呼吸道
 (3) 潜伏期1~3天，起病急，常伴发热和上呼吸道感染症状
 (4) 病初1~2天先发生呕吐，随后出现腹泻
 (5) 黄色水样或蛋花样，无腥臭味
 (6) 自限性，自然病程3~8天
 (7) 可侵犯多个脏器：神经系统（如惊厥等）、心肌受累等
 (8) 大便检查偶有少量白细胞，ELISA法病毒抗原
3. 发病机制
 (1) 病变主要在十二指肠和空肠
 (2) 小肠绒毛顶端的柱状上皮细胞发生空泡样变性和坏死、脱落，导致：
  ① 双糖酶不足且活性降低，食物中糖类消化不全而积滞在肠腔内，经细菌分解成短链有机酸使肠液的渗透压增高
  ② 微绒毛破坏造成上皮细胞钠转运功能障碍，水和电解质进一步丧失
  ③ 消化吸收面积减少，吸收水分和电解质的能力受损
 (3) 轮状病毒的NSP4是具有多种功能的液体分泌诱导剂

【机制】
1. 肠毒素性肠炎
 (1) 不耐热肠毒素（labile toxin，LT）：与小肠上皮细胞膜上的受体结合后激活腺苷酸环化酶，致使三磷酸腺苷（ATP）转变为环磷酸腺苷（cAMP）
 (2) 耐热肠毒素（stable toxin，ST）：通过激活鸟苷酸环化酶，使三磷酸鸟苷（GTP）转变为环磷酸鸟苷（cGMP）
 cAMP和cGMP增多后使肠上皮细胞减少Na^+和水的吸收，促进Cl^-分泌，使小肠液总量增多，超过结肠的吸收限度而排出大量水样便
2. 侵袭性肠炎
 细菌直接侵袭小肠或结肠肠壁，使肠黏膜充血、水肿，炎症细胞浸润引起渗出甚至溃疡等病变

腹泻病

【鉴别诊断】
1. 侵袭性
 (1) 细菌性痢疾
 (2) 坏死性肠炎
 (3) 阿米巴痢疾
2. 非侵袭性
 (1) 感染：病毒、非侵袭性细菌、寄生虫
 (2) 非感染：生理性腹泻、吸收不良综合征

【治疗】
1. 原则
 继续喂养、预防和纠正脱水、合理用药、加强护理、预防并发症
2. 饮食疗法
 (1) 鼓励继续喂养
 (2) 避免给患儿喂食含粗纤维的蔬菜和水果以及高糖食物
 (3) 继发性双糖酶缺乏时，可暂时改为低（去）乳糖配方，时间1~2周，腹泻好转后转为原有喂养方式
 (4) 牛奶蛋白过敏时，可予深度水解配方奶或氨基酸配方奶
3. 液体疗法
 口服补液优先
4. 药物疗法
 (1) 补锌：年龄大于6个月，每天补充元素锌20 mg；年龄小于6个月，每天补充元素锌10 mg。疗程：共10~14天
 (2) 合理使用抗生素：侵袭性细菌感染时可根据当地药敏情况经验性选用抗生素
 (3) 肠黏膜保护剂：蒙脱石散
 (4) 微生态疗法
 (5) 抗分泌药物：消旋卡多曲每次1.5 mg/kg，每日3次

【口服补液】
1. 适应证
 预防脱水，治疗轻中度脱水但无严重呕吐者
2. ORS口服量及疗程
 (1) 预防脱水：<6个月者，50 ml；6个月~2岁者，100 ml；2~10岁者，150 ml；10岁以上的患儿能喝多少给多少；口服次数：每次稀便后直到腹泻停止。
 (2) 治疗脱水
 ORS用量（ml）=体重（kg）×（50~75）
 4 h内服完

【静脉补液】
原则：三定（定量、定性、定速），三先（先盐后糖、先浓后淡、先快后慢）及两补（见尿补钾、惊跳补钙）
1. 定量
 (1) 累积损失量：按脱水程度——轻度30~50 ml/kg；中度50~100 ml/kg；重度100~120 ml/kg
 (2) 继续丢失量：按"丢多少补多少""随时丢随时补"的原则，或经验性可予10~30 ml/kg
 (3) 生理需要量：60~80 ml/kg
2. 定性
 (1) 扩容时用2∶1等渗含钠液；
 (2) 继续损失量：补充1/2~1/3张含钠液；
 (3) 生理需要量：补充1/4~1/5张含钠液；
 (4) 累积损失量：根据脱水性质补充——等渗性脱水补充1/2张含钠液（2∶3∶1液）；低渗性脱水补充2/3张含钠液（4∶3∶2液）；高渗性脱水补充1/3~1/5张含钠液
3. 定速
 (1) 重度脱水时：首先进行扩容——用2∶1等含钠液20 ml/kg（总量不超过300 ml），于30~60 min内静脉推注或快速滴注
 (2) 累积损失量：扣除扩容量，先补2/3量（婴幼儿5 h，较大儿童2.5 h内补完）；每1~2 h 1次评估，调整补液速度，8~12 h内完成

图 7-3 腹泻病概览

注：ORS（口服补液盐，oral rehydration salts）。

精神欠佳,营养良好,浅表淋巴结未触及肿大。唇红无发绀,口腔无疱疹,咽部略充血,双侧扁桃体Ⅱ度肿大,表面无脓点。颈软,气管居中,双肺呼吸音粗,未及明显干、湿啰音。心律齐,各心脏瓣膜区未闻及病理性杂音。腹软,未及包块,全腹无固定压痛点,无反跳痛,肝脾肋下未及,肠鸣音正常,移动性浊音阴性(—)。双下肢无水肿。神经系统检查阴性(—)。

辅助检查:① 血常规:CRP 16 mg/L,WBC 17.71×10⁹/L, N 75.9%,L 16.1%,Hb 132 g/L,Plt 407×10⁹/L;② 大便常规:红细胞 3～5 个/HP,WBC 2～4 个/HP,隐血(＋)。③ 腹部超声:肠系膜淋巴结稍大,15 mm×12 mm,未见阑尾肿大或包块,未见肠套叠,无腹腔积液。

医生说雷雷不是阑尾炎,诊断还应考虑肠系膜淋巴结炎,WBC 很高,口服抗生素效果不好,需要静脉输液。爸爸要求马上住院,却被告知目前没有床位,需要预约等待。

分析病史资料	
补充诊断依据	
推理假设诊断	
演绎诊断思路	
设计学习问题	

第二部分

场景 1

由于没有床位,医生让雷雷暂时住观察室进行治疗。

医生让雷雷不要吃东西,并用了奥美拉唑、抗生素和葡萄糖输液治疗,但是雷雷还是腹痛难忍,用了山莨菪碱(654-2)也不管用。第 2 天早上,雷雷解了一次黑乎乎、不成形的大便,不太有精神。

医生说雷雷可能消化道出血了,需要化验大便,妈妈急得六神无主、流眼泪。过了半小时,爷爷奶奶也着急地赶来了,一直追问医生雷雷到底得了什么病,怎么越治越严重。医生说大便化验提示有出血,雷雷很可能胃肠道有溃疡,建议住院后进一步查找出血的原因。

住院部医生建议做胃镜检查,爷爷奶奶觉得胃镜太伤身体,表示拒绝,要求只要按溃疡治疗就可以了,但同意先做腹部 CT 检查。

腹部 CT 的结果:小肠肠壁增厚,肠腔积气明显。

分析病史资料	
补充诊断依据	
推理假设诊断	

（续表）

演绎诊断思路	
设计学习问题	

场景 2

住院后按溃疡治疗 1 天后，雷雷腹痛情况仍没有任何好转，爸爸考虑再三，决定带着雷雷到上海就诊。消化专科医生详细问诊和查体后，还是建议胃镜检查。但是，爷爷奶奶还是有顾虑，问医生胃镜会很伤身吗？医生耐心地说明：如果不能尽早明确病因，可能延误治疗，使雷雷遭受更多的痛苦，虽然胃镜是侵入性操作，但是我们的医生操作熟练、技术好，最多 5 分钟就能完成，如果担心孩子痛苦，可以选择麻醉胃镜，同时，也告知了可能出现的相关风险。经过一番沟通，雷雷爸爸签字同意行麻醉胃镜检查。

胃镜检查结果（见图 7-4）：食管通畅黏膜光滑，胃底、胃体、胃窦黏膜充血水肿，可见弥漫性黏膜出血点、出血斑；十二指肠球部、降部黏膜高度充血水肿，弥漫性糜烂、浅溃疡、出血。

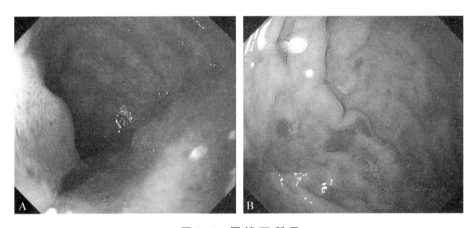

图 7-4　胃镜下所见

注：A. 十二指肠降部黏膜高度充血水肿，弥漫性糜烂、浅溃疡、出血；B. 胃体黏膜充血水肿，可见弥漫性黏膜出血点、出血斑。

做胃镜的医生说雷雷消化道里确实有一些浅溃疡，但溃疡的原因不简单，很可能是腹型过敏性紫癜。

分析病史资料	
补充诊断依据	
推理假设诊断	
演绎诊断思路	
设计学习问题	

场景3

住院医生追问雷雷起病前的情况，得知雷雷2周前曾得过"急性扁桃体炎"，服药后病情好转。医生又从头到脚检查了一遍，在左侧额头、右手背、臀部找到几颗隐隐约约、淡红色的小皮疹（见图7-5），直径有1～3 mm大小，医生往下压了压，不会退色。问妈妈什么时候出现小皮疹的，妈妈说没注意，应该是秋蚊子咬的。

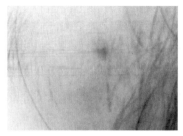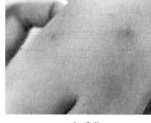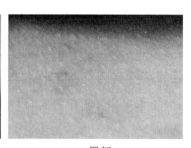

左侧额头　　　　　　　　　右手背　　　　　　　　　臀部

图7-5　皮　疹

雷雷还进行了如下检查。

（1）血常规：CRP 28 mg/L，WBC 18.7×10^9/L，N 74.7%，L 18%，Hb 119 g/L，Plt 487×10^9/L。

（2）大便常规：隐血阳性（++）。

（3）血尿淀粉酶、心肌酶、凝血功能、生化及电解质：基本正常。

（4）ESR 39 mm/h。

（5）X线胸片、心电图未见明显异常。

住院医生无法确诊，请示李主任。李主任了解情况后，与雷雷的爸爸妈妈进行了详细的沟通，告知目前考虑为过敏性紫癜，但因皮疹不典型，确诊还需要结合病理报告；通常需要等3～5天才能出病理报告，孩子目前腹痛无法忍受，若不给予针对性的治疗，无法解除疼痛，而且消化道出血可能会越来越严重；针对性的治疗需要使用糖皮质激素，并告知了激素使用的相关不良反应。爸爸妈妈眉头紧皱、表情凝重，商量后，决定暂时先通过其他治疗观察效果，暂时不用激素。医生给雷雷用了维生素C、葡萄糖酸钙、西咪替丁、头孢美唑、氯雷他定，并再三叮嘱家长观察雷雷有没有出现新的皮疹。

下午医生正在交接班时，雷雷妈妈匆匆地跑来说，雷雷走路时说脚底板很痛，不能踩地。医生立刻到床边检查，发现雷雷双足都出现了新鲜的瘀点和瘀斑（见图7-6），并且足弓处红

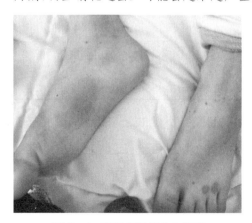

图7-6　双足出现瘀点和瘀斑

肿,轻轻压上去就叫痛。

医生认为这是过敏性紫癜的皮肤、关节典型表现,考虑胃肠道表现明显,还是建议激素治疗,如果不及时治疗不仅消化道出血可能加重,还可能影响其他脏器,如肾脏、胰腺及颅脑等。爸爸终于同意使用激素。

用激素的第一天晚上,雷雷生病以来第一次睡了一个安稳觉,第二天查房时,妈妈终于笑逐颜开,感谢李主任治病有方。

分析病史资料	
补充诊断依据	
推理假设诊断	
演绎诊断思路	
设计学习问题	

场景 4

激素用了 2 天以后,雷雷肚子不痛了,精神也好多了,还在病床上做起了作业。复查显示大便隐血阳性(+),饿了好几天的雷雷终于可以吃白粥了。李主任说:"明天可以考虑改为口服激素,差不多准备出院了。"一家人都非常开心。

然而,当天下午雷雷突然又开始肚子痛,嗷嗷叫,脸色发白,住院医生认为可能是病情反复,又加了一剂激素输液,但输完以后还是没有好转。

爷爷马上去找李主任,李主任让爷爷不要着急,亲自去查看雷雷后,让雷雷再去复查一个腹部超声检查。超声检查发现雷雷有肠套叠。于是,做了空气灌肠治疗,腹痛得到了缓解。

李主任告诉家长肠套叠是腹型过敏性紫癜可能出现的一个并发症。入院第 5 天,雷雷的病理报告终于出来了,十二指肠黏膜活检提示白细胞碎裂性血管炎,符合过敏性紫癜的诊断。爸爸妈妈非常感谢李主任,给他送上名贵的茶叶,被李主任婉言谢绝了。

雷雷住院 1 周后,病情稳定,也没有再发生肠套叠,停了静脉输液,口服药治疗,查了两次大便隐血都为阴性(一),血常规、尿常规检查也都正常,雷雷终于可以出院了。李主任嘱咐雷雷出院后要继续口服激素治疗,按医嘱减量,注意预防感冒,并且需要定期复查尿常规、门诊随访。

出院的时候,雷雷的爸爸妈妈给李主任写了感谢信。

分析病史资料	
补充诊断依据	
推理假设诊断	

(续表)

演绎诊断思路	
设计学习问题	

注：本案例由颜伟慧撰写。

案例7　辣 妈 日 记

第一部分

场景1

2020 年 10 月 2 日　星期五　晴转阴

今天是个秋高气爽的好日子,是我亲爱的小辣椒 2 周岁生日！辣妈我今天准备了好多节目:上午和爸爸一起带小辣椒去公园玩,正逢国庆长假人可真多啊！中午带小辣椒吃肯德基,孩子兴奋得连午觉也不肯睡了！下午还去大商场买了漂亮的公主裙,孩子穿上就不肯脱了。晚上在饭店摆生日宴,小辣椒的小嘴巴忙个不停,我喂她喜欢吃的虾,奶奶又塞一块肉,一会儿喝果汁,一会儿又尝鲜奶蛋糕,不一会小肚子就吃得胀鼓鼓的。

晚上起风了,回到家小辣椒就蔫了,摸了摸她的额头有点烫,一测体温有 38.5 ℃。赶紧去家附近的区中心医院挂了儿科急诊,可看病的小医生只看了 2 分钟,头也不抬就给开药,问医生是什么原因发热的,说要验血才知道,妈妈舍不得小辣椒扎针,医生开了布洛芬就让回家了。

现在已是深夜 12 点,小辣椒又长大 1 岁了,宝贝你快点好起来吧！

分析病史资料	
补充诊断依据	
推理假设诊断	
演绎诊断思路	
设计学习问题	

场景2

2020 年 10 月 3 日　星期六　阴

本来今天打算带小辣椒去野生动物园看动物,计划都取消了,因为深夜宝贝又烧到体温 39.8 ℃,吃了退热药后热退了。孩子起床后仍蔫蔫的,一直闹着要妈妈抱,早饭也不肯吃,好不容易哄着才喂了半碗粥。今天宝贝发热反复了 3 次,还出现了吃啥吐啥和腹泻的症状,于是决定去市儿童医院就诊。医院里人山人海！爸爸负责排队,我抱着宝贝等得心焦,感觉像抱着小火炉一样。等了2个小时好不容易排到了,医生检查了一下让去验血,等了半小时结果出来了,医生说血化验结果正常(见表7-1),不需要吃抗生素,开了退热药和益生菌就回家了。

表7-1　血常规检查

序　号	项　　目	结　果	参考值	单　位
1	白细胞计数	8.7	4~10	10^9/L
2	中性粒细胞	35.4	50~70	%
3	淋巴细胞	56.6	20~40	%
4	单核细胞	8	3~8	%
5	红细胞计数	3.89	3.5~5	10^{12}/L
6	血红蛋白	125	110~150	g/L
7	血小板计数	281	100~300	10^9/L
8	CRP	8	<8	mg/L

今天爸爸妈妈又带你去了医院！可怜的宝贝你怎么不舒服了？妈妈真的希望能代替你生病！

分析病史资料	
补充诊断依据	
推理假设诊断	
演绎诊断思路	
设计学习问题	

第二部分

场景1

2020年10月4日　星期日　雨

中午下雨了,心里也下起了蒙蒙秋雨。小辣椒还在发热,吃啥吐啥,一天拉了10次,都是黄色稀水样便,眼眶明显凹陷,皮肤干干的,小嘴唇烧得又干又红。到了晚上什么也不肯吃,可小肚子胀鼓鼓的,尿量明显减少,人也瘦了一圈,昏睡着一点精神也没有。还是上医院吧,当辣爸辣妈真心伤不起!

又是就诊高峰,看病时告诉医生我们已经是第3次来看病了!医生听了听心肺,摸了摸肚子,开了验大便化验单,还说要拍腹部片子,问医生拍片子对孩子有没有危害,医生说有小剂量辐射!差点和医生吵起来,既然对宝贝有伤害,为什么还要做这样的检查!医生说必须进一步检查,难道医生必须依靠检查看病的吗?怎么我家孩子的病越看越重了!

孩子精神差昏睡了一天,医生有没有误诊?

折腾到深夜 11 点,宝宝的大便检查和摄片结果(见表 7-2 和图 7-7)出来了,大便检查结果显示轮状病毒阳性(+)。虽然看不懂报告但感觉结果不好。医生换班了,上夜班的王医生看我很着急,详细解释了检查结果,说孩子病情重,需要抽血做血气分析,静脉补液,需要留院观察。我抱着小辣椒直掉眼泪,医生和老公都劝我先给孩子治病要紧。今天注定是个无眠夜,我可怜的小辣椒!

表7-2 大便常规检查结果

序号	项 目	结果	参考值	单位
1	颜色	黄	-	
2	性状	糊	软	
3	巨噬细胞	-	未找见	
4	蛔虫卵	-	未找见	
5	蛲虫卵	-	未找见	
6	钩虫卵	-	未找见	
7	鞭虫卵	-	未找见	
8	脂肪滴	+	未找见	
9	红细胞	0~1	未找见	/HP
10	白细胞	3~4	未找见	/HP
11	酵母样菌	-	未找见	
12	轮状病毒	(+)	-	

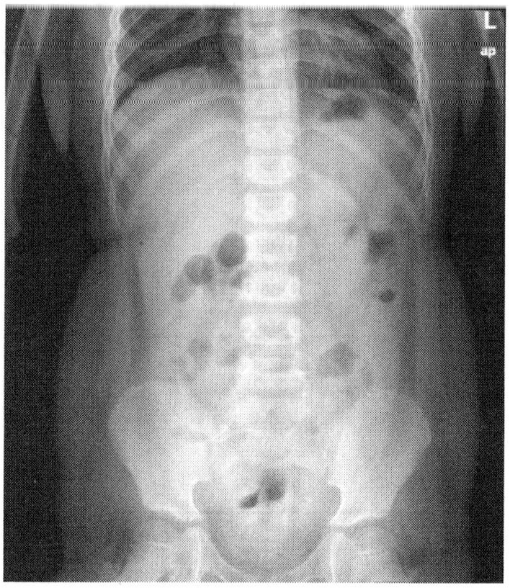

图7-7 腹部直立位 X 线片:腹腔内散在肠腔充气影伴小液平

分析病史资料	
补充诊断依据	
推理假设诊断	
演绎诊断思路	
设计学习问题	

场景 2

2020 年 10 月 5 日　星期一　多云

深夜的儿科观察室有点闹,不少发热生病的孩子在输液。小辣椒输液时没力气哭,已经半天没有解尿了,护士打针时说小辣椒静脉很细,还好一针就打进了。问了好几个家长,他们的孩子也拉肚子,也许医生说得对,这是秋季腹泻的高发季节。

不久血气分析报告(见表 7-3)出来了,王医生特意到观察室看了小辣椒,又开了一袋电解质补液,一袋碳酸氢钠补液,嘱咐护士观察孩子有没有小便,说有尿才能补钾。

表7-3 血气分析结果

序 号	项 目	结 果	参考值	单 位
1	pH值	7.30	7.35~7.45	
2	PCO_2	3.05	4.5~6.0	kPa
3	PO_2	22.7	11~13	kPa
4	$CHCO_3$	12.8	22~26	mmol/L
5	TCO_2	13.5	23~27	mmol/L
6	BE	—10.4	—3~3	mmol/L
7	钠(干片法)	125	137~145	mmol/L
8	钾(干片法)	3.8	3.6~5.0	mmol/L
9	氯(干片法)	105	98~107	mmol/L

到凌晨5点输液结束,小辣椒小便解了不少,又拉了2次稀便,去诊察室找王医生,他还在忙碌,询问病情后开了蒙脱石散剂、口服盐补液,告知注意事项,叮嘱回家后给孩子熬粥喝。望着王医生布满血丝的双眼,感激地说要是早点碰到王医生让王医生看病,我们的小辣椒就不会白受这么多苦了,王医生微笑着说那可不一定,病情还可能有反复,嘱咐我们2天后再找他复诊。

离开医院时雨停了,宝贝睡得很熟,烧也退了,望着天空的鱼肚白,仿佛看到了曙光。

分析病史资料	
补充诊断依据	
推理假设诊断	
演绎诊断思路	
设计学习问题	

场景3

2020年10月7日 星期三 晴

今天是国庆长假最后一天,小辣椒烧退了,可以下床满地跑了。每天大便2次,虽然还是糊状,但精神好多了,又爱玩、爱笑了。

医院里依然人不少,先找到王医生复诊,请他先开检查单,他说要复查大便和血气分析,心里虽然有些舍不得孩子再抽血,但还是听王医生的吧,他说等报告出来我们也差不多排队排到了。

王医生检查时小辣椒不哭也不闹,小手抓着听诊器玩,王医生逗着宝贝笑了。他说孩子眼眶无凹陷,口唇不干,尿量明显增多,说明脱水已纠正,粪便轮状病毒抗原检测已呈阴性反应,电解质和酸碱平衡紊乱已纠正(见表7-4和表7-5),孩子的病情正在好转中。

王医生开了益生菌,并详细地告诉我们服用的方法和孩子饮食的注意事项,不一会儿我们就带着小辣椒开心地回家啦。

表7-4 复查大便常规结果

序 号	项 目	结 果	参考值	单 位
1	颜色	黄	—	
2	性状	糊	软	
3	巨噬细胞	—	未找见	
4	蛔虫卵	—	未找见	
5	绕虫卵	—	未找见	
6	钩虫卵	—	未找见	
7	鞭虫卵	—	未找见	
8	脂肪滴	—	未找见	
9	红细胞	0~1	未找见	/HP
10	白细胞	0~1	未找见	/HP
11	酵母样菌	—	未找见	
12	轮状病毒	—	—	

表7-5 复查血气分析结果

序 号	项 目	结 果	参考值	单 位
1	pH 值	7.42	7.35~7.45	
2	PCO_2	4.65	4.5~6.0	kPa
3	PO_2	20.2	11~13	kPa
4	$CHCO_3$	24.8	22~26	mmol/L
5	TCO_2	23.6	23~27	mmol/L
6	BE	0.8	−3~3	mmol/L
7	钠(干片法)	140	137~145	mmol/L
8	钾(干片法)	4.1	3.6~5.0	mmol/L
9	氯(干片法)	112	98~107	mmol/L

分析病史资料	
补充诊断依据	
推理假设诊断	
演绎诊断思路	
设计学习问题	

注:本案例由薛海虹撰写。

实战演练题

【选择题】

1. 女婴,10 月龄。腹泻 5 天,每日大便 6～8 次,稀水样,伴发热、多汗,尿量略少。查体:体温 39.3 ℃,哭吵,烦躁不安,面色红,口唇干燥而烦渴,前囟稍凹,肢端皮肤温。血钠 156 mmol/L,最可能属于( )

    A. 等渗性脱水   B. 低渗性脱水   C. 高渗性脱水   D. 中度脱水

    E. 接近休克状态

2. 男婴,7 月龄。3 天前出现发热伴呕吐,呕吐物为胃内容物,2 天前开始腹泻,蛋花汤样,无黏液脓血,每天 10 余次,自行服用蒙脱石、益生菌无效。为判断疾病的严重程度,以下最有价值的问诊是( )

    A. 有无咳嗽和气促   B. 腹泻的详细情况

    C. 呕吐的详细情况   D. 是否发热

    E. 小便情况

3. 女婴,3 月龄。母乳喂养儿,出生体重 2.7 kg,生后每日大便 3～6 次,呈稀水状或糊状,无黏液脓血,食欲好。经益生菌、蒙脱石等治疗未见好转。查体:体重 5.9 kg,颜面部较多湿疹,前囟平,皮肤弹性佳,精神好,心肺无殊,腹平软。最可能的诊断是( )

    A. 真菌感染   B. 生理性腹泻   C. 细菌性肠炎   D. 病毒性肠炎

    E. 慢性腹泻

4. 女婴,11 月龄。腹泻 3 天,秋季发生,起病第 1 天有发热、呕吐,稍有咳嗽,次日热退、呕吐缓解,粪便似蛋花汤样,每日 5～6 次/天,无黏液脓血。查体:精神稍软,前囟略凹陷,心肺听诊无殊,腹平软。大便镜检见 WBC 为 0～1 个/HP,脂肪滴阳性(＋)。最可能的病原体是( )

    A. 埃可病毒   B. 腺病毒   C. 轮状病毒   D. 诺瓦克病毒

    E. 柯萨奇病毒

5. 女婴,36 日龄。呕吐 30 天。生后 6 天出现吃奶后呕吐,每日 1～2 次,量较多,有时含奶块或少量黄绿色物,有时呈喷射状,常发生于体位变动后。大便每日 3～4 次。母孕期无明显异常,羊水量正常,胎便排出正常。查体:体重 4.2 kg,反应佳,腹平软,肝脾未及肿大。以下错误的方法是( )

    A. 加强看护,防止反流食物误吸   B. 保持侧卧位

    C. 禁食、静脉营养   D. 体位保持上身抬高 30°角

    E. 至 4 月龄后,可加米粉等稠厚饮食

6. 女婴,8 月龄,吐泻 3 天,无尿 10 h。大便稀水样,量多,每日 10 余次。查体:体温

37.6 ℃,口唇樱红、干燥,呼吸深长,呼吸频率 60 次/min,脉搏细弱,心率 162 次/min,嗜睡,前囟和眼窝深陷,皮肤弹性差,四肢厥冷,伴花斑。首选的处理应为( )

　　A. 血培养

　　B. 采血做静脉血气分析及血钠、钾、氯测定

　　C. 禁食禁水

　　D. 口服补液盐

　　E. 抗生素

　　7. 男婴,1 岁。腹泻 2 天,稀糊状,每日 4～6 次,尿量正常。查体:口唇略干燥,前囟平,心肺听诊无殊;腹平软,不胀。自行予以 3 代口服补液盐治疗,正确配制后的液体张力应是( )

　　A. 等张　　　　　B. 1/3 张　　　　　C. 1/2 张　　　　　D. 2/3 张

　　E. 3/4 张

　　8. 男婴,12 月龄。腹泻 10 天,水样,每日 6～8 次,尿量少。查体:体重 8 kg,精神软,眼窝凹陷,心率 120 次/min,四肢温,皮肤弹性差。血气分析:BE −15.6 mmol/L,Na^+ 138 mmol/L,经 2∶3∶1 补液纠正脱水后患儿突发惊厥,首先应考虑( )

　　A. 低血镁　　　　　B. 碱中毒　　　　　C. 低血钙　　　　　D. 低血钠

　　E. 高血钠

　　9. 患儿,男,10 岁。解柏油样便 1 次,晨起如厕时发生,伴突发晕厥。查体:面色、睑结膜苍白,心率 115 次/min,血压 92/56 mmHg,心肺听诊无殊,腹平软。出血部位最可能是( )

　　A. 胃及十二指肠　　　　　　　　B. 空肠

　　C. 结肠　　　　　　　　　　　　D. 肛门直肠

　　E. 回肠

　　10. 患儿,男,3 岁,便秘 3 年。出生 48 h 后始解胎粪,便秘进行性加重。一直服用乳果糖治疗,但便秘无缓解,需开塞露辅助排便。查体:精神可,消瘦,腹隆、胀,无压痛,无反跳痛,可见肠型及肠蠕动波。腹部立位 X 线片示肠管扩张,腹腔内可见液平面。最可能的诊断是( )

　　A. 粘连性肠梗阻　　　　　　　　B. 坏死性小肠结肠炎

　　C. 先天性巨结肠　　　　　　　　D. 肠扭转不良

　　E. 特发性巨结肠

　　11. 女婴,11 月龄。腹泻 6 天,蛋花汤样,每日 5～10 次。查体:体重 10 kg,精神稍软,前囟略凹陷,四肢温,皮肤弹性尚可。血钠 142 mmol/L,此时,可采用 2∶3∶1 含钠液纠正脱水,该液体的张力是( )

　　A. 1/5 张　　　　　B. 等张　　　　　C. 2/3 张　　　　　D. 1/2 张

E. 1/3 张

12. 男婴,40 日龄,呕吐 1 个月。生后 1 周左右出现吃奶后呕吐,量多,呈喷射状,有时含奶块,无黄绿色液体,无腹泻、便秘,无发热。查体:体重 4.1 kg,皮肤无明显黄染,心肺无殊,腹平软,未见胃肠型。血气分析:pH 值 7.61, K^+ 2.9 mmol/L, Cl^- 76 mmol/L。最有可能的疾病是(　　)

    A. 先天性肥厚性幽门狭窄　　　　　　B. 胃食管反流

    C. 消化性溃疡　　　　　　　　　　　　D. 先天性巨结肠

    E. 食管裂孔疝

13. 男婴,6 月龄,阵发性哭闹半日,果酱样大便 1 次。生后纯母乳喂养,4 月后添加配方奶粉,1 周前开始逐渐添加米粉。以下叙述中,最可能解释患儿病因的是(　　)

    A. 升结肠与后壁固定差,易发生肠套叠

    B. 饮食不卫生,出现肠道细菌感染

    C. 尚未出现淀粉酶,添加米粉出现不耐受

    D. 对奶粉出现过敏反应

    E. 对米粉出现过敏反应

14. 患儿,男,12 岁,反复胸闷伴反酸 1 个月。体检:神清,面色红润,心律齐,心音有力,双肺呼吸音对称,未闻及啰音,腹平软,无明显压痛,体重 75 kg。24 h pH 值测定提示存在病理性反流,该疾病可能出现的表现是(　　)

    A. 呕吐　　　　　B. 咳喘　　　　　C. 牙蚀症　　　　　D. 烧心

    E. 以上都包括

15. 患儿,女,9 岁。反复发热、腹泻 3 月,每日大便 2～3 次,不成形,无黏液血丝,体温波动于 38～39 ℃,近 1 月有阵发性脐周痛,外院予抗生素静滴治疗无明显疗效。查体:腹平软,无明显压痛;肛周可见皮赘、肛周脓肿;双下肢可见多发红色斑疹,压之退色。ESR 64 mm/h,血常规:WBC $17×10^9$/L,N 79%,Hb 95g/L,Plt $680×10^9$/L。最有可能的诊断是(　　)

    A. 溃疡性结肠炎　　B. 克罗恩病　　　　C. 肠结核　　　　　D. 急性胃肠炎

    E. 抗生素相关肠炎

【名词解释】

1. 假膜性肠炎

2. 炎症性肠病

3. 抗生素相关性腹泻

4. 消化性溃疡

5. 反流性食管炎

第八章　呼吸系统疾病

【教学大纲要求】

1. 掌握

(1) 上呼吸道感染、急性支气管炎、毛细支气管炎的病因，及其临床表现、诊断和防治。

(2) 肺炎的病因、病理生理、临床表现、诊断及防治。

(3) 支气管哮喘的诊断标准。

(4) 支气管哮喘病情的评价及长期治疗方案。

2. 熟悉

不同病原体所致肺炎的特点及鉴别诊断。

3. 了解

(1) 小儿呼吸系统解剖的生理特点。

(2) 支气管哮喘的发病原因与发病机制。

第一节　小儿呼吸系统解剖、生理、免疫特点和检查方法

【解剖特点】

1. 上呼吸道

小儿的鼻腔相对短、无鼻毛、后鼻道狭窄，黏膜柔嫩、血管丰富；鼻腔黏膜和鼻窦黏膜连接，鼻窦开口较大；咽鼓管宽、直、短、呈水平位；咽部狭窄而垂直；4～10 岁时是腭扁桃体的发育高峰；喉部呈漏斗状，喉腔狭窄、声门狭小及软骨柔软。

2. 下呼吸道

小儿的气管、支气管短而狭窄，黏膜柔嫩，血管丰富，软骨柔软，黏液腺分泌不足，纤毛

运动差。

3. 肺泡

小儿的肺泡数量少且面积小,弹力组织发育较差,血管丰富,间质发育旺盛。

4. 胸廓

小儿的胸廓短、呈桶状,肋骨水平位,胸腔小而肺相对较大,呼吸肌发育差。

【生理特点】

小儿的呼吸频率较快,婴幼儿以腹式呼吸为主;肺活量和潮气量小。

第二节　急性上呼吸道感染

【概述】

急性上呼吸道感染是由各种病原引起的上呼吸道急性感染,俗称"感冒",主要侵犯鼻、鼻咽和咽部,导致急性鼻咽炎、急性咽炎、急性扁桃体炎。其常见病原为病毒,临床以鼻咽部卡他症状为主,通常无全身症状和发热,一般5~7天痊愈。病毒感染者外周血白细胞计数正常或偏低,治疗上以对症治疗为主。

【导读图】

疱疹性咽峡炎和咽-结合膜热是两种特殊类型的急性上呼吸道感染,如图8-1所示。

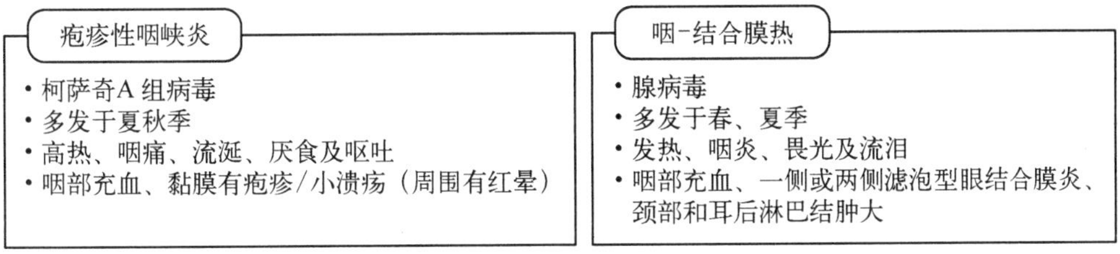

疱疹性咽峡炎
- 柯萨奇A组病毒
- 多发于夏秋季
- 高热、咽痛、流涎、厌食及呕吐
- 咽部充血、黏膜有疱疹/小溃疡(周围有红晕)

咽-结合膜热
- 腺病毒
- 多发于春、夏季
- 发热、咽炎、畏光及流泪
- 咽部充血、一侧或两侧滤泡型眼结合膜炎、颈部和耳后淋巴结肿大

图8-1　两种特殊类型的急性上呼吸道感染

第三节　急性支气管炎

【概述】

急性支气管炎多继发于上呼吸道感染之后,病原为各种病毒、细菌或两者混合感染。临床表现为先有上呼吸道感染症状,后出现咳嗽、有痰,全身症状不明显;体格检查双肺呼吸音粗、可闻及散在不固定的干、湿啰音。诊断完全依据临床,一般不需要实验室检查。治疗以控制感染、对症治疗为主。

第四节　毛细支气管炎

【概述】

毛细支气管炎是 2 岁以下婴幼儿(特别是 1～6 个月)特有的呼吸道感染性疾病,主要由呼吸道合胞病毒(respiratory syncy-tial virus,RSV)引起。咳嗽伴喘息是本病的特点,症状轻重不等,重者很快发展为呼吸困难,咳嗽似百日咳但无回声。体温高低不一,与病情无平行关系。体格检查示呼吸浅快、脉快而细、鼻翼扇动明显、有三凹征;重症患儿胸部叩诊呈过清音,呼气性喘鸣明显。胸部 X 线片检查显示明显的肺气肿,有助于诊断;治疗上以对症治疗为主,着重解决呼吸困难导致的缺氧。

第五节　肺炎的分类

【概述】

肺炎是由不同病原体或其他因素(如吸入羊水、奶汁或过敏反应等)引起的,炎症累及支气管壁和肺泡。肺炎是儿科常见病,也是我国住院儿童死亡的第一位原因。

【分类】

肺炎分型如图 8-2 所示。

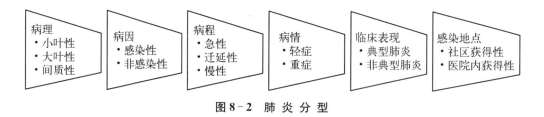

图 8-2　肺 炎 分 型

【不同年龄组儿童社区获得性肺炎(community acquired pneumonia,CAP)常见病原】

(1) 3 周～3 个月婴儿:以沙眼衣原体、呼吸道合胞病毒、副流感病毒 3 型、肺炎链球菌和百日咳杆菌等常见。

(2) 4 个月～5 岁的婴幼儿:以呼吸道合胞病毒、副流感病毒、肺炎链球菌、B 型流感嗜血杆菌、肺炎支原体等常见。

(3) 5 岁以上的儿童:以肺炎链球菌、肺炎支原体等常见。

第六节　支气管肺炎

【病理生理】

支气管肺炎是由丁缺氧、二氧化碳潴留、病毒血症或菌血症导致机体代谢和器官功能障碍引起。

【导读图】

支气管肺炎概览如图 8-3 所示。

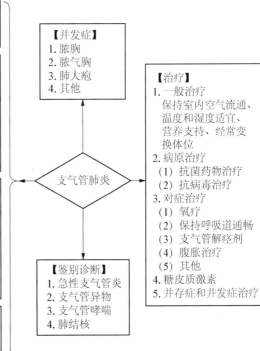

【一般表现】
1. 发热：不规则，新生儿、重度营养不良患儿体温可不升高（甚至低温）
2. 咳嗽：较频繁，早期为刺激性干咳，极期咳嗽反而减轻，恢复期咳嗽有痰
3. 气促：多在发热、咳嗽后出现，可见鼻翼扇动和三凹征
4. 肺部啰音：典型的为固定中、细湿啰音，以背部两侧下方和脊柱两旁多见，在深吸气末肺部固定细湿啰音最明显
5. 全身症状：精神不振、食欲减退、烦躁不安、轻度腹泻或呕吐

【重症表现】
1. 呼吸系统症状加重：呼吸衰竭（Ⅰ型、Ⅱ型）
2. 心血管系统：心肌炎、心包炎、心力衰竭、微循环障碍
3. 神经系统：缺氧中毒性脑病
4. 消化系统：缺氧中毒性肠麻痹
5. 抗利尿激素异常分泌综合征（SIADH）
6. DIC

【实验室检查】
1. 外周血：WBC、CRP、降钙素原改变
2. 病原学
　（1）细菌学：细菌培养和涂片等
　（2）病毒学：病毒分离（可靠方法）、抗体检测、抗原检测、特异性基因检测
　（3）其他病原体：肺炎支原体，衣原体，嗜肺军团菌

【胸部X线检查】
1. 早期肺纹理增加、透光度下降
2. 随后两肺下叶、中内带出现大小不等的点状、小斑片状阴影或融合成大片状阴影
3. 可有肺气肿、肺不张
4. 伴发脓胸
5. 伴发脓气胸
6. 伴发肺大疱

【并发症】
1. 脓胸
2. 脓气胸
3. 肺大疱
4. 其他

支气管肺炎

【鉴别诊断】
1. 急性支气管炎
2. 支气管异物
3. 支气管哮喘
4. 肺结核

【治疗】
1. 一般治疗
　保持室内空气流通、温度和湿度适宜、营养支持、经常变换体位
2. 病原治疗
　（1）抗菌药物治疗
　（2）抗病毒治疗
3. 对症治疗
　（1）氧疗
　（2）保持呼吸道通畅
　（3）支气管解痉剂
　（4）腹胀治疗
　（5）其他
4. 糖皮质激素
5. 并存症和并发症治疗

图 8-3　支气管肺炎概览

【心力衰竭的临床表现】

（1）在安静状态下呼吸突然加快（呼吸频率＞60 次/min）。

（2）在安静状态下心率突然加快（心率＞180 次/min）。

（3）突然出现极度烦躁不安，明显发绀，面色发灰，指（趾）甲微血管充盈时间延长。

（4）心音低钝、奔马律、颈静脉怒张。

（5）肝脏迅速增大。

（6）尿少或无尿，颜面眼睑或双下肢水肿。

前 3 条不能用发热、肺炎本身和其他合并症解释，具备前 5 条即可诊断为心力衰竭。

【抗菌药物使用原则】

（1）有效、安全为首要原则。

（2）明确病原菌，选用敏感抗菌药物。

（3）选用的药物在肺组织中有较高的浓度。

（4）轻症可选择口服，重症或口服难以吸收者，可考虑胃肠道外抗菌药物治疗。

（5）适宜剂量、合适疗程。

（6）重症者宜经静脉途径联合给药。

（7）疗程：一般持续到体温正常后 5～7 天，临床症状基本消失后 3 天停药。葡萄球菌肺炎易复发及发生并发症，疗程宜长；肺炎支原体肺炎疗程平均为 10～14 天。

第七节　几种不同病原体所致肺炎的特点

【导读图】

腺病毒肺炎、肺炎链球菌肺炎、金黄色葡萄球菌肺炎和肺炎支原体肺炎概览如图 8-4～图 8-7 所示。

【知识拓展】

1. 肺炎患儿严重度评估

如表 8-1 所示。

2. 难治性肺炎支原体肺炎

经大环内酯类抗菌药物正规治疗 7 天及以上，临床征象加重、仍持续发热、肺部影像学所见加重者，可考虑为难治性肺炎支原体肺炎（refractory *mycoplasma pneumoniae* pneumonia，RMPP）。本病年长儿多见，病情较重，发热时间及住院时间长，常表现为持续发热、剧烈咳嗽、呼吸困难等；胸部影像学进行性加重，表现为肺部病灶范围扩大、密度增高、胸腔积液，甚至有坏死性肺炎和肺脓肿。RMPP 容易累及其他系统，甚至引起多器官功能障碍。

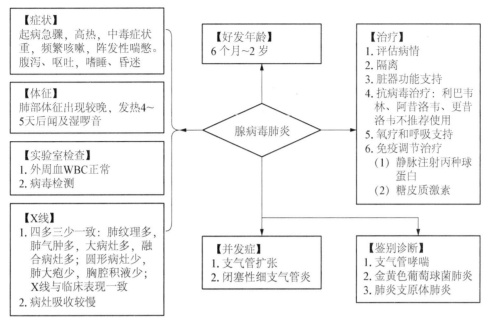

图 8 - 4　腺病毒肺炎概览

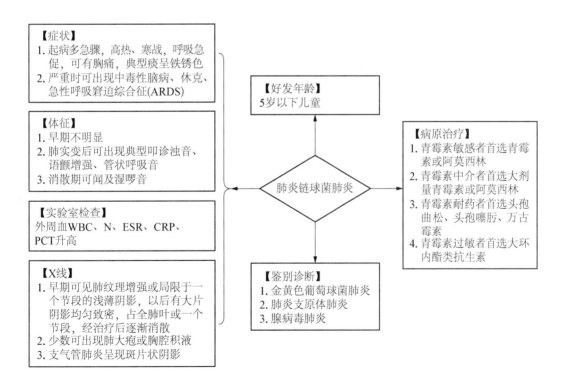

图 8 - 5　肺炎链球菌肺炎概览

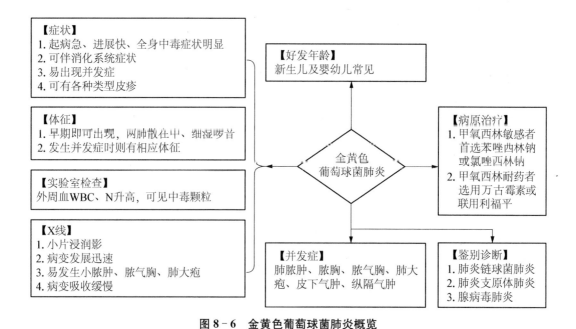

图 8-6   金黄色葡萄球菌肺炎概览

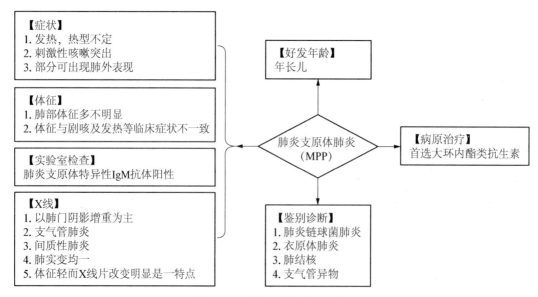

图 8-7   肺炎支原体肺炎概览

表 8-1 肺炎患儿严重度评估

临 床 特 征	轻度社区获得性肺炎	重度社区获得性肺炎
一般情况	好	差
拒食或脱水征	无	有
意识障碍	无	有
呼吸频率	正常或略增快	明显增快[a]
发绀	无	有
呼吸困难(呻吟,鼻翼扇动,三凹征)	无	有
肺浸润范围	≤1/3 的肺	多肺叶受累或≥2/3 的肺
胸腔积液	无	有
脉搏血氧饱和度	>0.96	≤0.92
肺外并发症	无	有
判断标准	出现上述所有表现	存在以上任何一项

注:a 呼吸明显增快:婴儿呼吸频率>70 次/min,年长儿呼吸频率>50 次/min。

第八节 支气管哮喘

【概述】

支气管哮喘是儿童期最常见的慢性呼吸道疾病。它是由多种细胞(如嗜酸性粒细胞、肥大细胞、T 淋巴细胞、中性粒细胞及气道上皮细胞等)和细胞组分共同参与的气道慢性炎症性疾病,这种慢性炎症导致气道反应性增加,通常出现广泛多变的可逆性气流受限。

哮喘的发病机制极为复杂,与免疫、遗传学背景、神经、精神、内分泌因素和神经信号通路密切相关。

【儿童哮喘诊断标准】

(1) 反复发作的喘息、咳嗽、气促、胸闷,多与接触变应原、冷空气、物理、化学性刺激、呼吸道感染以及运动等有关,常在夜间和(或)清晨发作或加剧。

(2) 发作时双肺可闻及散在或弥漫性、以呼气相为主的哮鸣音,呼气相延长。

(3) 上述症状和体征经抗哮喘治疗有效或自行缓解。

(4) 除外其他疾病所引起的喘息、咳嗽、气促和胸闷。

(5) 临床不典型者,应至少具备以下 1 项。① 支气管激发试验或运动激发试验阳性(+)。② 证实存在可逆性气流受限:a. 支气管舒张试验阳性(+):吸入速效 β_2 受体激动剂(如沙丁胺醇)后 15 min 第一秒用力呼气量(FEV_1)增加≥12%。b. 抗哮喘治疗有效:使用支气管舒张剂和口服(或吸入)糖皮质激素治疗 1~2 周后,FEV_1 增加≥12%。③ 呼气流量峰值(peak expiratory flow,PEF)每日变异率(连续监测 1~2 周)≥20%。

符合第(1)~(4)条或第(4)和(5)条者,可以诊断为哮喘。

【咳嗽变异型哮喘诊断依据】

（1）咳嗽持续＞4周，常在夜间和（或）清晨发作或加重，以干咳为主。

（2）临床上无感染征象，或经较长时间抗菌药物治疗无效。

（3）抗哮喘药物诊断性治疗有效。

（4）排除其他原因所致慢性咳嗽。

（5）支气管激发试验阳性（＋）和（或）PEF每日变异率（连续监测1～2周）≥20％。

（6）个人或一、二级亲属特应性疾病史，或变应原检测阳性（＋）。

以上（1）～（4）项为诊断基本条件。

儿童哮喘急性发作期病情严重程度的分级如表8-2所示。

表8-2 儿童哮喘急性发作期病情严重程度的分级

	轻 度	中 度	重 度	急性呼吸暂停
气短	走路时	说话时	休息时	
体位	可平卧	喜坐位	前弓位	
讲话方式	能成句	成短句	说单字	难以说话
精神意识	可	常焦虑、烦躁	焦虑、烦躁	嗜睡、意识模糊
呼吸频率	轻度增加	增加	明显增加	减缓或暂停
辅助呼吸肌活动及三凹征	一般没有	可有	通常有	胸腹矛盾运动
哮鸣音	散在，呼气末期出现	响亮、弥漫	响亮、弥漫、双相	减弱乃至消失
脉率（次/min）	略增加	增加	明显增加	减慢、不规则
奇脉	＜1.33 kPa	可有 1.33～3.33 kPa	通常有 2.67～5.33 kPa	不存在（呼吸肌疲劳）
使用SABA后PEF占正常预计值或本人最佳值的百分数	＞80％	60％～80％	＜60％或SABA作用持续时间＜2 h	＜33％
PaO_2（吸空气）	正常	＞8.0 kPa	＜8.0 kPa可能有发绀	呼吸衰竭
$PaCO_2$	＜6.0 kPa	＜6.0 kPa	≥6.0 kPa，短时上升	
SaO_2（吸空气）	＞95％	＞92％～95％	90％～92％	＜90％

注：SABA短效β_2受体激动剂；1 kPa＝7.5 mmHg。

【导读图】

支气管哮喘治疗概览如图8-8所示。

【知识拓展】

一、慢性咳嗽

慢性咳嗽以咳嗽为主要或唯一的临床表现，病程＞4周，胸部X线片未见明显异常。不同年龄的儿童慢性咳嗽常见病因如表8-3所示。

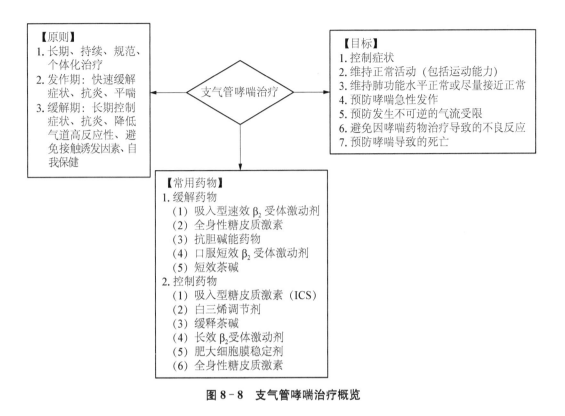

图8-8　支气管哮喘治疗概览

表8-3　不同年龄儿童慢性咳嗽常见病因

年　龄	病　因
婴幼儿期、学龄前期(0～6周岁)	呼吸道感染和感染后咳嗽、咳嗽变异性哮喘、上气道咳嗽综合征、迁延性细菌性支气管炎、胃食管反流等
学龄期(>6周岁至青春期)	咳嗽变异性哮喘、上气道咳嗽综合征、心因性咳嗽等

儿童慢性咳嗽诊断治疗流程如图8-9所示。

二、儿童哮喘诊断标准(中国2016版《儿童支气管哮喘诊断与防治指南》)

1. 诊断标准

(1) 反复发作喘息、咳嗽、气促、胸闷,多与接触变应原、冷空气、物理、化学性刺激、呼吸道感染以及运动等有关,常在夜间和(或)清晨发作或加剧。

(2) 发作时双肺可闻及散在或弥漫性、以呼气相为主的哮鸣音,呼气相延长。

(3) 上述症状和体征经抗哮喘治疗有效或自行缓解。

(4) 除外其他疾病所引起的喘息、咳嗽、气促和胸闷。

(5) 临床不典型者(如无明显喘息或哮鸣音),应至少具备以下1项。① 证实存在可逆性气流受限：a. 支气管舒张试验阳性(+)：吸入β_2受体激动剂(如沙丁胺醇压力定量气雾剂$200\sim400\ \mu g$)15 min后第1秒用力呼气量(FEV_1)增加$\geqslant12\%$。b. 抗炎治疗后肺通气功能改善：给予吸入型糖皮质激素和(或)抗白三烯药物治疗$4\sim8$周,FEV_1增加$\geqslant12\%$。

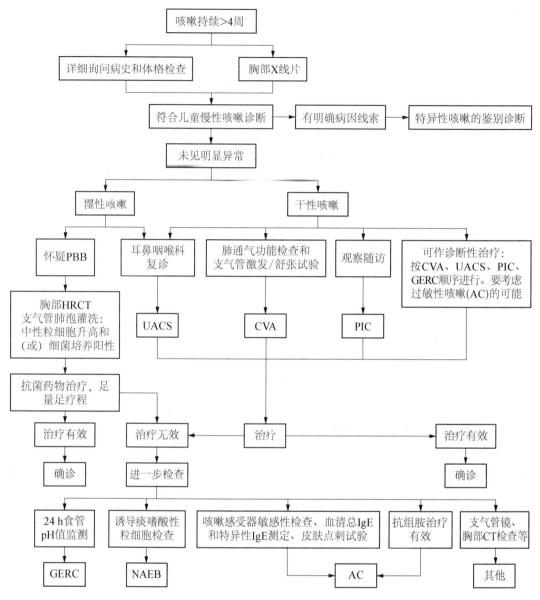

图 8-9 儿童慢性咳嗽诊断治疗流程

注：PBB：迁延性细菌性支气管炎；CVA：咳嗽变异性哮喘；UACS：上气道咳嗽综合征；PIC：（呼吸道）感染后咳嗽；
GERC：胃食管反流性咳嗽；AC：过敏性（变应性）咳嗽；HRCT：高分辨率 CT；NAEB：非哮喘性嗜酸粒细胞性支气管炎。

②支气管激发试验阳性（＋）。③呼气流量峰值（PEF）日间变异率（连续监测 2 周）≥13％。

符合第（1）～（4）条或第（4）、（5）条者，可以诊断为哮喘。

2. 咳嗽变异型哮喘诊断依据

（1）咳嗽持续＞4 周，常在运动、夜间和（或）清晨发作或加重，以干咳为主，不伴有喘息。

（2）临床上无感染征象，或经较长时间抗生素治疗无效。

（3）抗哮喘药物诊断性治疗有效。

（4）排除其他原因引起的慢性咳嗽。

（5）支气管激发试验阳性（＋）和（或）PEF 日间变异率（连续监测 2 周）≥13％。

（6）个人或一、二级亲属特应性疾病史，或变应原检测阳性（＋）。

以上（1）～（4）项为诊断基本条件。

3. 儿童哮喘急性发作期病情严重程度的分级

儿童哮喘急性发作期病情严重程度的分级如表 8-4 和表 8-5 所示。

表 8-4　年龄≥6 岁儿童哮喘急性发作期病情严重程度的分级

临床特点	轻度	中度	重度	危重度
气短	走路时	说话时	休息时	呼吸不整
体位	可平卧	喜坐位	前弓位	不定
讲话方式	能成句	成短句	说单字	难以说话
精神意识	可有焦虑、烦躁	常焦虑、烦躁	常焦虑、烦躁	嗜睡、意识模糊
辅助呼吸肌活动及三凹征	常无	可有	通常有	胸腹矛盾运动
哮鸣音	散在，呼气末期	响亮、弥漫	响亮、弥漫、双相	减弱乃至消失
脉率	略增加	增加	明显增加	减慢或不规则
吸入 SABA 后 PEF 占正常预计值或本人最佳值的百分数（％）	>80	60～80	≤60	无法完成检查
血氧饱和度（吸空气）	0.90～0.94	0.90～0.94	0.90	<0.90

注：SABA 短效 β_2 受体激动剂。

表 8-5　<6 岁儿童哮喘急性发作严重度分级

症状	轻度	重度[c]
精神意识改变	无	焦虑、烦躁或意识不清
血氧饱和度（治疗前）[a]	≥0.92	<0.92
讲话方式[b]	能成句	说单字
脉率（次/min）	<100	>200（0～3 岁） >180（4～5 岁）
发绀	无	可能存在
哮鸣音	存在	减弱，甚至消失

注：[a]血氧饱和度是指在吸氧和支气管舒张剂治疗前的测得值；[b]需要考虑儿童的正常语言发育过程；[c]判断重度发作时，只要存在一项就可归入该等级。

案例 8　夜 半 鸡 鸣

第一部分

场景 1

宝宝是个男孩，4 个月大，因是早产儿家里人特宝贝，就怕养不大。天天喂进口奶粉，鱼肝油、钙粉都挑贵的买，可是宝宝还是体质差，三天两头上医院，不是咳嗽、流鼻涕，就是拉肚子了。这不，新年刚过，宝宝又不舒服了。年初五，妈妈带着宝宝参加了一个家庭聚会，好多亲戚都来了；他们特喜欢宝宝，抢着抱他，左一口亲亲，右一口香香，好不热闹。可当晚宝宝就开始咳嗽，打喷嚏，流鼻涕，还好家中常备着药，先吃点试试，妈妈觉得她都能当医生了。第二天，宝宝发烧了，肛表测得体温 38.5℃，晚上宝宝特烦躁，睡不安；半夜妈妈被一种奇怪的声音惊醒了，宝宝喉咙里怎么有小鸡叫，气很急，好像透不过气来，面色苍白。这可从来都没有发生过的，妈妈急了，赶紧带着宝宝上了医院。

分析病史资料	
补充诊断依据	
推理假设诊断	
演绎诊断思路	
设计学习问题	

场景 2

医生在采集病史后，为宝宝做了全身体格检查。宝宝体重 7 kg，体温 38.5 ℃（肛表）。神志清，烦躁不安；前囟平，1 cm×1 cm；面色苍白，鼻翼扇动（＋），三凹征（＋），呼吸频率 60 次/min，口唇微发绀；双肺呼吸音粗，闻及哮鸣音以呼气相为主。心率 150 次/min，心音有力，未闻及杂音。腹软，肝右肋下 2 cm，剑突下未触及，质软；脾肋下未及。颈软，Brudzinski 征、Kernig 征阴性（－），双侧 Babinski 征阳性（＋）。指趾端无发绀。

主要实验室检查结果如下。

（1）血常规：WBC $5×10^9$/L，N 25％，L 75％，Hb 116g/L，Plt $316×10^9$/L，CRP＜8 mg/L。

（2）X 线胸片：双肺呈毛玻璃样改变，可见局限性气肿。

陈医生结合患儿的病史、实验室检查，告知家长患儿病情较重，必须住院治疗。

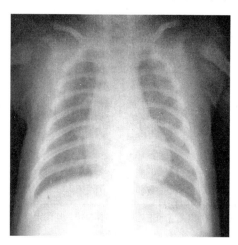

图 8-10 X 线胸片示双肺呈毛玻璃样改变

分析病史资料	
补充诊断依据	
推理假设诊断	
演绎诊断思路	
设计学习问题	

第二部分

场景 1

宝宝被收入 PICU 病房,李医生即刻给予宝宝吸氧,补液以及雾化治疗等紧急处理。同时又进行了一系列的检查,结果如下。

(1) 痰呼吸道病原菌检测:呼吸道合胞病毒阳性(+)。

(2) 动脉血气(未吸氧)报告:pH 值 7.32,PaO_2 70 mmHg,$PaCO_2$ 45 mmHg,SaO_2 80.1%,HCO_3^- 35 mmol/L。

李医生告之家属,病儿目前诊断为"毛细支气管炎",由呼吸道合胞病毒感染引起的。宝宝的妈妈从未听说过这个病,怎么这么可怕?呼吸道合胞病毒又是什么病毒,是不是和 SARS(传染性非典型肺炎)一样?宝宝怎么会传染上的?

分析病史资料	
补充诊断依据	
推理假设诊断	
演绎诊断思路	
设计学习问题	

场景 2

在医护人员的精心治疗下,宝宝的病情明显好转,很快被转入呼吸科普通病房。家人可以看到宝宝,亲手照顾宝宝了,真开心!爷爷、奶奶、外公、外婆和姑姑好多亲戚都来了,病房里人头攒动,好不热闹。晚上,还是妈妈陪着宝宝睡觉;半夜,宝宝突然又发出小鸡叫声,气急,妈妈急坏了,急忙又叫来李医生紧急处理。一会儿,全家人都赶来医院,大家忧心忡忡,疑虑重重,这个病怎么这么难治?还是这家医院的医生水平有问题?……

分析病史资料	
补充诊断依据	
推理假设诊断	
演绎诊断思路	
设计学习问题	

场景 3

10 天后,宝宝病情稳定可以出院了,可家里人又犯愁了,回去可怎么养这个宝贝?会不会再发这病啊?平时要注意什么啊?以后会不会变成哮喘啊?全家人围着李医生开起了研讨会。

分析病史资料	
补充诊断依据	
推理假设诊断	
演绎诊断思路	
设计学习问题	

注：本案例由陈嫣撰写。

案例 9   天 使 的 救 助

第一部分

场景 1

楠楠是一个 6 岁的女孩,平时身体很好,特顽皮,像个小男孩似的。家里的父母都忙于工作,也不太管她。今年 9 月份刚上小学,可刚上学一个星期就生病了,体温 38 ℃(口表)。父母想她身体一直很棒,从没生过病,也不当一回事,就上药房买点泰诺林退热药给她吃。一吃热度立马就退了,可 4 个多小时一过,体温又升高了,连着 3 天,天天发热,而且热度逐渐升高了,体温最高时达到 39.2 ℃(口表);还出现咳嗽,单声咳,没痰。这下父母急了,赶紧请了一天假带着楠楠去附近的区级医院就诊。医生看过孩子后,查了血常规。血常规检查显示：WBC 5×10^9/L, N 64%, Hb 116g/L, Plt 150×10^9/L, CRP 23 mg/L。医生诊断"呼吸道感染",给了阿奇霉素抗感染及退热、止咳药等处理。2 天过去了,楠楠仍然发热不退,而且咳嗽加剧,阵发性连声咳,咳嗽剧烈时会吐,吐出少量白黏痰。父母束手无策了,赶紧再带着楠楠到儿科专科医院急诊就医。

分析病史资料	
补充诊断依据	
推理假设诊断	
演绎诊断思路	
设计学习问题	

场景 2

急诊医生给楠楠做了体格检查：神清,反应可,呼吸平稳,唇无绀;咽充血,后壁见黄色脓性分泌物,扁桃体 I 度肿大;双肺呼吸音粗,未闻及干、湿啰音;心律齐,心音有力;腹平软,未及包块,肠鸣音正常;肝、脾肋下未及;四肢肌张力正常;腹壁反射、膝反射存在,颈软,Babinski

征、Brudzinski 征、Kernig 征均阴性(一),双下肢未及水肿。并且还做了一系列的辅助检查。

(1) 外周血常规:WBC 7.6×10^9/L,N 60%,L 40%,Hb 105 g/L,Plt 136×10^9/L,CRP 15 mg/L。

(2) X线胸片:双肺纹理增多,右下肺见少量斑片状渗出(见图 8-11)。

急诊医生告知了父母楠楠的病情,建议住院治疗,但其父母因工作都很忙,没时间在医院看护楠楠,再加上她平时身体很好,坚决要求暂不住院,愿意每天来观察室输液。

输液 3 天后(阿奇霉素+头孢美唑),楠楠的

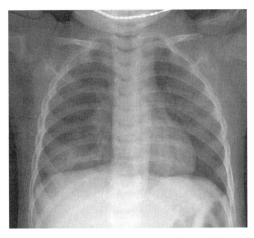

图 8-11　胸部 X 线片示:双肺纹理增多,右下肺见少量斑片状渗出

病情没有一点改善,体温最高时仍达 40.2 ℃(口表),咳嗽为刺激性连声干咳,咳嗽剧烈时脸涨得通红伴有气急,精神萎靡,食欲差。父母真急了,开始相互埋怨,早知道这样还不如住院呢。

分析病史资料	
补充诊断依据	
推理假设诊断	
演绎诊断思路	
设计学习问题	

第二部分

场景 1

父母打听到医院还有个特需门诊,都是专家坐诊,急忙带着楠楠去找呼吸科的专家看病。房主任热情地接待了他们,仔细地为楠楠做了全身的体检,情况如下:体温 39.5 ℃(口表),脉搏 120 次/min,呼吸频率 40 次/min,血压 90/60 mmHg,SaO_2 82%。神志清,精神萎靡,鼻翼扇动阴性(一),咽部充血,双侧扁桃体阴性(一),气促,唇周微发绀,三凹征阳性(+);两侧呼吸运动对称,胸部叩诊右侧呈实音,双肺未闻及干、湿啰音;心音有力,心律齐,无杂音。腹软,肝、脾肋下未及,全腹无压痛,未及包块,肠鸣音不亢进;双下肢无水肿;颈软,四肢暖,肌张力正常。房主任告知家长,楠楠病情加重了,一定得入院治疗。父母这次乖乖地听从医生的劝告,忙着办手续住院了。

分析病史资料	
补充诊断依据	

（续表）

推理假设诊断	
演绎诊断思路	
设计学习问题	

场景 2

在医院儿科重症监护室（PICU），医生立即为楠楠做了以下检查。

（1）外周血常规：WBC 16×10^9/L，N 60%，L 40%，Hb 100g/L，Plt 136×10^9/L，CRP 65 mg/L。

（2）血电解质：Na^+ 138 mmol/L，K^+ 4.2 mmol/L，Cl^- 100 mmol/L。

（3）血气分析：pH 值 7.30，PaO_2 40 mmHg，$PaCO_2$ 40 mmHg，BE −2.3 mmol/L。

（4）冷凝集试验 1:256，肺炎支原体 IgM 抗体 1:320。

（5）血呼吸道病原抗体检测：肺炎支原体 IgM 阳性（＋），嗜肺军团菌 IgM、Q 热立克次体 IgM、肺炎衣原体 IgM、腺病毒 IgM、呼吸道合胞病毒 IgM、甲型流感病毒 IgM、乙型流感病毒 IgM、副流感病毒 IgM 均阴性（−）。

（6）铁蛋白 949.00 μg/L。

（7）降钙素原 4.32 ng/ml。

（8）心电图：窦性心动过速。

（9）胸部 X 线片：右下肺大片实变模糊影，横膈顶消失（见图 8-12），呈外高内低的弧形面。

（10）胸部 CT 片：胸廓对称，纵隔居中，气管及气管分叉通畅，两侧肺门影不大，心脏大小形态如常，两侧支气管血管束分布正常，右肺中下叶大片实变模糊影，伴胸腔积液，胸膜无明显增厚，胸壁未见异常（见图 8-13）。

（11）胸腔积液 B 超检查：右侧胸腔积液 15 mm。

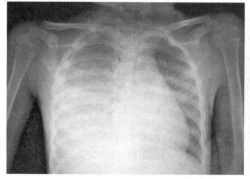

图 8-12　胸部 X 线片示：右下肺大片
实变模糊影，横膈顶消失

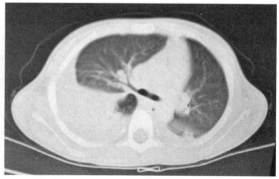

图 8-13　胸部 CT 检查示：右肺中下叶
大片实变模糊影，伴胸腔积液

分析病史资料	
补充诊断依据	
推理假设诊断	
演绎诊断思路	
设计学习问题	

场景3

根据楠楠的检查报告，PICU 医生告诉家长，楠楠属于"重症肺炎"。并立即给予以下治疗：继续以阿奇霉素治疗，同时考虑可能存在混合细菌感染，加用头孢吡肟加强抗感染；丙种球蛋白、甲泼尼龙免疫治疗；吸氧、雾化等支持治疗，4 天后楠楠病情好转，体温平稳，转入呼吸科普通病房继续治疗。

分析病史资料	
补充诊断依据	
推理假设诊断	
演绎诊断思路	
设计学习问题	

场景4

呼吸科房主任再次接待了楠楠的父母，告诉他们楠楠属于"难治性肺炎支原体肺炎"，建议行电子支气管镜检查，以帮助治疗。家长有些搞不清楚，从未听说过这个病，支气管镜又是什么检查呢？但是，想想房主任是呼吸科的专家，他们非常信任她，也就同意了。果然，电子支气管镜做完后 1 周复查 X 线胸片(见图 8-14)，楠楠肺炎明显好转，可以出院了。父母可高兴了，但又有些担忧，这个病会不会复发啊？回家要注意些什么？什么时候才能上学啊？

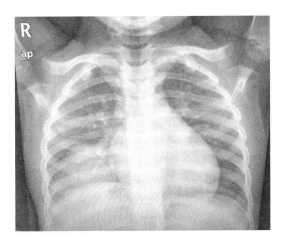

图 8-14　胸部 X 线片示：双肺纹理增多，右下肺见斑片状渗出

分析病史资料	
补充诊断依据	

（续表）

推理假设诊断	
演绎诊断思路	
设计学习问题	

注：本案例由陈嫄撰写。

案例 10　孩子怎么又喘了

第一部分

场景 1

洋洋今年 6 岁，是学校和家里的"皮大王"。最近学校组织春游，小家伙可兴奋了，一晚上没睡好觉。没想到的是春游回来洋洋忽然变得"安静"了，玩一会就坐着沙发看电视。到晚上洋洋开始一阵阵地咳嗽，妈妈以为洋洋感冒了，找出家里备的感冒咳嗽药水给洋洋喝，但也没大用。第 2 天一早起来，洋洋无精打采，咳嗽更剧烈了，还吐了二次，小胸脯呼哧呼哧地喘粗气。这下，爸爸妈妈急了："我们赶紧去医院吧！"

分析病史资料	
补充诊断依据	
推理假设诊断	
演绎诊断思路	
设计学习问题	

场景 2

在医院里，林医生接诊了洋洋。她向洋洋的父母详细地询问了病史，了解到洋洋婴儿期曾患"奶癣"。6 个月时还患过"毛细支气管炎"，经雾化吸入治疗后痊愈，以后每次感冒后都有喘息，经雾化就好了。每到春季，常打喷嚏、揉鼻子、揉眼睛。洋洋的爸爸有过敏性鼻炎病史。

林医生为洋洋进行了体格检查，发现：洋洋神志清，稍有烦躁，体温正常，经皮测血氧饱和度 94%（吸空气），心率 95 次/min，血压 95/65 mmHg，呼吸急促，呼吸频率 50 次/min，锁骨上凹、肋间隙、胸骨下窝吸凹阳性（＋），未见鼻翼扇动，口唇无发绀，咽轻度充血，扁桃体无渗出，胸廓对称，双侧呼吸运动一致；双肺呼吸音粗，闻及散在哮鸣音，呼气相延长；心音有力，律齐，各瓣膜区未闻及杂音；腹部、四肢、神经系统查体未见异常；无杵状指趾。

分析病史资料	
补充诊断依据	
推理假设诊断	
演绎诊断思路	
设计学习问题	

第二部分

场景 1

由于洋洋既往喘息未经过正规诊断和治疗,为了明确诊断,林医生为他做了一系列的相关检查。各项主要检查结果如下(见表 8-6)。

表 8-6　肺功能检查指标

		预计值	实测值	实测值/预测值
VT	[L]	0.31	0.30	98.3
BF	[1/min]		40.00	
MV	[L/min]	6.39	12.07	188.9
VC MAX	[L]	1.63	1.26	77.3
ERV	[L]	0.50	0.14	28.4
IC	[L]	1.16	1.12	97.0
FVC	[L]	1.55	1.26	81.3
FEV_1	[L]	1.31	0.83	63.4
FEV_1/FVC	[%]	85.59	65.95	77.1
FEV_1/VC MAX	[%]	85.59	65.95	77.1
PEF	[L/s]	3.21	1.48	46.0
FEF 25	[L/s]	2.95	1.23	41.6
FEF 50	[L/s]	2.08	0.64	30.8
FEF 75	[L/s]	1.06	0.26	24.7
MMEF 75/25	[L/s]	1.77	0.53	29.7
FEF 75/85	[L/s]		0.20	
PIF	[L/s]		1.34	
FEF50/FIF50	[%]		53.02	
V backextrapol/FVC	[%]		1.35	
MVV	[L/min]	25.78		
$FEV_1 \times 30$	[L/min]	25.79	24.99	96.9

注: FVC(用力肺活量);FEV_1(第一秒用力呼气容积);FEV_1/FVC(第一秒用力肺活量占用力肺活量比值);PEF(呼气流量峰值);PEF25(用力呼出 25%肺活量时的瞬间流量);FEF50/FIF50(中段呼气吸气流速比);MVV(每分钟最大通气容积)。

(1) 血常规：WBC $8.31×10^9/L$，N 55％，L 38％，嗜酸性粒细胞8％，RBC、Hb、Plt值正常；CRP<8 mg/L。

(2) 血清IgE：504 IU/ml。

(3) 心电图：窦性心动过速。

(4) X线胸片：双肺纹理增多、增粗，透亮度增强。

(5) 肺功能：轻度阻塞性通气功能障碍，小气道阻塞。

(6) 皮肤点刺过敏原检测：花粉（＋＋＋），螨虫（＋＋）。

(7) 血气分析：pH值7.35，PaO_2 75 mmHg，$PaCO_2$ 35 mmHg，BE −6 mmol/L。

分析病史资料	
补充诊断依据	
推理假设诊断	
演绎诊断思路	
设计学习问题	

场景2

明确诊断后，林医生给洋洋立即予布地奈德联合特布他林连续雾化2次，2次间隔时间为20 min，1 h后洋洋的咳喘症状有明显的缓解，哮鸣音也明显减少。林医生建议洋洋继续留院观察，3 h后再次行雾化吸入治疗。

3 h很快过去了，洋洋咳喘症状消失，他开始坐不住了。林医生同意洋洋离开医院，回家治疗，同时又给洋洋开了泼尼松（强的松）3日的剂量、白三烯受体拮抗剂及丙卡特罗1周的剂量以居家口服治疗，并关照家长让洋洋尽量休息，避免食用海鲜等过敏性食物。

分析病史资料	
补充诊断依据	
推理假设诊断	
演绎诊断思路	
设计学习问题	

场景3

1周后妈妈带着洋洋来呼吸专科复诊。洋洋病情明显好转，偶尔有咳嗽，不再气急、气喘，又像个"皮大王"到处调皮。林医生评估了洋洋的药物吸入技术后，给他配了舒利迭50/100 μg作为维持期的吸入治疗，并预约了1个月后的专科门诊复诊。

家长悬着的心终于放下了，不过对洋洋的病还是有许多的问题要问医生，如饮食应注意哪些,可不可以参加跑步、游泳等活动,这个病会不会再复发,药物长期治疗会不会影响洋洋将来的生活,会不会有后遗症呀? 林医生和妈妈进行了一番沟通,希望家长配合医生的治疗,定期随访,复查肺功能。

分析病史资料	
补充诊断依据	
推理假设诊断	
演绎诊断思路	
设计学习问题	

注:本案例由陈嫄撰写。

案例 11　治不好的肺炎

第一部分

场景 1

小董,是个来自江西的大男孩,今年11岁了。11月份的一天,他和父母从老家风尘仆仆赶来上海,一大早便等在儿童呼吸科专家门诊的诊室门口,焦急地等待着医生的到来。原来,他们此次上海之行的目的是来治疗小董1年多来在当地"治不好"的肺炎。

据小董的父母说,不知什么原因,从前年开始小董便频繁咳嗽。起初,他们并没有重视,只是在药店买些止咳药自行治疗。但连续几次,都是咳嗽好了没几天便又开始反复。这种情况大概持续了1～2个月,小董开始出现高热,小董父母这才带他到当地医院进行了检查。

当地医生给他做了胸部CT扫描,报告提示:右下肺支气管扩张并感染,右肺门钙化影,右下叶B8～9支气管开口处可疑异物。这下,小董的父母急坏了:原来孩子是被什么东西卡住了气管,怪不得咳嗽总不好。于是,医生安排小董住进了耳鼻喉颈外科进行治疗。入院后,医生先对小董进行了抗感染治疗,体温很快恢复了正常;接下来又进行了硬性支气管镜探查,但并没有发现异物。小董的父母顿时松了口气:原来只是普通的肺炎,后来孩子烧也退了,还是早点出院吧。出院时,医生叮嘱小董的父母要带孩子定期复查。

出院后小董的父母工作繁忙,早已把定期复查的事情抛在了脑后,直到2个月后小董再次因为肺炎住进医院。入院后医生为小董进行了抗感染治疗,很快体温便恢复了正常,咳嗽也明显缓解。但就在出院后二三个月,小董又再次出现咳嗽、发热的肺炎症状,医生指着小董的X线胸片说:"跟上次肺炎发生感染的部位相同,都是右下肺。"小董父母百思不得其解:"为什么孩子总是生肺炎?"医生跟小董父母解释需要住院,要再次抽血、做胸部

CT 和支气管镜检查,进一步明确病因。但小董父母不能理解医生的决策,他们认定是当地的医生水平太差,治不好孩子的肺炎,耽误了孩子的病情。于是,他们决定带孩子来上海住院治疗。

分析病史资料	
补充诊断依据	
推理假设诊断	
演绎诊断思路	
设计学习问题	

场景 2

入院后刘医生仔细询问了小董的病史:入院前 1 个月,小董受凉后出现咳嗽,起初为单声咳,家长未予重视。近 1 周小董咳嗽加重,为阵发性连声咳,有痰,无喘息气促,无声音嘶哑,家属自行给予头孢类抗生素及止咳化痰药物口服治疗,但无明显好转。入院前 3 天小董出现发热,热峰 39.2 ℃(腋下),热型不规则,无寒战,无大汗淋漓,无惊厥,口服退热药体温可降至正常,但五六个小时体温又复升,遂就诊于当地医院,查 X 线胸片提示"右下肺炎",现为进一步诊治收住院治疗。病程中患儿精神可,食欲稍差,睡眠可,二便正常。

小董 3 岁起有反复咳嗽病史,逢天气变化时诱发。近一年半有 3 次肺炎病史:第一次患肺炎时曾于当地医院查胸部 CT 片提示"右下肺支气管扩张并感染,右肺门钙化影,可疑异物",并行硬性支气管镜探查,但术中并未见异物。第二、三次肺炎均为右肺下叶感染,于当地医院抗感染治疗后临床症状好转出院。既往有湿疹、过敏性鼻炎病史,无喘息病史。传染病史、药物过敏史、预防接种史、手术外伤及输血史无殊;个人史、母孕史及家族史无殊。

体格检查:体温 38.8 ℃,脉搏 90 次/min,呼吸频率 21 次/min,血压 100/70 mmHg,SaO_2 99%。神志清,呼吸平稳,口唇无发绀。咽充血,双肺呼吸音粗,右下肺呼吸音减低,可闻及中细湿啰音;心律齐,心音有力;腹软,不胀,未及包块,肠鸣音正常,肝脾肋下未及;四肢肌张力正常;生理反射存在,病理反射未引出。

分析病史资料	
补充诊断依据	
推理假设诊断	
演绎诊断思路	
设计学习问题	

第二部分

场景1

根据小董的病史及体格检查,刘医生很快制订了进一步的诊治方案。刘医生跟小董父母交代,需要抽血、胸部 CT 以及纤维支气管镜检查。小董父母听后立刻连连摇头,说道:"抽血和拍片子可以,支气管镜我们以前做过,没查出问题。做支气管镜要麻醉,孩子反复做这个检查身体受不了啊。就是因为肺炎当地治不好,我们才到上海来的,你给我们用最好的药,检查就不做了。"面对家长的忧虑和质疑,刘医生耐心地做了回答,很快消除了家长的顾虑。在向家属说明相关风险、征得家长同意并签署书面同意书后,刘医生尽快为小董安排了相关检查,不久便拿到了检查结果报告,为明确疾病诊断提供了重要的依据。

分析病史资料	
补充诊断依据	
推理假设诊断	
演绎诊断思路	
设计学习问题	

场景2

入院后第 3 天,各项检查陆续有了结果回报。

(1)血五分类+CRP+异常 WBC 形态检查+嗜酸粒细胞绝对计数:异常细胞未找见,单核细胞 9.00%,L 23.30%,N 64.3%,Hb 118 g/L,RBC 4.03×10^{12}/L,WBC 9.04×10^9/L,Plt 330.00×10^9/L,CRP 24 mg/L,嗜酸粒细胞绝对计数 286.00×10^6/L。

(2)隐血试验+粪便常规:无殊。

(3)尿常规:无殊。

(4)肝、肾功能、心肌酶谱:无殊。

(5)DIC 全套:无殊。

(6)血清 IgA+IgE+IgG+IgM:IgG 11.50 g/L,IgA 3.83 g/L,IgM 0.61 g/L,IgE 306.00 IU/ml。

(7)总淋巴细胞+绝对计数:无殊。

(8)吸入物及食物特异性 IgE:尘螨阳性(+)。

(9)冷凝集试验+抗结核杆菌抗体+肺炎支原体抗体:冷凝集试验阳性(+),肺炎支原体抗体(凝集法)阳性(+),结核抗体检测阴性(一)。

(10)血呼吸道病原抗体检测:嗜肺军团菌 IgM、Q 热立克次体 IgM、肺炎衣原体 IgM、腺病毒 IgM、呼吸道合胞病毒 IgM、甲型流感病毒 IgM、乙型流感病毒 IgM、副流感病毒 IgM 均阴性(一),肺炎支原体 IgM(荧光法)阳性(+)。

（11）痰培养：阴性（一）。

（12）气道 CT 平扫＋三维重建（见图 8-15）：右肺下叶支气管异物肉芽肿待查。右肺下叶炎症伴实变，右肺门淋巴结增大。气道三维重建示：右肺下叶支气管区结节状致密影，其远端不通畅。

（13）胸部增加 CT＋气道重建（见图 8-16）：右肺下叶支气管分支内高密度结节，首先考虑为异物，双肺散在炎症，右肺下叶实变。

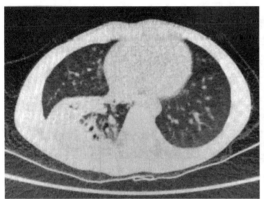 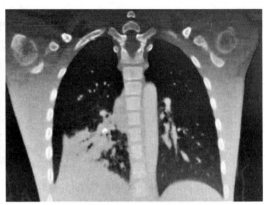

图 8-15　胸部 CT 检查示：右下肺叶炎症　　　　图 8-16　气道三维重建示：右肺下叶支气管区
　　　　　伴实变，右肺门淋巴结增大　　　　　　　　　　　结节状致密影，其远端不通畅

（14）纤维支气管镜：镜下右下肺基底段后支可见白色反光物，似牙齿，试用异物钳钳取未成功。

分析病史资料	
补充诊断依据	
推理假设诊断	
演绎诊断思路	
设计学习问题	

场景 3

根据小董入院后的各项检查结果，结合临床症状和体征，刘医生诊断为：① 肺炎支原体性肺炎；② 右支气管异物。听到刘医生的诊断结论，小董的父母又产生了疑问："我们在当地做过气管镜啊，当时医生咋说没看到有东西在气管里呢？孩子也没有呛到什么东西啊。"面对家长的质疑，刘医生对小董的诊治经过进行了回顾。指着小董在当地医院的气管镜手术记录和出院小结，刘医生说道："你们看，当时孩子的支气管黏膜肿胀非常明显，很有可能挡住了医生的视线，看不到异物。所以医生让你们一定要定期复查，目的就是先抗感染治疗，等肿胀不那么明显了，异物也就显露了，更方便医生将异物取出来。"这时,小董的父母恍然大悟,不住地说:"原来是这样,我们看孩子肺炎好了,也就没带他去复查,是我们大意了!"

获得了小董父母的理解和配合,刘医生请耳鼻头颈外科医生会诊,并为小董实施了全麻下硬性支气管镜探查+肺内异物取出术,术中在右侧支气管见大量脓性分泌物涌出,在支气管基底和背段间见乳白色牙齿样异物,质硬,顺利取出异物(一颗完整乳牙),探查未见异物残留。看到取出来的异物,小董父母恍然大悟:"真是没想到是颗牙齿。这样看来,是有这么一回事。小董曾说过和同学玩闹时掉了一颗牙,而且被吞下去了,当时还咳嗽了一阵。"听到这里,刘医生说道:"这就对上了,孩子的肺炎总也治不好都是这颗牙齿惹的祸啊。"

术后刘医生为小董继续采用阿奇霉素抗感染治疗,很快病情就得到了缓解,可以出院了。小董父母的脸上露出了欣慰的笑容,感激地说道:"这下可好了,孩子再也不会咳嗽了。"这时刘医生却说:"先不要放松警惕啊,孩子从三岁就容易反复咳嗽,目前不能完全排除其他引起慢性咳嗽的疾病,比如咳嗽变异性哮喘。先回家休养一段时间,等肺炎完全好了再来做相关检查吧。"小董的父母这次可不敢大意了,连声说:"我们一定记得复查!"

分析病史资料	
补充诊断依据	
推理假设诊断	
演绎诊断思路	
设计学习问题	

注:本案例由刘海沛撰写。

实 战 演 练 题

【选择题】

1. 女婴,15月龄。发热2天。查体:神清,精神好,双眼球结膜轻度充血,咽红,咽部见均匀稀薄白色附着物,心肺查体无异常。最可能的诊断是( )

    A. 麻疹   B. 川崎病

    C. 咽结合膜热   D. 幼年特发性关节炎

    E. 传染性单核细胞增多症

2. 男孩,2岁。发热2天,胃纳减少,进食后易恶心。查体:体温39.5 ℃,脉搏112次/min,呼吸频率26次/min。神清,精神好,咽部充血,咽腭弓处可见多枚小疱疹,心肺腹查体无异常,全身未见明显皮疹。最可能的诊断是( )

    A. 手足口病   B. 疱疹性咽炎

    C. 流行性感冒   D. 咽结合膜热

    E. 急性扁桃体炎

3. 女婴,8月龄。发热2天,流涎1天。体检发现咽峡和软腭部多枚直径2～3 mm 的疱疹和溃疡。最可能的病原体是( )

    A. 腺病毒   B. 流感杆菌

    C. 副流感病毒   D. 溶血性链球菌

    E. 柯萨奇病毒 A 组

4. 男孩,8岁。咳嗽4天。初为干咳,现有痰声,无喘息,无流涕,无发热。查体:体温37.2 ℃,咽红,双侧扁桃体未及肿大,气平,双肺呼吸音粗,可闻及散在干啰音,心腹查体无异常。胸部 X 线片示双肺纹理增粗,肺门影增深。最可能的诊断是( )

    A. 上呼吸道感染   B. 急性支气管炎

    C. 毛细支气管炎   D. 支气管肺炎

    E. 喘息性支气管炎

5. 男婴,5月龄。发热伴咳嗽、喘息1天。初步诊断"毛细支气管炎"。最可能的病原体是( )

    A. 呼吸道合胞病毒   B. 肺炎支原体

    C. 副流感病毒   D. 流感病毒

    E. 腺病毒

6. 男婴,16月龄。发热、咳嗽5天。查体:体温38.3 ℃,神清,精神可,咽红,双侧扁桃体未及肿大,呼吸频率35 次/min,口唇不发绀,双肺听诊可闻及少量不固定的中湿啰音,心腹查体无异常。最可能的诊断是( )

    A. 支气管炎   B. 支气管肺炎

    C. 支气管哮喘   D. 毛细支气管炎

    E. 上呼吸道感染

7. 女婴,2月龄。喘息半天入院。平时体健,2天前流涕,轻咳。查体:体温37.8 ℃,神清,唇周略发绀,呼吸频率50 次/min,听诊呼气相延长,双肺闻及散在哮鸣音,心腹查体无异常。患儿最可能的病变部位在( )

    A. 气管   B. 支气管   C. 毛细支气管   D. 肺泡

    E. 肺间质

8. 男婴,4月龄。咳嗽5天,喘息2天。咳嗽为阵发性,活动后加重。查体:体温37.0 ℃,精神反应可,咳喘发作时肺部可闻及哮鸣音,心腹查体无异常。外周血 WBC 8.2×10^9/L,N 25%,L 70%,胸部 X 线片示轻度肺气肿。对其治疗,哪项不正确( )

    A. 静脉大量抗生素治疗   B. 加用糖皮质激素

C. 可给予镇静治疗　　　　　　　　D. 吸痰防止呼吸道阻塞

E. 吸氧

9. 女婴,6 月龄。发热、咳嗽 5 天。查体:体温 39.5 ℃,脉搏 120 次/min,呼吸频率 36 次/min,咽红,口周不发绀,双肺可闻及固定的中、细湿啰音,心腹查体无异常。胸部 X 线片示两下肺模糊片状影。最可能的诊断是(　　)

A. 毛细支气管炎　　　　　　　　B. 金黄色葡萄球菌肺炎

C. 肺炎支原体肺炎　　　　　　　D. 大叶性肺炎

E. 支气管肺炎

10. 男婴,10 月龄。诊断"支气管肺炎"。其肺部啰音的特点下列哪项不正确(　　)

A. 啰音较固定　　　　　　　　　B. 中、细湿啰音为主

C. 呼气末最清楚　　　　　　　　D. 深吸气末最清楚

E. 脊柱两旁及双肺下部易听到

11. 男婴,8 月龄。诊断"支气管肺炎"入院。今天突然出现烦躁,哭闹,面色苍白。查体:体温 37.6 ℃,脉搏 172 次/min,呼吸频率 65 次/min,神清,精神软,咽红,气促,三凹征明显,双肺呼吸音粗,心音低钝,腹平软,肝右肋下 3.5 cm。此时最不合适的治疗是(　　)

A. 吸氧　　　　　　　　　　　　B. 应用镇静剂

C. 应用利尿剂　　　　　　　　　D. 少量输血或血浆

E. 应用快速洋地黄制剂

12. 女孩,3 岁。诊断为"支气管肺炎"住院,经治疗 5 天好转。今天体温复升,出现烦躁,面色苍白,呼吸困难。体检发现右肋间隙饱满,叩诊浊音。此时首选的处理是(　　)

A. 胸腔 B 超或诊断性胸穿　　　　B. 抽血送培养做药敏

C. 应用快速洋地黄制剂　　　　　D. 改用强效的抗生素

E. 加肾上腺皮质激素

13. 女婴,8 月龄。呼吸急促,喘息 1 天。查体:体温 37.5 ℃,脉搏 150 次/min,呼吸频率 55 次/min,神清,唇周略发绀,听诊呼气相延长,双肺闻及散在哮鸣音,心腹查体无异常。首选的检查是(　　)

A. 血常规检查　　　　　　　　　B. 胸部 X 线片检查

C. 动脉血气分析　　　　　　　　D. 咽拭子病毒分离

E. 血清特异性 IgM 抗体检查

14. 男婴,4 月龄。发热、咳嗽 2 天,时有喘憋。查体:体温 37.8 ℃,有鼻翼扇动,口周轻度发绀,三凹征明显,双肺闻及散在的哮鸣音,心率 144 次/min,腹平软,肝肋下 1 cm。外周血 WBC $5.0×10^9$/L,N 30%,L 64%。最可能的诊断是(　　)

A. 腺病毒肺炎　　　　　　　　　B. 肺炎支原体肺炎

C. 肺炎链球菌肺炎　　　　　　　D. 呼吸道合胞病毒肺炎

E. 金黄色葡萄球菌肺炎

15. 女孩,14 月龄。咳嗽、发热 4 天,气促 1 天,初步诊断"支气管肺炎"。确诊的最主要体征是(　　)

A. 呼吸急促和四肢末端发绀

B. 呼气性呼吸困难,肺部哮鸣音

C. 口周、鼻唇沟发绀,肺部粗湿啰音

D. 呼吸加快,肺部不固定中湿啰音及哮鸣音

F. 鼻翼扇动及三凹征,肺部固定中、细湿啰音

16. 男婴,11 月龄。发热 5 天伴频繁的咳嗽、喘憋,偶发绀。体检发现左下肺呼吸音弱,闻及少量中湿啰音及哮鸣音。外周血 WBC 8.4×10^9/L,N 40%。为明确病原,应首选下列哪项检查(　　)

A. 痰液细菌培养　　　　　　　　　　B. 痰液病毒分离

C. 痰液免疫荧光抗原检查　　　　　　D. 血降钙素测定

E. 双份血清病毒抗体测定

17. 男婴,10 月龄。高热伴咳嗽 5 天,阵发性喘憋。查体:体温 39 ℃,脉搏 140 次/min,呼吸频率 50 次/min,神清,精神萎,面色苍白,可见鼻扇和三凹征,双肺呼吸音减低,双肺底可闻及细湿啰音,心腹查体无异常。外周血 WBC 10.1×10^9/L,N 40%,胸部 X 线片示双肺片状密度较低阴影,伴明显气肿。最可能的诊断是(　　)

A. 腺病毒肺炎　　　　　　　　　　　B. 肺炎支原体肺炎

C. 肺炎链球菌肺炎　　　　　　　　　D. 呼吸道合胞病毒肺炎

E. 金黄色葡萄球菌肺炎

18. 女婴,11 月龄。低热伴咳喘 1 天。吃奶时有呛咳史。查体:体温 38 ℃,脉搏 160 次/min,呼吸频率 50 次/min。精神及面色尚可,气促,哭吵时唇周轻度发绀,听诊呼气相延长,双肺呼吸音对称,闻及较多哮鸣音,心音有力,腹平软,肝肋下 2.5 cm。为明确诊断,首选的检查是(　　)

A. 胸部 CT 扫描　　　　　　　　　　B. 肺功能检查

C. 血气分析　　　　　　　　　　　　D. 过敏原检测

E. 呼吸道病原检测

19. 男婴,8 月龄。发热、咳嗽 5 天,惊厥 1 次(当时体温 39 ℃)。查体:体温 39.5 ℃,脉搏 140 次/min,呼吸频率 50 次/min,烦躁,前囟略饱满,口周微发绀,有鼻翼扇动和三凹征,双肺闻及少许细湿啰音,心音低钝,腹平软,肝右肋下 3.5 cm,Brudzinski 征阴性(－),Kernig 征阴性(－),双下肢有轻度水肿。最可能的诊断是(　　)

A. 支气管肺炎合并心力衰竭　　　　　B. 支气管肺炎合并高热惊厥

C. 毛细支气管炎合并心力衰竭　　　　D. 毛细支气管炎合并高热惊厥

E. 腺病毒肺炎合并中毒性脑病

20. 男孩,18 月龄。持续高热伴咳嗽 7 天。精神萎靡,时有烦躁不安,频繁咳嗽,喘憋。查体:神清,精神软,呼吸频率 50 次/min,口周不发绀,有三凹征,左下肺叩诊稍浊,双肺呼吸音降低,闻及细湿啰音,心、腹无异常。外周血 WBC $9×10^9$/L,N 25%。胸部 X 线片示双肺纹理增粗,左下肺大片状阴影,伴明显肺气肿。最可能的诊断是(　　)

    A. 毛细支气管炎　　　　　　　　　　B. 腺病毒肺炎

    C. 肺炎支原体肺炎　　　　　　　　　D. 金黄色葡萄球菌肺炎

    E. 支气管肺炎合并中毒性脑病

21. 女孩,1 岁。咳嗽、发热 7 天,尿少 1 天。查体:神清,烦躁不安,呼吸急促,呼吸频率 60 次/min,三凹征明显,双肺闻及散在细湿啰音,心率 190 次/min,心律齐,心音低钝,腹平软,肝肋下 4 cm,质软,双下肢有轻度水肿。血气分析 PaO_2 65 mmHg,$PaCO_2$ 45 mmHg。血氧饱和度 92%,最可能的诊断是(　　)

    A. 肺炎合并心力衰竭　　　　　　　　B. 肺炎合并呼吸衰竭

    C. 肺炎合并肾功能衰竭　　　　　　　D. 肺炎合并肝功能不全

    E. 肺炎合并中毒性心肌炎

22. 女孩,10 岁。高热、刺激性干咳 1 周。用青霉素治疗 5 天,效果不佳。查体:呼吸频率 28 次/min,气略促,无三凹征,左下肺叩诊略浊,听诊呼吸音低,双肺未闻及干、湿啰音。外周血 WBC $7×10^9$/L,N 53%,L 42%。为明确诊断,首选的检查是(　　)

    A. CRP　　　　　　B. ESR　　　　　　C. 血培养　　　　　　D. 痰培养

    E. 肺炎支原体抗体

23. 男孩,1 岁。发热、干咳 5 天。查体:体温 39 ℃,双肺呼吸音粗,未闻及明显干、湿啰音。胸部 X 线片示右下肺斑片状影,外周血 WBC $8.0×10^9$/L,N 70%,L 29%。最可能的诊断是(　　)

    A. 急性下呼吸道感染　　　　　　　　B. 急性支气管炎

    C. 毛细支气管炎　　　　　　　　　　D. 支气管肺炎

    E. 肺结核

24. 男孩,8 岁。因发热、咳嗽 7 天入院,诊断"肺炎支原体肺炎"。此时肺部体征最可能是(　　)

    A. 呼吸急促　　　　　　　　　　　　B. 有三凹征

    C. 肺部体征不明显　　　　　　　　　D. 双肺闻及固定中、细湿啰音

    E. 双肺闻及散在干啰音

25. 男婴,10 月龄。发热、咳嗽 1 周,气促 3 天。查体:体温 40 ℃,精神软,面色苍白,皮肤有猩红热样皮疹,呼吸频率 60 次/min,呼吸急促,三凹征明显,双肺闻及散在的中、细湿啰音;心率 135 次/min,律齐,腹平软,肝右肋下 1 cm。外周血 WBC $19×10^9$/L,N

75%,L 25%。最可能的诊断是（　　）

    A. 腺病毒肺炎   B. 毛细支气管炎

    C. 肺炎支原体肺炎   D. 革兰氏阴性杆菌肺炎

    E. 金黄色葡萄球菌肺炎

26. 男孩,3 岁。发热、咳嗽 7 天,惊厥 2 次。查体:体温 39.5 ℃,神清,精神软,咽红,呼吸频率 30 次/min,有三凹征,双肺闻及细湿啰音,心率 120 次/min,腹平软,肝肋下 2 cm。基本可除外以下哪个疾病(　　)

    A. 支气管肺炎   B. 中毒性脑病

    C. 脑水肿   D. 心力衰竭

    E. 脓毒血症

27. 女孩,10 岁。弛张型高热,咳嗽伴黄痰 7 天。今天突然出现呼吸困难,烦躁,剧咳,面色发绀。查体:神清,精神软,气促,有三凹征,胸廓饱满;右肺上方叩诊呈鼓音,听诊呼吸音减弱,双肺闻及少量中湿啰音;心率 145 次/min;腹平软,肝肋下未及。最可能并发(　　)

    A. 气胸   B. 肺不张

    C. 脓气胸   D. 心力衰竭

    E. 中毒性脑病

28. 男婴,6 月龄。诊断"肺炎"入院。4 h 前突然烦躁,气急加重,发绀。查体:脉搏 180 次/min,呼吸频率 60 次/min,气促,口周发绀,双肺闻及散在中、细湿啰音,心音低钝,腹平软,肝脏右肋下 3 cm,指甲毛细血管再充盈时间 3 秒。此患儿最可能合并(　　)

    A. 脓胸   B. 气胸

    C. 肺不张   D. 纵隔气肿

    E. 心力衰竭

29. 男孩,4 岁。高热伴咳嗽 7 天,经头孢美唑治疗 3 天无效。查体:脉搏 120 次/min,呼吸频率 45 次/min,烦躁,咽红,气促,有三凹征,双肺闻及少量中湿啰音,腹平软,肝脾肋下未及。胸部 X 线片示右肺圆形密度增高阴影伴液气胸。最合适的治疗方案是(　　)

    A. 镇静   B. 强心

    C. 利尿   D. 换抗生素

    E. 胸腔穿刺引流

30. 女孩,22 月龄,诊断"金黄色葡萄球菌肺炎"住院治疗。入院第 2 天突然出现剧烈咳嗽,呼吸困难,给予吸氧、吸痰处理无明显好转。此时应进行何种处理(　　)

    A. 镇静止咳   B. 心电图检查

    C. 气管插管   D. 查血气,如有呼吸衰竭上呼吸机

    E. 急胸部 X 线检查排除液气胸

31. 男孩,2岁。持续高热、咳嗽1周。用头孢曲松素治疗5天无效。查体:精神软,呼吸频率50次/min,气促,口周微发绀,双肺闻及少量中、细湿啰音;心率120次/min,心音可;腹平软,肝脾肋下未及。胸部X线片示双肺散在圆形浓密阴影,右肋膈角消失,可见气液面。最可能的诊断是(　　)

    A. 原发综合征　　　　　　　　　　B. 腺病毒肺炎

    C. 金黄色葡萄球菌肺炎并脓气胸　　D. 支气管肺炎并脓气胸

    E. 流感嗜血杆菌肺炎并脓气胸

32. 女孩,3岁。诊断"肺炎"入院。今出现腹胀、频繁呕吐、呼吸困难。查体:精神软,呼吸频率45次/min,有三凹征,双肺闻及少量细湿啰音;心率160次/min,心音可;腹胀,质软,无压痛及反跳痛,未扪及包块,肝肋下1cm,无压痛,听诊肠鸣音1min 1次;四肢凉,毛细血管再充盈时间2秒。辅助检查:大便潜血阳性(+)。可能是合并(　　)

    A. 休克　　　　　　　　　　　　　B. DIC

    C. 脓毒血症　　　　　　　　　　　D. 心力衰竭

    E. 中毒性肠麻痹

33. 男婴,7月龄。发热、咳嗽5天,嗜睡伴抽搐2次。查体:体温38.5℃,前囟饱满,呼吸频率55次/min,有三凹征和鼻扇,双肺闻及散在中、细湿啰音;心率160次/min,律齐,心音正常;腹平软,肝肋下2.5cm;四肢肌张力偏高。外周血WBC 20×10^9/L,N 85%。此时首选处理是(　　)

    A. 静脉补充钙剂和口服维生素D　　B. 静脉注射地西泮(安定)和甘露醇

    C. 静脉注射抗生素　　　　　　　　D. 肌注苯巴比妥

    E. 口服地高辛

34. 女孩,2岁。诊断"支气管肺炎"入院。今突然呼吸困难,剧烈咳嗽,烦躁不安,面色发绀。查体:精神软,气促,右侧肺部叩诊呈鼓音,听诊呼吸音减低;心率160次/min,心音有力;腹平软,肝右肋下1cm。该患儿最可能合并(　　)

    A. 气胸　　　　　　　　　　　　　B. 脓胸

    C. 肺不张　　　　　　　　　　　　D. 心力衰竭

    E. 支气管异物

35. 男婴,4月龄。高热、咳嗽7天,气促3天,今抽搐1次。已接种卡介苗。查体:体温39℃,脉搏180次/min,呼吸频率70次/min。昏睡,前囟稍饱满,气促,面色发绀,鼻翼扇动和三凹征明显,听诊双肺闻及散在细湿啰音,腹软,肝肋下4.0cm,颈欠软,Kernig征阴性(-),Brudzinski征阴性(-),两侧Babinski征阳性(+)。辅助检查:外周血WBC 10×10^9/L,N 40%,L 60%;脑脊液:外观清,蛋白定性阴性(-),细胞数 2×10^6/L,糖3.9 mmol/L,氯化物120 mmol/L。最可能的诊断是(　　)

    A. 粟粒性肺结核,结核性脑膜炎

B. 支气管肺炎,化脓性脑膜炎

C. 病毒性肺炎,心力衰竭,中毒性脑病

D. 毛细支气管炎,心力衰竭,高热惊厥

E. 金黄色葡萄球菌肺炎,中毒性心肌炎,中毒性脑病

36. 男孩,2 岁。高热、咳嗽 8 天。苯唑西林钠治疗 5 天,高热未退,且咳嗽加重。查体:体温 39 ℃,脉搏 160 次/min,呼吸频率 52 次/min,有三凹征,左上肺叩诊稍浊,听诊呼吸音减弱,双肺可闻及细湿啰音。外周血 WBC $28×10^9$/L,N 85%,L 10%,胸部 X 线片示双肺散在小片状浸润,部分融合成片,左上肺大片浓密阴影,阴影内似有液气平。最可能的诊断是(　　)

A. 腺病毒肺炎、渗出性胸膜炎　　　　B. 肺炎链球菌肺炎、脓胸

C. 金黄色葡萄球菌肺炎、肺脓肿　　　D. 肺炎克雷伯杆菌肺炎、肺脓肿

E. 肺炎支原体肺炎、渗出性胸膜炎

37. 一金黄色葡萄球菌肺炎患儿,应用氯唑西林钠治疗 4 天,发热不退,精神萎靡。下一步治疗方法首选的是(　　)

A. 加用甲泼尼龙　　　　　　　　　　B. 静注西地兰

C. 输新鲜血浆　　　　　　　　　　　D. 更换用万古霉素

E. 静注 5% 碳酸氢钠

38. 男孩,6 岁。发热、咳嗽 7 天,伴右侧胸痛。查体:体温 38 ℃,精神尚可,呼吸频率 25 次/min,右下肺叩诊浊音,听诊呼吸音明显减弱。胸部 X 线片示右肺中部云雾状浸润影,右肺下部均匀致密阴影,肋膈角消失。实验室检查:外周血 WBC $8×10^9$/L,N 50%,L 45%,CRP 58 mg/L,ESR 40 mm/h。血清肺炎支原体抗体 IgM 1:320。最可能的诊断是(　　)

A. 结核性胸膜炎　　　　　　　　　　B. 流感嗜血杆菌肺炎并发脓胸

C. 腺病毒肺炎并发渗出性胸膜炎　　　D. 金黄色葡萄球菌肺炎并发脓胸

E. 肺炎支原体肺炎并发渗出性胸膜炎

39. 女婴,6 月龄。发热、咳嗽 2 天,喘憋半天。查体:体温 37.8 ℃,脉搏 150 次/min,呼吸频率 50 次/min,有三凹征,听诊呼气延长,双肺闻及散在哮鸣音。为迅速缓解症状,首选的药物是(　　)

A. 氨茶碱　　　　　　　　　　　　　B. 肾上腺素

C. 沙丁胺醇　　　　　　　　　　　　D. 孟鲁司特钠

E. 异丙托溴铵

40. 男孩,5 岁。咳嗽、喘息 2 天,加重半天。现诉胸闷不适,不能平卧。患儿既往有类似发作 2 次,予雾化治疗好转。平素对鸡蛋,坚果,蟹过敏,本次发作前曾食用海鲜。查体:神清,体温 37 ℃,呼吸频率 45 次/min,有三凹征,口唇微发绀,双肺闻及散在的呼气

相哮鸣音,心率 90 次/min,律齐,腹平软。最可能的诊断是(　　)

    A. 支气管哮喘急性发作　　　　　　B. 哮喘性支气管炎

    C. 哮喘性肺炎　　　　　　　　　　D. 自发性气胸

    E. 异物吸入

41. 女孩,10 岁。反复咳嗽、喘息 1 年。肺功能检测:FEV_1/FVC 65%,24 h PEF 变异率 25%。该患儿长期治疗首选的药物是(　　)

    A. 缓释茶碱　　　　　　　　　　　B. 全身糖皮质激素

    C. 吸入型糖皮质激素　　　　　　　D. 长效 β_2 受体激动剂

    E. 速效 β_2 受体激动剂

42. 男孩,8 岁。咳嗽、喘息伴呼吸困难半天。有支气管哮喘病史 2 年,未予正规治疗,父亲幼时有哮喘史。查体:体温 37.0 ℃,烦躁不安,大汗淋漓,呼吸频率 40 次/min,口周发绀,三凹征明显,双肺闻及广泛哮鸣音伴呼气延长。此时对该患儿治疗哪项不正确(　　)

    A. 吸氧　　　　　　　　　　　　　B. 吸入沙丁胺醇

    C. 口服孟鲁司特钠　　　　　　　　D. 静脉注射地西泮

    E. 静脉注射甲泼尼龙

43. 女孩,10 岁。半年来反复咳嗽,偶有喘息,清晨、夜间明显,发作时双肺可闻及哮鸣音伴呼气延长。应用特布他林雾化后缓解。胸部 X 线片示双肺纹理增粗。该患儿诊断支气管哮喘的主要依据是(　　)

    A. 反复发作的咳嗽病史　　　　　　B. 喘息发作以清晨、夜间为主

    C. 发作时闻及哮鸣音伴呼气延长　　D. 胸部 X 线片示肺纹理增粗

    E. 应用特布他林雾化后缓解

44. 男孩,7 岁。咳嗽 2 周,喘息 1 天。查体:体温 37.0 ℃,脉搏 88 次/min,呼吸频率 28 次/min,有三凹征,听诊呼气相延长,双肺闻及散在哮鸣音。为明确诊断,首选的检查是(　　)

    A. 支气管激发试验　　　　　　　　B. 支气管舒张试验

    C. 常规肺功能检查　　　　　　　　D. 过敏原检查

    E. 血气分析

45. 男孩,3 岁。反复咳嗽 2 月,多发生在清晨、活动后明显,用丙卡特罗治疗咳嗽减少。父亲有过敏性鼻炎病史。查体:体温 37.0 ℃,脉搏 88 次/min,呼吸频率 20 次/min,咽稍红,气平,双肺呼吸音粗,未闻及明显啰音。胸部 X 线片示两肺纹理增多。最可能的诊断是(　　)

    A. 哮喘　　　　　　　　　　　　　B. 百日咳

    C. 咳嗽变异性哮喘　　　　　　　　D. 上气道咳嗽综合征

    E. 肺炎支原体肺炎

46. 男孩,3 岁。有反复的喘息史,未予正规治疗。为预防发作,首选的治疗药物是
( )

A. 长期口服 β_2 受体激动剂　　　　B. 长期吸入 β_2 受体激动剂

C. 长期吸入抗胆碱能药物　　　　D. 长期吸入糖皮质激素

E. 间歇口服茶碱类药物

【名词解释】

1. 上呼吸道

2. 三凹征

3. 重症肺炎

4. 疱疹性咽峡炎

5. 毛细支气管炎

6. 社区获得性肺炎

7. 呼吸衰竭

8. 咽-结合膜热

9. 闭锁肺

10. 气道高反应(airway hyperresponsiveness,AHR)

第九章 心血管系统疾病

第一节 正常心血管解剖生理

【教学大纲要求】

了解

(1) 小儿循环系统解剖生理特点。

(2) 小儿各年龄心率及血压正常值。

(3) 心脏胚胎发育、胎儿血液循环及出生后的改变。

(4) 心脏扩大的鉴别诊断。

【小儿循环系统解剖生理特点】

小儿心脏的位置随年龄而变化,新生儿心脏位置较高并呈横位,心尖搏动在第四肋间锁骨中线外,心尖部分主要为右心室。2 岁以后,小儿心脏由横位逐渐转位斜位,心尖搏动下移至第 5 肋间隙,心尖部分主要为左心室。新生儿心脏相对比成人大,占体重的 0.8%,成人仅占 0.5%。出生时自主神经系统不成熟,心脏的交感神经支配占优势,随着年龄增长心脏自主神经系统不断完善,5 岁时开始具有成人的特征,10 岁时完成成熟。故年龄愈小,心率及血流速度也愈快。

【小儿各年龄心率及血压正常值】

新生儿时期,心率为 120~140 次/min;1 岁以内,心率为 110~130 次/min;2~3 岁,心率为 100~120 次/min;4~7 岁,心率为 80~100 次/min;8~14 岁,心率为 70~90 次/min。

动脉血压的高低主要取决于每心搏输出量和外周血管的阻力。1 岁以内的婴儿收缩压 80 mmHg(10.67 kPa),2 岁以后小儿收缩压可用年龄×2+80 mmHg(年龄×0.27+10.67 kPa)公式计算。小儿的舒张压=收缩压×2/3。1 岁以上小儿,下肢血压比上肢血压高 20~40 mmHg(2.67~5.33 kPa)。

【心脏胚胎发育、胎儿血液循环及出生后的改变】

（1）心脏的胚胎发育：原始心脏于胚胎第 2 周开始形成，4 周时心房和心室是共腔的，8 周时房室中隔形成，成为具有 4 腔的心脏。所以，胚胎发育至 2～8 周时为心脏形成的关键期，先天性心脏畸形的形成主要在这一时期。

（2）正常胎儿的血液循环：胎儿时期的营养和气体交换是通过脐血管和胎盘与母体之间以弥散方式进行交换的。由胎盘来的动脉血液经脐静脉进入胎儿体内，至肝下缘分成两支：一支入肝与门静脉吻合；另一支经静脉导管入下腔静脉，与来自下半身的静脉血混合，共同流入右心房。由于下腔静脉瓣的隔阻，使来自下腔静脉的混合血（以动脉血为主）进入右心房后，约 1/3 经卵圆孔入左心房，再经左心室流入升主动脉，主要供应心、脑及上肢；其余流入右心室。从上腔静脉回流的来自上半身的静脉血，入右心房后大部分流入右心室，与来自下腔静脉的血液一起进入肺动脉。由于胎儿肺部处于压缩状态，经肺动脉的血液只有少量流入肺，经肺静脉回到左心房；而大部分血液经动脉导管与来自升主动脉的血汇合后，进入降主动脉（以静脉血为主），供应腹腔器官和下肢；同时，经过脐动脉回流至胎盘，摄取氧气及营养物质。故胎儿期供应脑、心、肝及上肢血氧量较下半身高。

（3）出生后循环的改变：出生后脐血管阻断，呼吸建立，肺泡扩张，肺小动脉管壁肌层逐渐退化，管壁变薄、扩张、肺循环压力下降，从右心经肺动脉流入肺的血流增多，使肺静脉回流至左心房的血流量增加，左心房压力增高。当左心房压力超过右心房时，卵圆孔瓣膜功能上关闭；到出生后 5～7 个月，解剖上大多数闭合。自主呼吸建立后血氧增高，动脉导管壁受到刺激后收缩；同时，低阻力的胎盘循环由于脐带结扎而终止，由于肺循环压力降低和体循环压力升高，流经动脉导管血流逐渐减少，高的动脉血氧分压和出生后体内前列腺素的减少，使导管壁平滑肌收缩，导管闭塞，最后血流停止，形成动脉韧带；足月儿约 80% 在出生后 24 h 形成功能性关闭，约 80% 的婴儿于生后 3 个月、95% 的婴儿生后 1 年内形成解剖上关闭。若动脉导管持续未闭，可认为有畸形的存在。脐血管血流停止 6～8 周完全闭锁，形成韧带。

【导读图】

心脏扩大的鉴别诊断概览如图 9-1 所示。

第二节　先天性心脏病

【教学大纲要求】

1. 掌握

临床常见先天性心脏病（室间隔缺损、房间隔缺损、动脉导管末闭，法洛四联症）的病

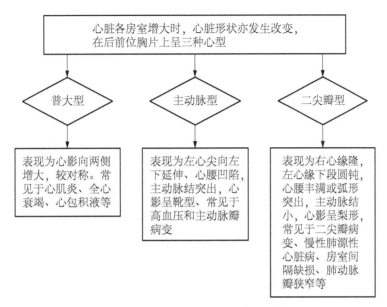

图 9-1 心脏扩大的鉴别诊断概览

理解剖、病理生理、临床表现、常见并发症及诊断。

2. 熟悉

（1）先天性心脏病的病因及分类。

（2）常用的心血管疾病辅助检查（心电图、胸部 X 线片、超声心动图、心导管心血管造影及磁共振成像等）的意义及诊断价值。

（3）上述几种先天性心脏病的处理原则。

3. 了解

小儿循环系统解剖生理特点，包括胎儿血循环及出生后的改变。

【概述】

先天性心脏病（congenital heart disease，CHD）是胎儿期心脏及大血管发育异常所致的先天性畸形，是小儿最常见的心脏病。流行病学调查资料提示，先天性心脏病的发病率在活产婴儿中为 6%～10%；若包括出生前已死亡的胎儿，本病的发病率更高。若未经治疗，约 1/3 的患儿在生后 1 年内可因病情严重和复杂畸形而死亡。各类先天性心脏病的发病情况以室间隔缺损最多，其次为房间隔缺损和动脉导管未闭。法洛四联症则是存活的发绀型先天性心脏病中最常见者。

【导读图】

室间隔缺损、房间隔缺损、动脉导管未闭、法洛四联症概览如图 9-2～图 9-5 所示。

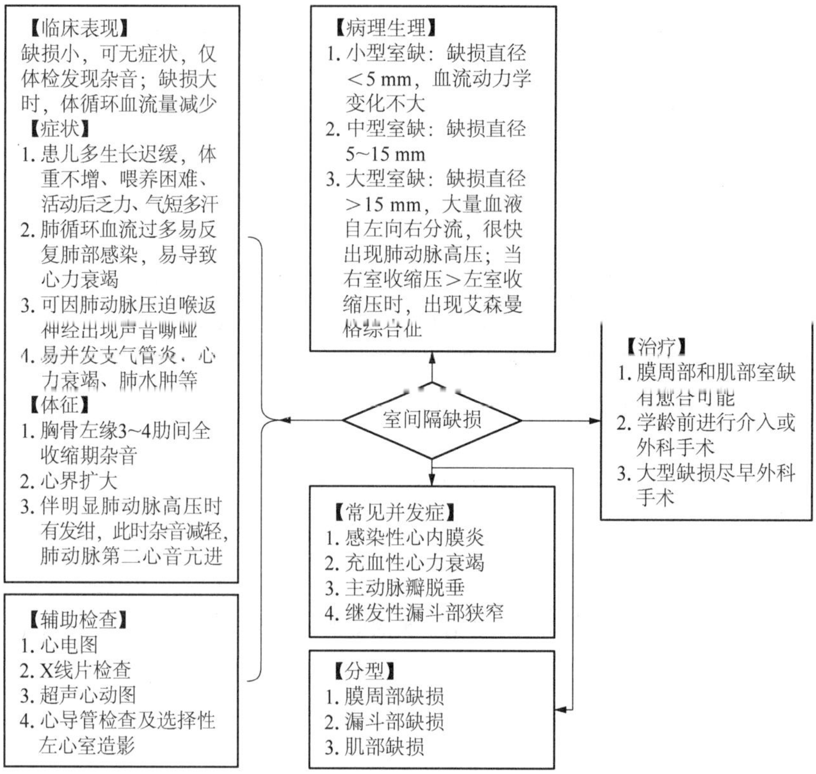

【临床表现】
缺损小，可无症状，仅体检发现杂音；缺损大时，体循环血流量减少
【症状】
1. 患儿多生长迟缓，体重不增、喂养困难、活动后乏力、气短多汗
2. 肺循环血流过多易反复肺部感染，易导致心力衰竭
3. 可因肺动脉压迫喉返神经出现声音嘶哑
4. 易并发支气管炎、心力衰竭、肺水肿等
【体征】
1. 胸骨左缘3~4肋间全收缩期杂音
2. 心界扩大
3. 伴明显肺动脉高压时有发绀，此时杂音减轻，肺动脉第二心音亢进

【辅助检查】
1. 心电图
2. X线片检查
3. 超声心动图
4. 心导管检查及选择性左心室造影

【病理生理】
1. 小型室缺：缺损直径<5 mm，血流动力学变化不大
2. 中型室缺：缺损直径5~15 mm
3. 大型室缺：缺损直径>15 mm，大量血液自左向右分流，很快出现肺动脉高压；当右室收缩压>左室收缩压时，出现艾森曼格综合征

室间隔缺损

【治疗】
1. 膜周部和肌部室缺有愈合可能
2. 学龄前进行介入或外科手术
3. 大型缺损尽早外科手术

【常见并发症】
1. 感染性心内膜炎
2. 充血性心力衰竭
3. 主动脉瓣脱垂
4. 继发性漏斗部狭窄

【分型】
1. 膜周部缺损
2. 漏斗部缺损
3. 肌部缺损

图9-2　室间隔缺损概览

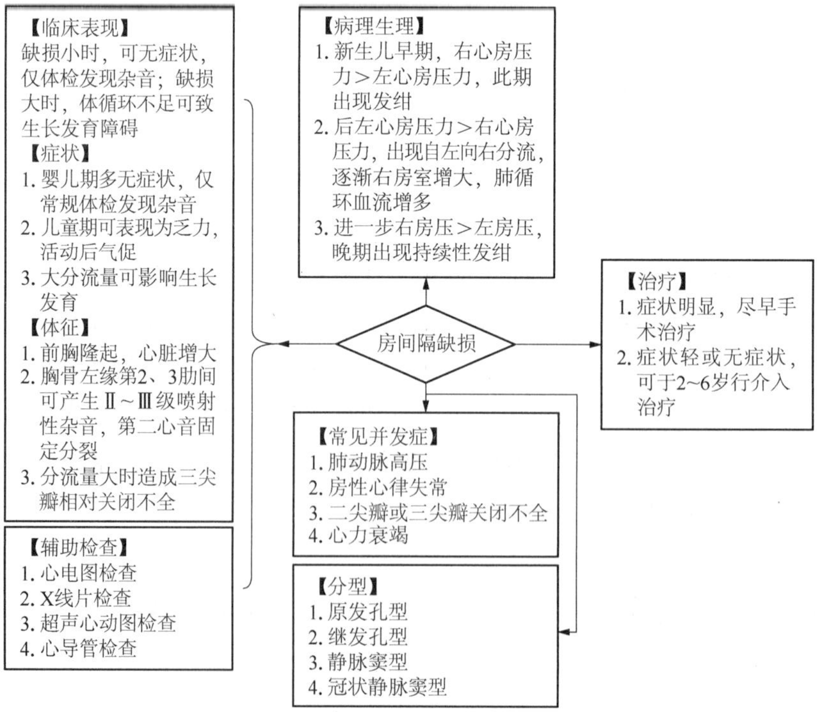

【临床表现】
缺损小时，可无症状，仅体检发现杂音；缺损大时，体循环不足可致生长发育障碍
【症状】
1. 婴儿期多无症状，仅常规体检发现杂音
2. 儿童期可表现为乏力，活动后气促
3. 大分流量可影响生长发育
【体征】
1. 前胸隆起，心脏增大
2. 胸骨左缘第2、3肋间可产生Ⅱ~Ⅲ级喷射性杂音，第二心音固定分裂
3. 分流量大时造成三尖瓣相对关闭不全

【辅助检查】
1. 心电图检查
2. X线片检查
3. 超声心动图检查
4. 心导管检查

【病理生理】
1. 新生儿早期，右心房压力>左心房压力，此期出现发绀
2. 后左心房压力>右心房压力，出现自左向右分流，逐渐右房室增大，肺循环血流增多
3. 进一步右房压>左房压，晚期出现持续性发绀

房间隔缺损

【治疗】
1. 症状明显，尽早手术治疗
2. 症状轻或无症状，可于2~6岁行介入治疗

【常见并发症】
1. 肺动脉高压
2. 房性心律失常
3. 二尖瓣或三尖瓣关闭不全
4. 心力衰竭

【分型】
1. 原发孔型
2. 继发孔型
3. 静脉窦型
4. 冠状静脉窦型

图9-3　房间隔缺损概览

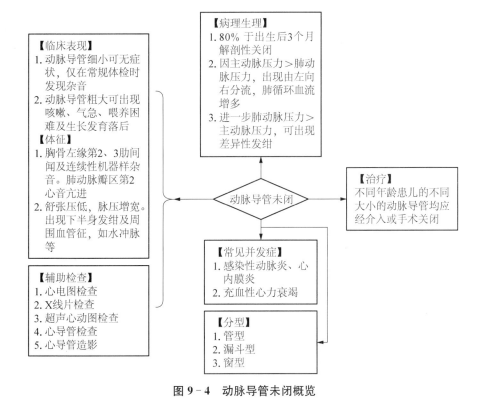

图 9-4　动脉导管未闭概览

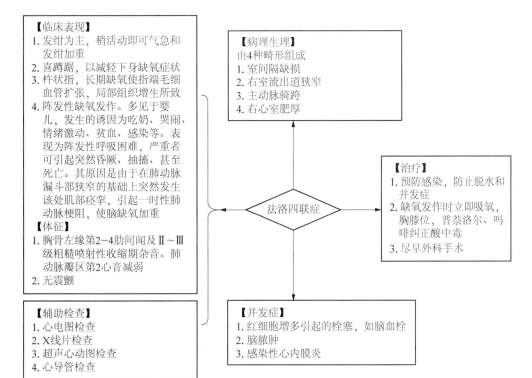

图 9-5　法洛四联症概览

第三节　病毒性心肌炎

【教学大纲要求】

1. 熟悉

(1) 病毒性心肌炎临床表现、诊断标准、鉴别诊断。

(2) 病毒性心肌炎的治疗原则。

2. 了解

(1) 病毒性心肌炎病因、发病机制和病理。

(2) 预后与转归。

(3) 心肌病、心力衰竭的病因、诊断与现代治疗。

【概述】

病毒性心肌炎(viral myocarditis)即由病毒侵犯心脏所引起的以心肌炎性病变为主要表现的疾病,有时病变也可累及心包或心内膜,其病理特征为心肌细胞的坏死、变性。儿童时期的发病率尚不确切,流行病学资料显示儿童中可引起心肌炎的常见病毒有柯萨奇病毒(B组和A组)、埃可病毒、脊髓灰质炎病毒、腺病毒、传染性肝炎病毒、流感和副流感病毒、麻疹病毒及单纯疱疹病毒以及流行性腮腺炎病毒等。值得注意的是新生儿期柯萨奇病毒B组感染可导致群体流行,其病死率可高达50%以上。

【导读图】

病毒性心肌炎概况如图9-6所示。

案例 12　幸运的丹丹

第一部分

场景 1

3岁的丹丹,家住在偏僻的浙江山区,爷爷、爸爸和姑妈三个人都耳聋失聪,丹丹妈妈是布依族,家里也很穷,10多年前从贵州省远嫁到这个小镇。丹丹是在家里接生的,孩子的出生给全家带来了欢乐,也是全家的希望。可丹丹从小就体弱多病,吃饭很慢,胃口很小,人也长得瘦小,同年龄的孩子都比丹丹高半个头,跑得比丹丹快。

丹丹经常生病,每个月都会感冒咳嗽,平时到药房抓点药服用就好了,可这次咳嗽越咳越重,吃药也不管用,父母将孩子送到当地医院治病,医生检查后说丹丹有肺炎,而且心脏有杂音!最好尽快送大医院住院治疗。得知丹丹可能得了先天性心脏病,这对全家来说犹如晴天霹雳!爷爷一听到这个消息就倒下了,对这个贫穷的家庭来说更是

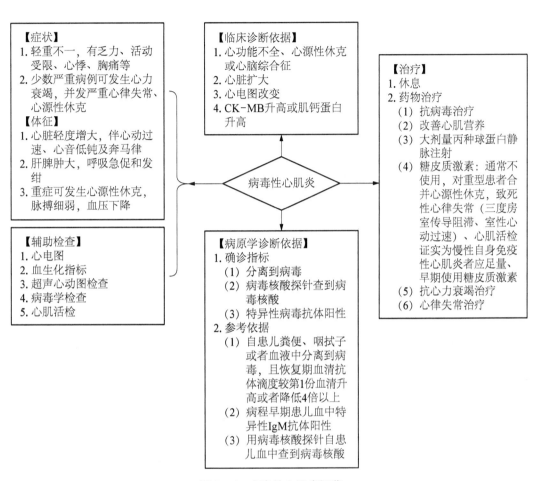

图 9 - 6 病毒性心肌炎概览

注：CK - MB(肌酸激酶同工酶)。

雪上加霜！好不容易向亲朋好友凑借了 2 000 元连夜来到了省城医院,丹丹被收治住进了儿科病房。

分析病史资料	
补充诊断依据	
推理假设诊断	
演绎诊断思路	
设计学习问题	

场景 2

入院后,医生仔细询问病史,并为丹丹做了全身体格检查:年龄 3 岁,体重 10 kg;精神软,脸色略显苍白;体温 37.2 ℃(肛表),唇红;心前区无隆起,心尖搏动点位于第 5 肋间左腋前线处,可闻及震颤,心率 110 次/min,律齐,心音有力,胸骨左缘第 2~4 肋间有Ⅲ级收缩期喷射性杂音,肺动脉第二音增强;呼吸频率 55 次/min,双肺呼吸音粗,闻及细湿啰音。腹软,肝脾肋下未及。颈软,Brudzinski 征、Kernig 征、Babinski 征均阴性(—);指趾端无发绀。周围血管征阴性(—)。血氧饱和度测定:静息状态下无创血氧饱和度双上肢92%,双下肢91%,哭闹时检查四肢血氧饱和度85%。

分析病史资料	
补充诊断依据	
推理假设诊断	
演绎诊断思路	
设计学习问题	

第二部分

场景 1

病房医生仔细评估了丹丹的病情,并开出了相关的实验室检查,当天下午检查报告就出来了。

(1) 血常规:WBC 18.0×10^9/L,N 76%,L 23%,RBC 4.55×10^{12}/L,Hb 135 g/L,Plt 250×10^9/L。

(2) X 线片检查:全心扩大,双肺可见斑片状密度增高影(见图9-7)。

(3) 心电图检查:双侧心房肥大,双侧心室肥大(见图9-8)。

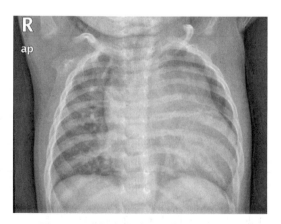

图9-7 胸部 X 线片示:全心扩大,双肺可见斑片状密度增高影

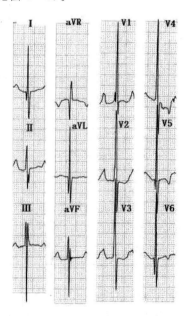

图9-8 心电图检查示:双侧心房和心室均肥大

(4) 心脏超声检查：心脏位置及连接正常。左心房、右心房、右心室增大。房间隔回声中断约 13 mm，双向分流，以左向右分流为主，室间隔与主动脉前壁回声连续中断约 18 mm，中断处可见时红时蓝的双向分流血流信号，以左向右分流为主，收缩期三尖瓣少量反流信号。主动脉无增宽，肺动脉增宽，肺动脉压力中度增高。左位主动脉弓如图 9-9(A)和(B)所示。

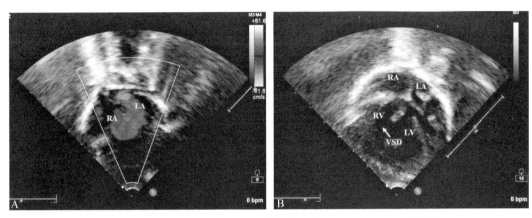

图 9-9 A. 剑突下双房切面多普勒超声图像；B. 心尖四腔心切面图像

分析病史资料	
补充诊断依据	
推理假设诊断	
演绎诊断思路	
设计学习问题	

场景 2

医生根据丹丹的病史、体格检查，结合实验室检查报告，明确诊断丹丹为先天性心脏病(房间隔缺损、室间隔缺损)、肺炎；给予头孢曲松钠抗感染治疗，口服敌咳，予以布地奈德和异丙托溴铵雾化吸入。

通过静脉输液和对症治疗，1 周后丹丹的咳嗽、气急症状明显好转，肺部啰音也已消失，医生告诉丹丹的父母说：

"丹丹的肺炎已经治好，但丹丹的先天性心脏病，还得手术治疗，否则以后可能还会经常患肺炎。"

"那一般手术费用要多少？"丹丹的爸爸小心地问道。

"大概要三四万元。"

一听到要那么多钱，全家人都发愁了，这次看病的钱都是借的，上哪儿去凑这些钱啊！

分析病史资料	
补充诊断依据	
推理假设诊断	
演绎诊断思路	
设计学习问题	

场景3

一次偶然的机会,看到电视台播放的节目,是关于上海台州商会-新华医院小儿先天性心脏病慈善基金会为来自贫困家庭的先天性心脏病患儿成功进行手术的报道,第二天爸爸就急忙赶回老家,到电视台登记了丹丹的资料。

1个月后,丹丹幸运地申请到了上海台州商会-新华医院小儿先天性心脏病慈善基金会的救助项目,并住进了新华医院,由孙锟教授亲自做心导管手术,顺利地进行了房间隔缺损和室间隔缺损封堵术,手术非常成功,当晚丹丹就可以下床走路了。

术后3个月,丹丹比以前饭吃得多了,人长高了也长胖了,连感冒咳嗽也少了很多,去上海新华医院复查心脏彩超显示缺损封堵处无残余分流。丹丹的问题得到了彻底的解决。

全家人都开心地笑了,幸运的丹丹迎来了健康的新生活!

分析病史资料	
补充诊断依据	
推理假设诊断	
演绎诊断思路	
设计学习问题	

注:本案例由薛海虹撰写。

案例 13　变紫的小孩

第一部分

场景1

欢欢是一名留守儿童,今年3岁,爸爸、妈妈长期在上海打工,平时难得回家,欢欢就跟着爷爷、奶奶住在贵州农村的老家。最近一段时间,爷爷、奶奶发现欢欢嘴唇和指甲盖变得越来越紫,而且玩一会儿就得在地上蹲一会儿,好像哪里不舒服似的。爷爷、奶奶看在眼里,急在心里,心想,马上要过年了,这次一定要让儿子带欢欢到医院里检查一下。

年前,爸爸、妈妈终于回家过年了,爷爷、奶奶将欢欢的最近情况告诉了儿子,说:"欢欢与其他人不一样,看上去怎么越来越紫了,还是抽空带欢欢上医院去看看吧!"

"好的,明天就去",爸爸一口答应到。

分析病史资料	
补充诊断依据	
推理假设诊断	
演绎诊断思路	
设计学习问题	

场景2

由于受当地经济条件限制等原因,欢欢妈妈在怀孕时就没怎么去医院做过正规的产检,总觉得自己平时身体都不错,很健康,就连在怀孕2个多月时感冒过一次,也没怎么吃药感冒也就好了,因此,孩子应该不会有问题。

第2天,爸爸、妈妈带着欢欢来到县城医院,医生在问过病史后给欢欢做了检查:发现欢欢神清,精神可,口唇发绀,双肺呼吸音清,呼吸稍促。心脏听诊:心率:120次/min,律齐,心音有力,胸骨左缘可闻及收缩期杂音。腹平软,四肢指(趾)端发绀。

根据检查结果,医生对欢欢的爸爸、妈妈说:"欢欢有心脏杂音,而且有发绀,看来可能得了先天性心脏病,程度不轻,我们这里条件有限,听说你们在上海打工,我知道上海市级的儿科专科医院小儿心脏科水平不错,建议你们尽快带欢欢去上海看看吧!"

欢欢的爸妈听了医生的话,犹如晴天霹雳,惊得半天说不出话来,心想,我们家里没有人得过这个毛病,欢欢怎么会得先天性心脏病呢?年后一定带欢欢到上海的儿科专科医院好好查查,也许这里的医生搞错了!

分析病史资料	
补充诊断依据	
推理假设诊断	
演绎诊断思路	
设计学习问题	

第二部分

场景1

年后欢欢的爸爸、妈妈赶紧带着欢欢坐上去上海的火车,经过2天的奔波,终于来到了上海的儿科专科医院。一到医院,爸爸、妈妈傻眼了,虽然临近中午,但儿科门诊大厅里到处都是人,一问,心脏专科门诊都预约到 1 个月以后了。

"这咋办啊! 孩子病可不能再拖了",爸爸已经焦急得像热锅上的蚂蚁,对妈妈说道。

"要不去找专家商量一下,看看能否给孩子加个号。"妈妈提醒道。

欢欢的爸爸在儿科心脏专家门诊的诊室找到了准备下班的赵主任,连忙说道:

"赵主任,您好,我们是外地来沪打工的,带孩子来一次上海不太容易,当地医院说孩子可能得了先天性心脏病,据说挺严重的,心脏科的号早就挂完了,麻烦赵主任给加个号,帮孩子看一下。"

"噢,这样啊,你先不要急,把孩子放到诊查床上,让我先看看。"赵主任和蔼地说道。

当赵主任一看到全身发绀的欢欢,脸色一下凝重起来,对欢欢的爸爸说:"孩子的病不轻,而且已经拖了一段时间,我这就帮他看,这是加号单,你快去挂号吧!"

欢欢的爸爸拿着加号单,激动地对赵主任说:"谢谢,谢谢,您是我孩子的救命恩人啊,"说完,快速向挂号处跑去。

在欢欢的爸爸去挂号的时候,赵主任已向妈妈询问了欢欢的病史,并给欢欢做了详细的体格检查:发现欢欢神尚清,精神一般,生长发育落后,口唇发绀,牙釉质发育不良,全身皮肤发绀;双肺呼吸清,呼吸促,呼吸频率 50 次/min;心前区无明显隆起,胸骨左缘可及抬举感,心率 125 次/min,心律齐,心音有力,胸骨左缘第 2~3 肋间可闻及Ⅲ~Ⅳ级收缩期喷射性杂音,不伴震颤,肺动脉瓣第 2 音(P_2)明显降低;腹平软,无压痛反跳痛,未触及包块,四肢活动可,指(趾)端发绀,呈鼓槌样杵状指(趾)。

赵主任给欢欢做完检查后,对欢欢的爸爸、妈妈说:"从目前初步情况看,欢欢很有可能是先天性心脏病,鉴于欢欢目前情况,建议立即住院做进一步检查明确诊断,以便及时治疗。"说完赵主任立即联系了病房,帮助欢欢安排好了床位。

分析病史资料	
补充诊断依据	
推理假设诊断	
演绎诊断思路	
设计学习问题	

场景 2

很快,欢欢的爸爸顺利地给欢欢办理了入住手续,来到了心脏科病房。当班的张医生在询问病史、体格检查后立即开出了相关的检查,几小时过后,检查报告都出来了,显示如下。

(1) 心电图:电轴右偏,p 波高尖,V1 呈大 R 波,V5、V6 深 S 波,提示右心室、右心房大,右心室肥厚(见图 9-11)。

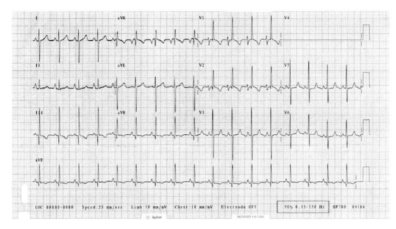

图 9-10　心电图检查示：电轴右偏，P 波高尖，V1 呈大 R 波，V5、V6 深 S 波

（2）胸部 X 线片：心影大小正常，右缘饱满，心尖上翘，圆钝，肺动脉段内凹，双侧肺野透亮度增加，血管影稀少（见图 9-11）。

（3）心脏超声：心脏位置正常，右心房、右心室增大，右室壁肥厚。左室壁收缩活动可。主动脉增宽，骑跨于室间隔之上 50%，左、右冠状动脉开口可见。圆锥隔前移，肺动脉瓣及瓣下狭窄。房室瓣开放活动可。室间隔缺损（对位不良型），心室水平双向分流。左位主动脉弓。未见动脉导管开放，如图 9-12 所示。

入院当天晚上，原本好好的欢欢突然出现呼吸深快，精神萎靡，发绀明显加重，欢欢的妈妈吓坏了，慌忙叫来值班医生，医生一看，对欢欢的妈妈说："这是

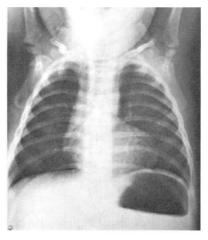

图 9-11　胸部 X 线片示：心影大小正常，右缘饱满，心尖上翘，圆钝，肺动脉段内凹，双侧肺野透亮度增加，血管影稀少

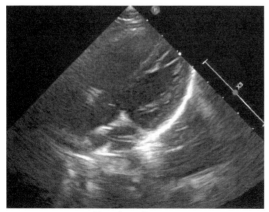

胸骨旁五腔心切面

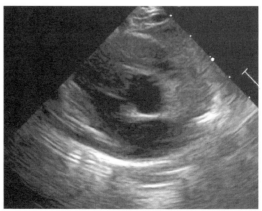

胸骨旁大动脉短轴切面

图 9-12　心脏超声表现

缺氧发作。"医生来不及解释,立即下达了抢救医嘱。经过一系列处理后,欢欢的症状才逐渐得到缓解,终于转危为安。

分析病史资料	
补充诊断依据	
推理假设诊断	
演绎诊断思路	
设计学习问题	

场景 3

第二天上午,看到赵主任来查房,欢欢的妈妈像看到救星一样冲过去,问道:"赵主任啊,欢欢昨天晚上怎么会这样啊,吓死我了,亏得昨天在医院,要是在家里,那如何是好?我们都没想到,欢欢突然变得那么严重,您一定要想想办法救救欢欢啊!"

听着欢欢的父母急切的话语,赵主任一边安慰,一边对欢欢的父母说道:"昨天的情况我已经了解了,欢欢确实发生了缺氧发作,这是与欢欢的法洛四联症有关,也是青紫型先天性心脏病常见的较严重的并发症,这是由于情绪激动刺激右心室流出道的心肌发生痉挛与收缩,从而使右心室流出道完全堵塞所致。昨天你们发现及时,我们的医生护士处理得当,将患儿置胸膝位,给予吸氧、镇静,开放静脉通道,予以补液扩容,去氧肾上腺素提高外周阻力、增加左心室压力、减轻右向左分流,碳酸氢钠纠正酸中毒等治疗,所以最后转危为安。"

"那以后还会发作吗?"欢欢的妈妈继续问道。

"会的,只要欢欢的心脏病一天没有治好,那就存在缺氧发作的危险。"赵主任耐心地解释道。

"那欢欢怎么会得这种心脏病呢? 我们家里都没有心脏病史啊!"

"先天性心脏病并不一定与遗传有关,还可能与孕早期的胚胎发育异常,宫内感染,孕母服用致畸性药物、毒物、有害环境接触,母亲自身疾病如糖尿病等,以及基因突变等多种因素相关。根据欢欢的病史,很可能与您怀孕早期感染有关。因此,在孕期进行定期产检及大畸形排查非常重要,像欢欢这样的心脏畸形在胎儿期间就能够得到诊断,并进行相应的围产期一体化管理,早期进行治疗。法洛四联症的手术时机和手术方式主要取决于左、右肺动脉的发育、左心室发育情况和冠状动脉的情况。患儿的预后与肺动脉狭窄程度、并发症以及手术的早晚相关,欢欢现在 3 岁了,手术时间已经算比较晚了,一般在 6 个月左右即可行根治手术。"

听了赵主任的耐心解答,欢欢的妈妈恍然大悟,接着问道:"那欢欢这种心脏病能治好吗?"

"从目前检查的资料来看,欢欢的法洛四联症可以通过胸外科手术进行根治,手术后欢欢就不会发绀了,也不会缺氧发作了。不过,在手术前欢欢还需要做心脏双源CT扫描以了解欢欢心脏右心室流出道、肺动脉及分支发育、冠状动脉情况等指标,为手术做准备。"

"那手术费用贵吗?"

"需要4～5万元。"

"这么贵呀,我们打工的哪里凑得到那么多钱呢?",听了赵主任的话,欢欢的爸爸、妈妈顿时手足无措。

看到欢欢的父母此时的表情,赵主任立刻明白了,他们一定为手术费用犯愁了,笑着对欢欢的父母说:"欢欢的情况比较特殊,你们的经济条件确实也不好,我们新华医院有一个上海台州商会-新华医院小儿先天性心脏病慈善基金会,专门为贫困地区患先天性心脏病的孩子提供帮助,你们可以到相关部门咨询,并提出申请。"

"那太好了,这下欢欢有救了,谢谢您,您真是我们全家的再生父母,我们对您的感谢之情真是无法言表。"

赵主任继续说道:"为孩子看病,是我们医生的天职,是应该的,对你们提供力所能及的帮助也是应该的,你们到上海来务工,其实也为上海的建设做出了贡献。"

之后,赵主任很快为欢欢安排了心脏双源CT检查,不久报告出来了:CT扫描结果提示患儿有法洛四联症:室间隔缺损、主动脉骑跨、右室壁肥厚、右心室流出道狭窄(见图9-13)。

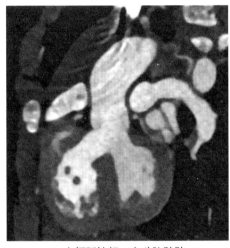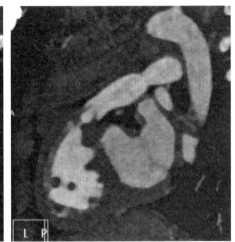

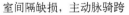

室间隔缺损,主动脉骑跨   右室壁肥厚,右室流出道狭窄

图 9-13 心脏 CT 表 现

赵主任看了CT报告后,立即请胸外科会诊,一起讨论欢欢的手术方案:在体外循环下,经右心室至肺动脉行跨肺动脉瓣切开,行补片扩大,同时行室间隔缺损修补术。2周后,欢欢申请到了基金会的资助,在胸外科做了法洛四联症根治术,这下欢欢终于可以"不

紫"了。在出院前夕,赵主任再来看欢欢,看到活泼可爱的欢欢,心里也感到由衷的欣慰,并嘱咐欢欢的爸爸回家后要注意让孩子多休息,增加营养,也一定要按时来复诊随访。

看着赵主任,欢欢的爸爸、妈妈也终于露出了久违的笑容。

分析病史资料	
补充诊断依据	
推理假设诊断	
演绎诊断思路	
设计学习问题	

注:本案例由赵莉晴撰写。

实 战 演 练 题

【选择题】

1. 患儿,女,5岁。于2岁体检时发现心脏杂音,自幼开始经常发生呼吸道感染。查体:呼吸平,双肺呼吸音清,胸骨左缘第2~3肋间可闻及Ⅱ~Ⅲ级收缩期杂音,肺动脉瓣区第2音固定分裂。X线胸片示肺门影增浓,肺动脉段凸出,心尖圆钝;心电图示右心室肥大。最可能的诊断是(　　)

A. 室间隔缺损　　　　　　　　　　B. 房间隔缺损

C. 动脉导管未闭　　　　　　　　　D. 法洛四联症

E. 肺动脉狭窄

2. 患儿,女,5岁。生后3个月体检发现心脏杂音,平素易感冒,多次发生肺炎,无发绀。生长发育差,稍瘦,心前区隆起,胸骨左缘第3~4肋间可闻及Ⅲ~Ⅳ级全收缩期杂音,P_2亢进,无周围血管征。心电图示左右心室肥大。最可能的诊断是(　　)

A. 室间隔缺损　　　　　　　　　　B. 房间隔缺损

C. 动脉导管未闭　　　　　　　　　D. 法洛四联症

E. 肺动脉狭窄

3. 患儿,男,10岁。生后4个月开始出现发绀,并于哭吵、活动后加重并伴有气急,体检示体瘦,心前区隆起,胸骨左缘第2~4肋间闻及Ⅱ~Ⅳ级收缩期杂音,P_2减弱,X线胸片示双肺纹理减少,肺动脉段凹陷呈靴型。最可能的诊断是(　　)

A. 室间隔缺损　　　　　　　　　　B. 房间隔缺损

C. 动脉导管未闭　　　　　　　　　D. 法洛四联症

E. 肺动脉狭窄

4. 患儿,男,7 岁。平素易呼吸道感染,劳累活动后会出现气促,体检发现胸骨左上方闻及连续性杂音,血压 96/40 mmHg,并可闻及股动脉枪击音。最可能的诊断是(　　)

　　A. 室间隔缺损　　　　　　　　　　B. 房间隔缺损

　　C. 动脉导管未闭　　　　　　　　　D. 法洛四联症

　　E. 肺动脉狭窄

5. 患儿,男,2 岁。自幼喂养困难,曾患肺炎 5 次。体检胸骨左缘第 3~4 肋间闻及Ⅲ级收缩期杂音,P_2 亢进,下列哪项病理生理改变不符合(　　)

　　A. 左向右分流　　　　　　　　　　B. 左心室血流增加

　　C. 肺动脉高压　　　　　　　　　　D. 肺血多

　　E. 左心室后负荷增加

6. 患儿,男,5 岁。渐进性青紫 5 年,诊断法洛四联症,今晨起突然发生昏厥,考虑该患儿发病主要原因是(　　)

　　A. 大型室间隔缺损　　　　　　　　B. 高位室间隔缺损

　　C. 主动脉骑跨程度超过 50%　　　　D. 狭窄的右心室漏斗部发生痉挛

　　E. 右心室严重肥厚

7. 女婴,足月顺产,出生体重 4 000 g,生后 2 h 哭吵时发现口周和颜面青紫,哭声响,奶量完成可。查体:呼吸平,双肺呼吸音清,胸骨左缘第 2~3 肋间可闻及Ⅲ~Ⅳ级收缩期杂音,肺动脉瓣区第 2 音减弱。X 线胸片示肺动脉段凸出;该新生儿最可能的诊断是(　　)

　　A. 室间隔缺损　　　　　　　　　　B. 房间隔缺损

　　C. 动脉导管未闭　　　　　　　　　D. 肺动脉瓣狭窄

　　E. 法洛四联症

8. 男婴,6 月龄,生长发育较同龄儿稍落后,哭吵时出现口周发绀,心脏彩超诊断为法洛四联症,该患儿目前的首要治疗方案为(　　)

　　A. 继续随访观察　　　　　　　　　B. 行心导管检查

　　C. 外科手术治疗　　　　　　　　　D. 强心利尿治疗

　　E. 先行基因检测

9. 先天性心脏病是胎儿期心脏及大血管发育异常所致的先天性畸形,目前先天性心脏病中最常见的类型是(　　)

　　A. 室间隔缺损　　　　　　　　　　B. 房间隔缺损

　　C. 动脉导管未闭　　　　　　　　　D. 法洛四联症

　　E. 肺动脉瓣狭窄

10. 患儿,男,5 岁。平素活动耐力差,出现渐进性发绀,指趾端杵状指,当地医院诊断为法洛四联症,一直未治疗。近几日患儿有发热,昨晚开始呕吐 2 次,为胃内容物,今晨起

床时患儿突然发生昏厥,考虑晕厥的主要原因是(　　)

    A. 电解质紊乱   B. 高热惊厥

    C. 心律失常   D. 狭窄的右心室漏斗部发生痉挛

    E. 右心室严重肥厚

11. 患儿,男,4岁。渐进性发绀3年,平素走路后喜欢下蹲,外院诊断为法洛四联症,今晨发脾气后突然出现呼吸困难,颜面四肢发绀,该患儿有效的抢救措施应除外(　　)

    A. 平卧位   B. 给氧

    C. 静脉注射西地兰   D. 静脉注射普萘洛尔(心得安)

    E. 肌内注射苯巴比妥钠

12. 患儿,女,14岁。自幼开始经常发生呼吸道感染,平素体质消瘦,体育成绩偏差,一直未行任何检查。此次因学校体检发现:胸骨左缘第2~3肋间可闻及Ⅱ~Ⅲ级全期杂音,X线胸片示肺门影增浓,肺动脉段凸出,心尖圆钝;行心脏彩超提示为动脉导管未闭,该患儿目前行动脉导管未闭(patent ductus arteriosus,PDA)介入封堵治疗前需要评估的因素中哪项不正常(　　)

    A. 动脉导管的形状大小   B. 患儿年龄

    C. 肺动脉压力   D. 心电图检查

    E. 心功能评估

13. 患儿,女,6岁。于2岁时因肺炎就诊时听诊有心脏杂音,平素容易反复呼吸道感染。体形消瘦。查体:神清,面色可,双肺呼吸音清,胸骨左缘2~3肋间闻及Ⅱ~Ⅲ级收缩期,肺动脉瓣区第二音固定分裂。X线胸片提示肺门影增浓,肺动脉段凸出,心尖圆钝,心电图提示右心室肥大。该患儿的对诊断最有意义的检查是什么?(　　)

    A. 心导管检查   B. 心脏超声

    C. 心电图   D. 血常规

    E. 儿保科体检

14. 患儿,女,4岁,有反复呼吸道感染史,体重14 kg。查体:神清,面色可,双肺呼吸音清,胸骨左缘第2~3肋间闻及Ⅱ~Ⅲ级收缩期。心脏彩超检查提示为房间隔缺损。该患儿杂音产生的机制是由于(　　)

    A. 血流通过缺损部位   B. 右心室流出道相对性狭窄

    C. 右心室扩大   D. 肺动脉瓣相对性关闭不全

    E. 主动脉瓣相对性狭窄

15. 男婴,生后8 h,因气促5 h,面色发绀1 h急诊入院。患儿系足月顺产,Apgar评分1、5、10 min分别为9、9、9分。入院查体:神清,哭声响,体温正常,面色发绀,呼吸频率80次/min,心率为160次/min,心音有力,心律齐,心前区可闻及Ⅰ~Ⅱ级收缩期杂音。立即行心脏超声检查提示为房间隔缺损,其余未见结构性异常。该房间隔缺损患儿,出生

时及新生儿早期可发生暂时性发绀是由于( )

  A. 右心房压力大于左心房,血液自右向左分流

  B. 体循环血流量少

  C. 右心血流量增多

  D. 肺循环充血

  E. 左心室血流量少

16. 8个月婴儿,出生后喂养差,生长发育较同龄儿差,易患呼吸道感染,2天前发热、咳嗽、气促、烦躁不安,呼吸62次/min,脉搏180次/min,嘴唇发绀,胸骨左缘第3~4肋间闻及Ⅲ级全收缩期吹风样杂音,P₂亢进,双肺可闻固定细湿啰音,肝脏右肋下3 cm。诊断考虑( )

  A. 室间隔缺损

  B. 室间隔缺损合并支气管肺炎

  C. 室间隔缺损、急性重症支气管肺炎、心力衰竭

  D. 室间隔缺损合并感染性心内膜炎

  E. 房间隔缺损合并支气管肺炎

17. 患儿,4岁。生后3个月发现心脏杂音,曾患5次肺炎。胸骨左缘第3~4肋间闻及Ⅳ级全收缩期杂音,心尖区有短促的舒张期杂音。右心导管检查:导管很容易从右心房进入左心房,右心室血氧高于右心房。可能的诊断是( )

  A. 房间隔缺损   B. 室间隔缺损

  C. 动脉导管未闭   D. 风湿性二尖瓣狭窄

  E. 法洛四联症

18. 患儿,2岁,发现心脏杂音1年余。生长发育较差,无明显气促、发绀。胸骨左缘第3~4肋间闻及Ⅲ级收缩期杂音,要诊断该患儿的先天性心脏病类型,既简单又经济的检查是( )

  A. 心电图   B. 心脏X线照片

  C. 心脏彩超   D. 心导管检查

  E. 心血管造影

19. 患儿,6岁,发现心脏杂音4年。平时易感冒,活动后嘴唇发绀,心前区隆起,胸骨左缘第3~4肋间可闻及Ⅲ级全收缩期吹风样杂音,向周围广泛传导,P₂亢进,可扪及震颤,心电图检查示双室肥厚,最可能的诊断是( )

  A. 室间隔缺损   B. 房间隔缺损

  C. 动脉导管未闭   D. 法洛四联症

  E. 风湿性心脏病二尖瓣关闭不全

20. 患儿,5岁,生长发育正常。胸骨左缘第3~4肋间闻及Ⅱ级柔和收缩期吹风样杂

音,卧位较坐位响亮。最可能的诊断是( )

    A. 室间隔缺损   B. 房间隔缺损

    C. 动脉导管未闭   D. 生理性杂音

    E. 风湿性心脏病二尖瓣关闭不全

21. 患儿,男,10 岁,因着凉感冒后胸闷气短、恶心呕吐、心悸、乏力、低热。查体:体温 38.1 ℃,心率快,血压 80/60 mmHg,心音低钝,心肌酶活性升高。心电图显示:ST 抬高,低电压。该患者可能的诊断是( )

    A. 急性心包炎   B. 败血症

    C. 急性重症心肌炎   D. 急性风湿性心肌炎

    E. 急性克山病

22. 患儿,男,4 岁。平素健康,生长发育正常,体检时发现心尖部可闻及 Ⅱ 级短促柔和的收缩期杂音,传导局限,心电图检查正常,X 线胸片检查正常,最可能的诊断是( )

    A. 风湿性心脏病   B. 病毒性心肌炎

    C. 心肌病   D. 先心病

    E. 正常心脏

23. 患儿,男,3 岁。3 天前患者受凉后出现发热,无咳嗽咳痰,伴乏力至我院急诊就诊。心电图检查示窦性心动过速,左心室高电压,心肌酶谱:CK - MB 664 IU/L,血清肌钙蛋白 T (CTnT)(+),以"心悸待查"收住入院。病程中,无胸闷胸痛,无头昏黑朦,饮食尚可。入院查体:体温 36.8 ℃,脉搏 100 次/min,呼吸频率 28 次/min,血压 120/80 mmHg,心前区未触及震颤摩擦感,心律齐,未闻及额外心音。该患儿病程中最危险的原因可能是( )

    A. 继发肺部感染   B. 心律失常

    C. 高热不退   D. 合并病毒感染

    E. 心源性休克

24. 患儿,男,5 岁。发热伴腹泻 5 天,胸闷心悸 2 天,心率 52 次/min,心律略不齐,心电图示 Ⅱ 度房室传导阻滞,血清肌钙蛋白 T(+),诊断为( )

    A. 感染性心内膜炎   B. 风湿性心脏病

    C. 病毒性心肌炎   D. 中毒性心肌炎

    E. 心肌病

25. 患儿,女,6 岁。淋雨后出现头晕四肢乏力,第 2 天晨起突然呕吐数次,面色苍白,至医院检查。医生听诊闻及心音低钝。下列哪项是该患儿不必做的辅助检查( )

    A. 心脏 CT   B. 心电图

    C. 心脏彩超   D. 肌钙蛋白

    E. 生化系列检测

26. 患儿,男,7 岁。游泳着凉后出现胸闷气短、恶心呕吐、乏力、低热。查体:体温

38.0 ℃,心率 140 次/min,血压 80/60 mmHg,心音低钝,肌钙蛋白升高。心电图:ST 抬高,低电压。该患儿护理不正确的是(   )

    A. 急性期应卧床休息

    B. 该患儿可居家观察

    C. 注意监测心率、心律及血压的变化

    D. 应观察患者尿量、意识及皮肤黏膜情况

    E. 静脉滴注维生素 C 治疗

【名词解释】

1. 差异性青紫

2. 法洛四联症

3. 病毒性心肌炎

4. 心肌病

第十章　泌尿系统疾病

第一节　概　　述

熟悉

(1) 小儿泌尿系统解剖生理特点。

(2) 小儿肾脏疾病主要实验室检查的正常值及临床意义。

【小儿泌尿系统解剖生理特点】

(1) 小儿肾脏位置低,膀胱位置高,输尿管较长且弯曲。

(2) 小儿肾小球滤过功能和肾小管的重吸收与排泄功能不成熟,处于快速发育阶段,易出现水钠潴留和酸碱平衡失衡。

【导读图】

小儿肾脏疾病主要实验室检查概览如图 10-1 所示。

第二节　儿童肾小球疾病的临床分类

【教学大纲要求】

熟悉

肾小球疾病的分类。

【导读图】

肾小球疾病分类概览如图 10-2 所示。

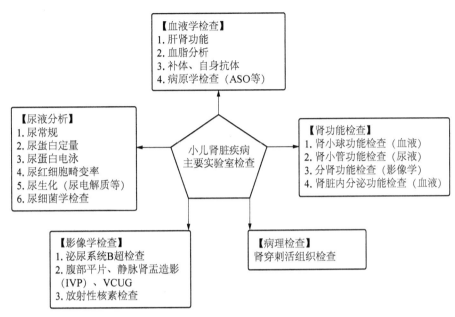

图 10-1　小儿肾脏疾病主要实验室检查概览

注：ASO：抗链球菌溶血素 O；VCUG：排尿期膀胱尿道造影。

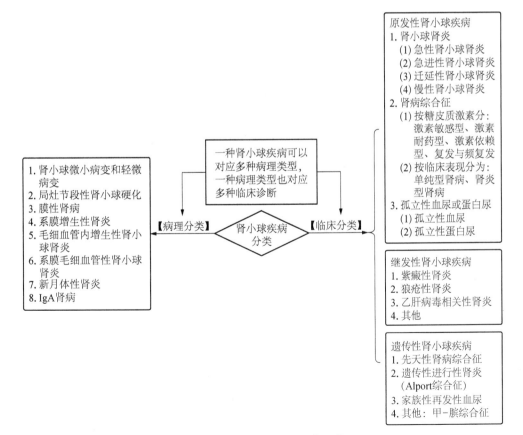

图 10-2　肾小球疾病分类概览

第三节　急性肾小球肾炎

【教学大纲要求】

1. 掌握

典型病例、严重病例的诊断及处理。

2. 熟悉

非典型病例的临床表现和诊断。

3. 了解

急性肾炎的病因及发病机制。

【概述】

急性肾小球肾炎（acute glomerulonephritis，AGN）简称急性肾炎，是指一组病因不一，临床急性起病，多有前驱感染，以血尿为主，伴有不同程度的蛋白尿，可有水肿、少尿、高血压，或肾功能不全等特点的肾小球疾患。预后良好，但如处理不当也可于急性期死于高血压脑病、肺水肿或急性肾功能不全。

【导读图】

急性肾小球肾炎概览如图 10-3 所示。

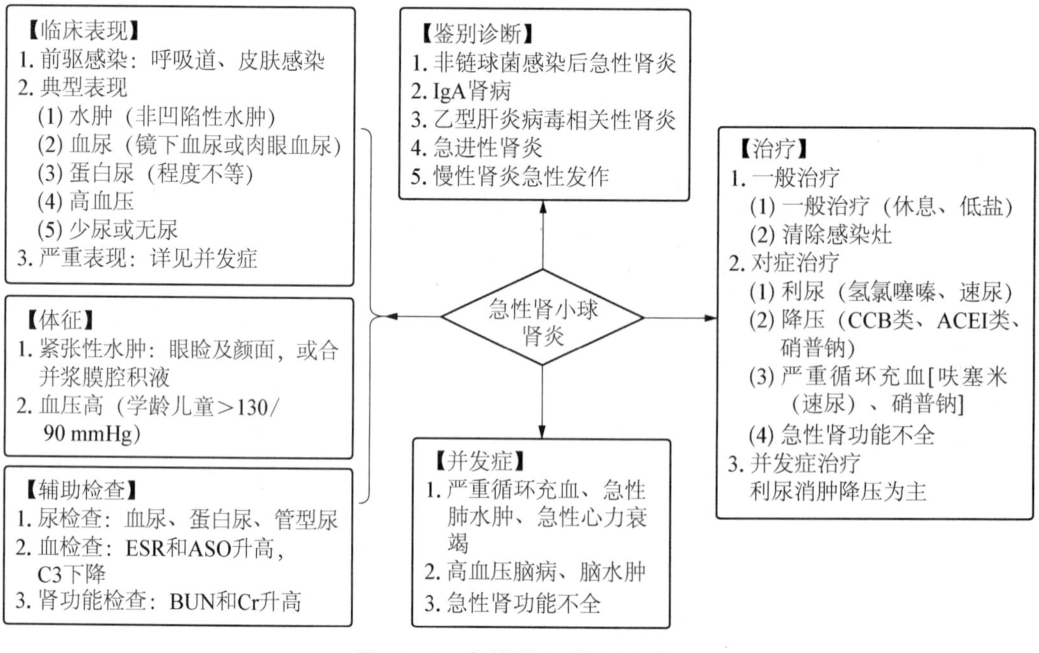

【临床表现】
1. 前驱感染：呼吸道、皮肤感染
2. 典型表现
  (1) 水肿（非凹陷性水肿）
  (2) 血尿（镜下血尿或肉眼血尿）
  (3) 蛋白尿（程度不等）
  (4) 高血压
  (5) 少尿或无尿
3. 严重表现：详见并发症

【体征】
1. 紧张性水肿：眼睑及颜面，或合并浆膜腔积液
2. 血压高（学龄儿童>130/90 mmHg）

【辅助检查】
1. 尿检查：血尿、蛋白尿、管型尿
2. 血检查：ESR和ASO升高，C3下降
3. 肾功能检查：BUN和Cr升高

【鉴别诊断】
1. 非链球菌感染后急性肾炎
2. IgA肾病
3. 乙型肝炎病毒相关性肾炎
4. 急进性肾炎
5. 慢性肾炎急性发作

急性肾小球肾炎

【并发症】
1. 严重循环充血、急性肺水肿、急性心力衰竭
2. 高血压脑病、脑水肿
3. 急性肾功能不全

【治疗】
1. 一般治疗
  (1) 一般治疗（休息、低盐）
  (2) 清除感染灶
2. 对症治疗
  (1) 利尿（氢氯噻嗪、速尿）
  (2) 降压（CCB类、ACEI类、硝普钠）
  (3) 严重循环充血[呋塞米（速尿）、硝普钠]
  (4) 急性肾功能不全
3. 并发症治疗
  利尿消肿降压为主

图 10-3　急性肾小球肾炎概览

注：BUN(血尿素氮)；Cr(肌酐)；CCB 类降压药(钙离子拮抗剂)；ACEI 类降压药(血管紧张素转化酶抑制剂)。

第四节 肾病综合征

【教学大纲要求】

1. 掌握

(1) 肾病综合征的临床表现及分型。

(2) 肾病综合征的治疗。

2. 熟悉

(1) 肾病综合征的病因、发病机制、病理生理及病理改变。

(2) 肾病综合征的合并症。

【概述】

肾病综合征(nephrotic syndrome,NS)是一组由多种原因引起的肾小球基膜通透性增加,导致血浆内大量蛋白质从尿中丢失的临床综合征。目前,病因和发病机制尚不明确,蛋白尿漏出主要是由于肾小球滤过膜的电荷屏障和机械屏障受损所致。儿童原发性肾病综合征最常见的病理类型是微小病变型,微小病变型预后较好。

【导读图】

肾病综合征概览如图 10-4 所示。

【糖皮质激素治疗】

诱导缓解阶段:足量泼尼松(泼尼松龙)60 mg/(m² · d)或 2 mg/(kg · d)(按身高的标准体重计算),最大剂量 60 mg/d,先分次口服,尿蛋白转阴后改为每晨顿服,疗程 4～6 周。巩固维持阶段:隔日晨顿服 1.5 mg/(kg · d)或 40 mg/(m² · d),最大剂量 40 mg/d,共 4～6 周。如尿蛋白持续阴性,然后每 2～4 周减量 2.5～5 mg 维持;至 0.5～1 mg/kg 时维持 3 个月,以后每 2 周减量 2.5～5 mg 至停药,总疗程 3～9 个月。

第五节 泌尿系感染

【教学大纲要求】

1. 掌握

泌尿系感染的临床表现,诊断(包括定位诊断)和鉴别诊断。

2. 熟悉

(1) 泌尿系感染的辅助检查,尿培养方法及结果判解。

(2) 泌尿系感染的治疗原则。

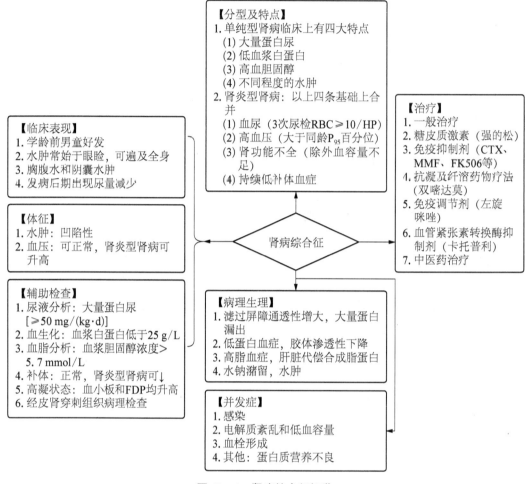

图 10-4　肾病综合征概览

注：FDP(纤维蛋白原降解产物)；CTX(环磷酰胺)；MMF(霉酚酸酯)；FK506(他克莫司)。

3. 了解

(1) 泌尿系感染的病因及发病机制。

(2) 膀胱输尿管反流及反流性肾病。

【概述】

　　泌尿系感染(urinary tract infection, UTI)。又称尿路感染,是指病原体直接侵入尿路,在尿液中生长繁殖,并侵犯尿路黏膜或组织而引起的损伤。按病原体侵袭部位的不同,分为肾盂肾炎(pyelonephritis)、膀胱炎(cystitis)及尿道炎(urethritis)。肾盂肾炎又称为上尿路感染；膀胱炎和尿道炎合称为下尿路感染。再次发病病例多伴有尿路畸形,其中以膀胱输尿管反流(vesicouretaral reflux, VUR)最常见。反复尿路感染导致肾脏瘢痕形成,临床表现为尿微量蛋白尿和高血压的反流性肾病,最终可发展为慢性肾衰竭。

【导读图】

泌尿系感染概览如图 10-5 所示。

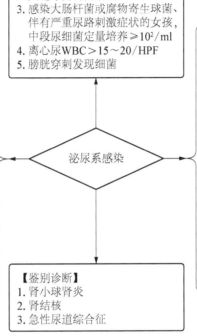

【临床表现】
1. 新生儿：以发热等全身症状为主
2. 婴幼儿：发热、呕吐、腹泻、排尿哭吵、尿布异味等不典型症状
3. 年长儿：尿频、尿急、尿痛；发热、寒战、腰痛、血尿及脓尿

【体征】
1. 腰痛：肾区叩击痛
2. 肋脊角压痛

【辅助检查】
1. 尿常规：脓尿或尿WBC升高
2. 尿细菌检查：清洁中段尿培养
3. 肾功能检查：多数正常
4. B型超声检查：泌尿系畸形筛查
5. 肾核素扫描：肾瘢痕和分肾功能
6. 排泄性膀胱尿路造影：检查膀胱输尿管逆行造影(VUR)

【诊断】
1. 中段尿培养菌落数 >10^5/ml
2. 粪链球菌的菌落数 >10^3/ml
3. 感染大肠杆菌或腐物寄生球菌、伴有严重尿路刺激症状的女孩，中段尿细菌定量培养 >10^2/ml
4. 离心尿WBC >15～20/HPF
5. 膀胱穿刺发现细菌

泌尿系感染

【鉴别诊断】
1. 肾小球肾炎
2. 肾结核
3. 急性尿道综合征

【治疗】
1. 一般治疗：休息，多饮水
2. 抗菌治疗：遵循抗生素选用原则足疗程治疗
3. 手术矫治泌尿道结构异常及梗阻
4. 膀胱内药液灌注治疗

【抗生素选用原则】
1. 根据感染部位选药
2. 根据感染途径选药
3. 根据尿培养及药敏结果选药
4. 结合临床疗效选药
5. 选用抗菌能力强的药物，最好是强效杀菌剂
6. 尽量避免使用有肾损害的药物

【预防性抗菌药物治疗】
选择敏感抗菌药物治疗剂量的1/3，每晚临睡前顿服

图 10-5　泌尿系感染概览

案例 14　你是"火娃"吗

第一部分

场景 1

佳佳虽然只有 8 个月,但他却是家里名副其实的"小皇帝"。爷爷、奶奶、外公、外婆、爸爸和妈妈整天围着他团团转。吃的、用的都选最好的,生活上的照料更是无微不至,小宝贝长得白白胖胖、活泼可爱,整天笑嘻嘻的。

可最近两个月,也不知怎么了,佳佳就跟"火娃"似的,经常浑身发烫,反复发热,胃口也没有以前好,有时还会呕吐,大便也比以前少了,2～3 天才解一次。由于反复发热,佳佳人都瘦了,原来爱笑的活泼宝宝现在变得老是哭哭啼啼。妈妈带佳佳去医院看病,验血发现 WBC 升高,医生说有炎症,回家吃了三四天消炎药后热度退了,精神也有所好转。妈妈立即就停药了,说抗生素有不良反应,吃多了对孩子不好,会影响孩子的抵抗力。可停药没几天,小宝贝又变成"火娃"开始发热,浑身烫烫的。妈妈不得不再次带着佳佳换家医院看病,查血后医生还是说有炎症,继续吃消炎药,三四天后,热又退了。但停药后 1 周,又继续发热了。如此循环反复了三四次,把一家人折腾得精神都快要崩溃了。

分析病史资料	
补充诊断依据	
推理假设诊断	
演绎诊断思路	
设计学习问题	

场景 2

这天,焦急的一家老小带着佳佳来医院儿科看李主任的特需门诊,希望能给小宝贝好好地检查一下,找出反复发热的原因。李主任耐心地听取了佳佳生病和治疗的整个过程,然后仔细地给佳佳做了全面体格检查,发现体温 38.5 ℃,呼吸频率 28 次/min,心率 116次/min,咽部无明显充血,心肺听诊无特殊,腹部检查无特殊。解开尿布,小宝贝正好在哭哭啼啼地解尿,尿色深黄,尿液滴滴哒哒,包茎明显。于是李主任给佳佳做了血常规和尿常规检查。过不久拿到了检查报告。

(1)尿常规:颜色呈深黄色;尿比重 1.015;酸碱度 5.00;尿蛋白 750 mg/L;红细胞 5～10 个/HP;WBC 50～60 个/HP;细胞管型:2～3 个/LP;红细胞血红蛋白 150 个/μl;白细胞酯酶阳性(＋);尿糖、尿酮体、尿胆原均阴性(一)。

(2)血常规:Hb 106 g/L,WBC 18.5×10^9/L,N 76%,L 15%,M 9%,Plt 231×10^9/L,CRP 36 mg/L。

因为佳佳反复发热已有 2 个月病史,李主任建议住院进一步检查以明确诊断。

分析病史资料	
补充诊断依据	
推理假设诊断	
演绎诊断思路	
设计学习问题	

第二部分

场景 1

入院后吴主任接待了佳佳,根据佳佳的病史、体格检查和实验室检查,考虑为感染性发热、尿路感染可能,并开出了相关检查。2天后佳佳的检查报告陆续出来了。

（1）粪常规：正常。

（2）血常规：Hb 110 g/L,WBC 17.8×10^9/L,N 80%,L 15%,M 5%,Plt:231×10^9/L,CRP 48 mg/L。

（3）尿常规：颜色呈深黄色；尿比重 1.020；pH 值 6.00；尿蛋白 750 mg/L；红细胞 3~5 个/HP；WBC 满视野；红细胞血红蛋白 150/μl；白细胞酯酶阳性(+)；尿糖、尿酮体、尿胆原均阴性(−)。

（4）ESR 36 mm/h。

（5）血培养：无细菌生长。

（6）X 线胸片：肺部无明显病变。

（7）补体、肝功能：正常。

（8）尿素氮：3.5 mmol/L,肌酐：42 μmol/L。

（9）乙肝三对半：HBs Ab 阳性(+),余均阴性(−)。

（10）免疫球蛋白和 T 细胞亚群检查：正常。

（11）尿微量蛋白系列：IgG 9.1 mg/L；转铁蛋白 2.25 mg/L；白蛋白 45 mg/L；α_1-微球蛋白 18.34 mg/L。

（12）尿乙酰氨基葡萄糖酶(NAG)：35.3 mg/L。

（13）尿 β_2-微球蛋白：25.4 mg/L。

（14）尿培养：大肠埃希氏菌生长,菌落>10 万个。

（15）B 超检查：双肾中度积水、双侧输尿管扩张、膀胱半充盈,内壁毛糙。

（16）二巯基丁二酸(dimercaptosuccinic acid,DMSA)肾静态扫描：双肾外形轮廓正常,左肾上极和下极、右肾下极可见局灶性放射性减低灶。

（17）肾有效血浆流量(ERPF)测定：双肾外形轮廓大致正常,左肾功能轻度下降,右肾功能基本正常。双输尿管扩张,排泄延迟,利尿后稍缓解。

分析病史资料	
补充诊断依据	
推理假设诊断	
演绎诊断思路	
设计学习问题	

场景 2

看到检查结果,吴主任告诉佳佳的妈妈："根据佳佳目前的病史、体格检查以及实验室检查结果,佳佳的反复发热是由于尿路感染造成,由于用药时间短,治疗不彻底造成了反复发热。"

"那佳佳的病要紧吗？能看好吗?"佳佳的妈妈向吴主任问道。

"虽然佳佳的初步发热原因找到了，但是引起尿路感染的原因还有待进一步检查，加上佳佳还有双侧肾中度积水，因此等感染控制后还需做膀胱逆行造影(VCUG)检查，以明确诊断。"

听了吴主任的病情介绍，原以为只要用点抗生素就可以的佳佳妈妈，心里不安起来，又向吴主任问道:"佳佳的病那么严重啊，还要做造影，是否会很痛苦呀?"

吴主任了解了佳佳妈妈不安的心情后安慰道:"佳佳尿路感染反复迁延不愈，肾脏B超检查显示有中度的肾积水，肾脏的同位素检测显示有肾盂肾炎和左肾功能的轻度下降。因此，佳佳合并先天性肾脏结构畸形，如膀胱输尿管反流的可能性很大。膀胱输尿管反流必须通过膀胱逆行造影来明确诊断和判定严重程度。病因的明确对佳佳后续的治疗和尿路感染的预防非常重要。膀胱逆行造影检查时需要插导尿管，部分患儿可能感觉不适，但我们是肾脏专科医生，对此有丰富的临床经验，会把佳佳当作自己的孩子对待，请佳佳妈妈放心。"

吴主任与家长解释与沟通后，予以"头孢美唑"静脉输注，同时口服"呋喃妥因"抗感染治疗，3天后佳佳体温正常，一般状况逐渐好转，食欲渐佳。继续抗感染治疗1周，病情稳定，反复尿检均正常，予以膀胱逆行造影检查，显示:"双侧膀胱输尿管反流(VUR)，左侧VUR-V级，右侧VUR-Ⅲ级"。这下佳佳尿路感染的原因终于找到了，继续静脉联合口服抗感染治疗2天。尿常规检查持续正常，尿培养阴性(—)后，予以带药(呋喃妥因)出院，继续口服抗生素治疗，1周后肾脏专科门诊随访。

出院时，吴主任还叮嘱佳佳妈妈:"要给宝宝多喝水，勤排尿，注意尿道口的清洁卫生。平时要适当添加蔬菜、水果等富含纤维素的食物，防止便秘。定期到小儿肾脏专科门诊随访，复查尿常规、肾脏B超和监测肾脏功能。口服的抗生素不能自行减量或停用，需在肾脏专科医生的指导下调整药物"。

听了吴主任的话，佳佳的妈妈彻底放心了，高高兴兴地抱着佳佳回家了。

分析病史资料	
补充诊断依据	
推理假设诊断	
演绎诊断思路	
设计学习问题	

注：本案例由吴伟岚撰写。

案例 15　为何我的小便像"可乐"

场景 1

文文是个活泼可爱的女孩,今年 5 岁,上幼儿园中班,是家里的"开心果"。最近文文忽然变得"文静"起来,从幼儿园回家后也不爱玩了,就爱坐在电视机前看动画片。妈妈发现文文早上起床,眼睛总有些肿,但到下午就有所好转,因此也没有太在意。

那天下午,奶奶和平时一样去接宝贝孙女,只见小文文无精打采的,失去了往日的活泼劲。老师告诉奶奶:"小文文今天中午吐了 2 次,把中饭也吐出来了,整天精神也不好,就这样坐着,也不跟其他小朋友玩。"在回家的路上,不安的奶奶问文文道:"文文,告诉奶奶,今天有哪里不舒服? 为什么不跟小朋友玩呢?"

文文指指头说:"我这里不舒服,有点晕,没有劲,所以不想玩。"

过了一会又问奶奶:"奶奶,今天我的小便像可乐一样的,你知道为什么吗?"

奶奶听了吓一跳,问道:"那你没有告诉老师吗?"

"没有。"文文回答道。

到家后,奶奶一直惦记着文文的小便,好不容易等到了小宝贝上厕所,一看傻眼了,小便简直就和可口可乐没啥两样。等到文文的爸爸、妈妈下班回家,奶奶把文文今天的情况告诉了他们,联想到文文近来的情况,文文的爸爸、妈妈二话不说,顾不上吃饭,就带着文文来到了新华医院看急诊。

分析病史资料	
补充诊断依据	
推理假设诊断	
演绎诊断思路	
设计学习问题	

场景 2

在医院的儿科急诊室,当班的张医生接待了文文。爸爸立刻把随身带来的装有文文小便的瓶子给医生看,并急切地问道:

"医生,你看,这是我女儿今天解的小便,为何像'可乐'一样?"

张医生看了一眼那像可乐一样的小便,耐心地对爸爸说道:"文文爸爸,不要急,把文文最近的情况告诉我,并回忆一下最近 2～3 周有无感冒发热过?"

张医生仔细听取病情介绍并询问病情后发现,文文 3 周前有一次发热伴有化脓性扁桃腺炎,打了三四天点滴后才好的。之后又给文文做了详细的体格检查,发现文文神志清,精神萎,双眼睑有轻度的水肿,双下肢水肿明显,无发热,无咽红;血压 140/95 mmHg,心率 105 次/min,心律齐,心音有力;肺部、腹部体检无特殊。

这时候,张医生表情严肃地说:"文文的小便有问题,快去化验一下",并立即开出了化验单。半小时不到,化验报告出来了。

尿常规:颜色呈棕红色,尿比重 1.015,pH 值 5.00,尿蛋白 1.5 g/L,RBC 满视野,WBC 0～3 个/HP;细胞管型 2～3 个/LP;红细胞血红蛋白 150/μl;白细胞酯酶阴性(—),尿糖、尿酮体、尿胆原均阴性(—)。

看了报告,张医生说:"文文肾脏出了毛病,需要立即住院,做进一步检查,以明确诊断和治疗。"说完张医生立即开出了住院单。

分析病史资料	
补充诊断依据	
推理假设诊断	
演绎诊断思路	
设计学习问题	

第二部分

场景 1

入院以后,吴主任亲自接待了文文,再次询问了文文的病史,并做了体格检查:文文神志清晰,精神稍萎、软,体温正常,咽部无充血,血压 142/100 mmHg,心率 102 次/min,心律整齐,心音有力,未闻及心脏杂音。肺部体检正常、腹部体检无压痛,肝脾无肿大,未及包块,无移动性浊音。双眼睑有轻度水肿,双下肢水肿明显,压之无凹陷。

文文的爸爸焦急地在一旁等着,看见吴主任出来,立即迎上前去问道:

"吴主任,文文到底是什么毛病啊,为什么小便像可乐一样?"

"从目前情况看,可乐一样的小便是因为文文的小便里有血了,而且量比较多,使得我们用肉眼就发现了。至于确切的原因需要再做些检查来明确,鉴于文文目前有高血压,又有头晕和呕吐,我们会先给予降压处理。"

吴主任立即嘱咐床位医生开出进一步检查以及对症处理的医嘱。一天后,检查报告陆续回来了:

(1) 心电图:窦性心动过速。

(2) B超:双肾、双输尿管、膀胱未见异常。

(3) 血常规:Hb 106 g/L,WBC 10.5×10^9/L,WBC 分类正常,Plt 231×10^9/L。

(4) ESR:36 mm/H。

（5）补体：CH50：25 U/ml；C3：0.4 g/L；C4：0.02 g/L。

（6）抗链球菌溶血素 O(ASO)：2 065 IU/L。

（7）肝功能：TP(总蛋白)64.8g/L；Alb(白蛋白)41 g/L；ALT(谷丙转氨酶)18 U/L；AST(谷草转氨酶)21 IU/L；Tbi 20 μmol/L。

（8）肾功能：BUN 8.1 mmol/L；Cr 68 μmol/L。

（9）血脂系列：总胆固醇 4.22 mmol/L；甘油三酯 0.78 mmol/L。

（10）24 h 尿蛋白定量：655 mg/24 h(尿量：550 ml)。

（11）乙肝三对半：HBs Ab 阳性（＋），余均阴性（－）。

（12）抗核抗体与抗核抗体(ANA)14 项：阴性（－）。

（13）脑电图：正常。

（14）尿微量蛋白系列：IgG 12.15 mg/L，转铁蛋白 22.37 mg/l，白蛋白 350 mg/L，α_1-微球蛋白 18.34 mg/L。

分析病史资料	
补充诊断依据	
推理假设诊断	
演绎诊断思路	
设计学习问题	

场景 2

看到了化验报告后，吴主任在查房时告诉文文的爸爸、妈妈道："通过上述检查，结合文文的病史以及体格检查，目前可以确诊文文患的是急性链球菌感染后肾炎，文文的高血压、水肿、尿量减少等症状也都是这个病造成的。"

"文文为什么会得这个病呢？平时她的身体都很好呀？"文文的爸爸听了吴主任的话，还是有些不解，继续问道。

"你们还记得文文 3 周前曾患一次急性化脓性扁桃腺炎吗？真正的罪魁祸首就是它。"吴主任继续耐心地向文文的爸爸、妈妈解释道："那次文文的化脓性扁桃腺炎是链球菌感染引起的，链球菌感染后 2~3 周有些孩子体内会发生免疫反应，形成免疫复合物随着血液循环到达肾脏，激发机体的补体系统，造成肾脏内皮细胞肿胀，系膜细胞增生，使得身体里的水分、各种电解质和代谢废物排泄不出，引起小便减少、水肿、血压升高等表现。免疫反应还使肾脏的毛细血管和基底膜受损，使血细胞和蛋白都到尿中，就出现血尿、蛋白尿和管型尿了。"

听了吴主任的解释，文文的爸爸、妈妈恍然大悟，原来小小的扁桃体发炎还会引起这么严重的并发症呀，真是小瞧它了。

明确诊断后,吴主任给予文文忌盐饮食、卧床休息、利血平降压、呋塞米利尿以及保肾等综合治疗,10天后文文病情稳定了,精神也明显好转,水肿消退,尿量增加,血压平稳,胃口也比原来好很多,终于可以出院了。爸爸、妈妈又看到了一个活泼可爱的文文了。

鉴于文文目前的情况,吴主任告诉她的爸爸、妈妈:"文文恢复得不错,病情也基本稳定,可以出院回家。但需要好好休息,暂时不能去幼儿园和各种早教班,不能参加剧烈运动。饮食以低盐为主,荤素搭配。"并预约3周后门诊随访。

文文的爸爸、妈妈悬着的心终于落地了,高高兴兴地带着文文回家了。

分析病史资料	
补充诊断依据	
推理假设诊断	
演绎诊断思路	
设计学习问题	

注:本案例由吴伟岚撰写。

案例 16　性命攸关的蛋白尿

第一部分

场景1

蔡蔡今年8岁了,上小学二年级,平素体健,体重35 kg,读书成绩也不错。因为马上要期末考试了,原本睡觉不晚的蔡蔡每天复习到很晚才睡觉。这几天,妈妈总觉得蔡蔡眼皮有点肿,以为是没睡好,就没在意。但1周过去了,蔡蔡的眼皮水肿不仅没好,反而越来越肿了,而且两条腿也肿了,肚子也鼓起来了。还有阵发性的脐周痛,伴呕吐、非喷射性、量不多,一般以胃内容物为主。最主要的是蔡蔡小便量也开始减少了,尿色深黄,还有泡沫。妈妈觉得不对劲,遂带着蔡蔡至新华医院门诊就诊。

分析病史资料	
补充诊断依据	
推理假设诊断	
演绎诊断思路	
设计学习问题	

场景 2

门诊朱医生接待了蔡蔡,仔细询问了蔡蔡的病情,并给予了仔细的体格检查,发现蔡蔡体温 37 ℃(耳温),心率 96 次/min,呼吸频率 25 次/min,血压 126/85 mmHg。双眼睑轻度水肿,心肺无异常,全腹膨隆,肝、脾肋下未及,腹壁水肿,移动性浊音阳性(+),双下肢也有轻度凹陷性水肿。

朱医生马上给蔡蔡开了尿常规化验,结果尿蛋白 1.5 g/L,红细胞 2～4 个/HP,白细胞无,朱医生看了小便检查结果后告诉蔡蔡妈妈说:"蔡蔡小便检查不正常,可能肾脏出了问题,需要住院做进一步检查才能明确。"并立即开了住院申请单。

听了朱医生的话,妈妈心里一沉,紧张地问:"他是得了什么病?严重吗,还要住院啊?"

分析病史资料	
补充诊断依据	
推理假设诊断	
演绎诊断思路	
设计学习问题	

第二部分

场景 1

入院后,李主任接待了蔡蔡,重新询问了病史,并给蔡蔡做了全身体格检查,嘱咐床位医生开出相关的一系列检查。

妈妈心里一直很忐忑,看到一大堆的化验检查项目,不解地向李主任问道:

"李主任,我儿子到底得了什么病?严不严重啊?怎么要做那么多检查呢?"

听了蔡蔡妈妈的询问,李主任耐心地做了解释:

"蔡蔡目前的水肿很可能是肾脏疾病引起的,引起疾病的原因有很多种,每种疾病的发病机制各不相同,虽然有相似的临床表现,但它们的治疗方案、预后也有不同。做这些相关检查,是为了尽快地明确诊断,好给蔡蔡对症下药,蔡蔡也就会好得更快些。"

第 2 天蔡蔡的检查检查结果陆续出来了。

(1) 24 h 尿蛋白定量: 2 323.55 mg/650 ml。

(2) 尿蛋白电泳:小管蛋白(TUB)3.2%,白蛋白(Alb)58.20%,球蛋白(GLO)38.6%;结论:混合型。

(3) 肝肾功能:谷丙转氨酶 18 U/L,谷草转氨酶 31 U/L,总蛋白 36.9 g/L,白蛋白 20.7 g/L,尿素氮 9.69 mmol/L,肌酐 74 μmol/L,血清总胆固醇 10.01 mmol/L,甘油三酯 1.51 mmol/L,高密度脂蛋白 2.38 mmol/L,低密度脂蛋白 6.14 mmol/L,钠 136.0 mmol/L,

钾 4.40 mmol/L，氯 99.0 mmol/L，钙 1.95 mmol/L。

（4）Addis 计数：尿爱迪氏管形 480 000/12 h，尿爱迪氏白细胞 50 万/12 h，尿爱迪氏红细胞 39 万/12 h。

（5）补体：C3 1.42 g/L，补体 C4 0.35 g/L，总补体 CH50 定量 51.00 IU。

（6）抗 O 测定 68.50 IU/ml，ESR 2 mm/h。

（7）自身抗体全套：阴性(－)；乙肝二对半：阴性(－)。

（8）腹部 B 超检查：腹腔积液 42 mm。

李主任查房后，根据蔡蔡的病史，体检以及实验室检查结果考虑：肾病综合征，制订了相关的治疗方案，并告诉了蔡蔡妈妈。妈妈听到要用激素治疗，心里又是一沉，非常担心药物的不良反应，对李主任说："蔡蔡非要用激素治疗吗？我听说激素会有很大的不良反应，会发胖、长毛、长不高，还会有引起感染的风险，蔡蔡还是个孩子，能行吗？"

目前国内外的肾病综合征诊疗指南都推荐激素为首选的治疗药物，激素的不良反应不是一定都会发生的，严重程度跟激素的剂量、使用时间还有个体差异等因人而异，有些不良反应还是可逆的，相比起肾病综合征来说这些不良反应还是可以接受的。"听到妈妈的疑问后，李主任做了耐心的解答。

分析病史资料	
补允诊断依据	
推理假设诊断	
演绎诊断思路	
设计学习问题	

场景 2

听了李主任的解释，妈妈的疑虑消除了。蔡蔡入院第 2 天明确诊断后即开始泼尼松治疗（20 mg 口服，每日 3 次）。

因蔡蔡嫌医院的饭菜太淡了，不好吃，整天吵闹着要外出吃饭。拗不过蔡蔡，妈妈悄悄地带他到医院周边的小饭店吃了一顿，心想，就一顿，少吃点应该不会有什么问题。结果当天晚上蔡蔡就开始拉肚子了，每日 7～8 次，呈黄色稀糊样便，急查粪常规阴性(－)。李主任查房后将泼尼松改成甲泼尼龙 24 mg，静脉滴注，每 12 h 1 次；同时给予补充白蛋白，低分子右旋糖酐静滴及呋塞米等消肿治疗。但蔡蔡的水肿一点也没有好转，反而还进一步加重，蔡蔡尿量持续偏少（650～395 ml/d），血压也开始升高了，复查血肌酐、尿素氮逐步升高（BUN 32.9 mmol/L，Cr 332.1 μmol/L）。李主任将蔡蔡转入重症监护病房。妈妈的心揪到了嗓子眼，日夜守护在重症监护病房门口。

分析病史资料	
补充诊断依据	
推理假设诊断	
演绎诊断思路	
设计学习问题	

场景3

蔡蔡转到重症监护病房后,李主任就孩子的病情又再次与妈妈沟通,并强调待蔡蔡病情稳定后要尽快行肾穿刺以明确诊断。

蔡蔡在 ICU 里接受了扩容治疗,但尿量没有增加,肾功能持续恶化,人更肿了,血压更高了。医生最终选用了硝普钠降压,蔡蔡又出现了消化道出血症状,李主任与 ICU 的朱主任商量后决定给予持续肾替代治疗(continuous renal replacement therapy,CRRT)。经过5天 CRRT 治疗后,蔡蔡的病情出现了转机,肾功能各项指标明显好转,水肿消退,尿量增加到1 560 ml/d,可是暂停 CRRT 后小蔡的血肌酐水平又开始升高了。听到这些消息,妈妈焦急地问:"怎么会这样,这可怎么办啊?"

蔡蔡在 CRRT 的同时间歇地接受了甲泼尼龙冲击治疗。之后李主任在消化道出血和高血压控制后,征得家属同意后给蔡蔡行经皮肾穿刺术,术后病理报告显示(见图10-6):轻微病变性肾小球疾病(IF 6个小球,IgG、IgA、IgM、C1q、C3、C4、FN 均阴性(一);LM:皮质和髓质肾小球共18只,部分小球系膜基质节段性轻度增多,少部分小球个别节段系膜细胞轻度增生(≤3只),部分小球球囊腔扩张,毛细血管袢皱缩,肾小管空泡变明显,髓质部小管腔内见较多颗粒管型,肾间质灶性慢性炎症细胞浸润,肾小血管未见明显异常(见图10-6)。

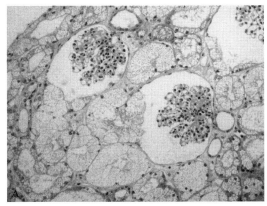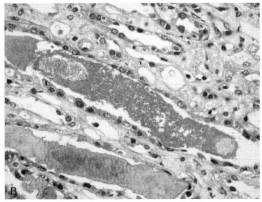

图10-6　肾脏病理检查示:肾小球囊腔扩张,肾小管空泡变性(A);
肾小管内可见颗粒管型(B)(HE 染色×400)

病理报告提示肾小球轻微病变，故诊断肾病综合征（轻微病变）合并了急性肾功能不全，部分肾小球球囊腔扩张，肾髓质部分小管腔内见较多颗粒管型，结合 Addis 计数检查发现较多管型提示肾功能不全可能是肾小管阻塞引起的，因为病理诊断不支持急进性肾小球肾炎诊断，所以不再进行大剂量甲泼尼龙冲击治疗，改为常规剂量激素治疗，经过 1 个月的积极治疗，蔡蔡的 24 h 尿蛋白定量下降至 325.38 mg，肌酐持续回落，尿素氮还是偏高（BUN 54.3 mmol/L，Cr 149 μmol/L），每日尿量始终维持在 1 600 ml 左右，李主任说可以出院了。妈妈有点放心不下，李主任解释道："肾病综合征（轻微病变）合并了急性肾功能不全诊断明确，经过积极治疗尿蛋白已经明显下降，血浆白蛋白明显上升，每日尿量达标，病理检查提示肾小管空泡变明显，肾小管功能受损，肾小管自我修复需要 1～3 个月时间，现在蔡蔡病情稳定，可以居家口服药物继续治疗，定期门诊随访即可。"经过沟通后蔡蔡妈妈同意出院了。

3 个月后蔡蔡来门诊复诊时各项指标均已恢复正常。妈妈悬着的心终于落下了。

分析病史资料	
补充诊断依据	
推理假设诊断	
演绎诊断思路	
设计学习问题	

注：本案例由李玉峰撰写。

案例 17　都是"贪吃"惹的祸

第一部

场景 1

小明今年 6 岁，是太阳花幼儿园大班小朋友。平时活泼可爱，就是小明身上经常会发一些红疹子，痒痒的，一挠皮肤马上会出现"红杠杠"。去医院就诊，医生说这是小明的过敏性体质引起的。所以小明妈妈平时对小明的饮食特别当心，为小明列了一大堆要忌嘴的食物，而小明爸爸对忌嘴总不以为然。

中秋节前的一天，爸爸接小明放学。走到半路上看见摆摊的正在卖烤羊肉串，小明知道要是妈妈在肯定不会同意他吃羊肉串，而爸爸就不一样了。于是吵着闹着要吃烤羊肉串，爸爸犟不过小明，只好给他买了 2 串，心想："不就是 2 串羊肉串吗，也没什么大不了吧？"并嘱咐小明在回家路上就吃完，免得回家吃被妈妈发现。

晚上，正当一家人在吃大闸蟹时，小明突然说肚子疼，接着就吐了一地，吐完了腹痛还是没好转,这下小明的爸爸、妈妈急坏了,急急忙忙带他去医院看急诊,并告诉了医生小明"贪吃"羊肉串的事情。小明的妈妈得知小明"偷吃"路边羊肉串的情况后,狠狠地把小明爸爸数落了一顿。

分析病史资料	
补充诊断依据	
推理假设诊断	
演绎诊断思路	
设计学习问题	

场景 2

当班的医生在仔细询问了小明的病史后,给小明做了相关的体格检查:咽喉部检查正常,心肺未见异常,四肢关节也未见异常。接着又给小明做了腹部体检,发现脐周压痛明显,但没有肌卫、肌紧张,未及包块,肠鸣音 4～5 次/min。最后医生给小明开了实验室检查。

很快检查报告就出来了。

(1) 血常规:CRP<8 mg/L,WBC 17.28×10^9/L,N 85%,L 12%,Hb 112g/L,Plt 251×10^9/L。

(2) 腹部 B 超:肠系膜淋巴结肿大 16 mm×8 mm,腹腔内未见肠套,右下腹未见明显阑尾包块,后腹膜大血管周围未见明显肿大淋巴结。

医生根据结果给小明做了诊断:腹痛待查(肠系膜淋巴结炎可疑)。开了头孢美唑静脉输注,并嘱留院观察。

虽然小明到医院后不吐了,但腹痛持续难忍。在观察室里,妈妈抱着小明,看着他痛苦的表情,心急如焚。小明蜷缩着身体躺在妈妈的怀里迷迷糊糊地睡了一晚。凌晨,天空刚露出了鱼肚白,寂静的观察室里突然响起了小明的妈妈惊慌的喊叫声:"不好了! 不好了! 医生,你快来看看! 小明怎么拉血啦!"小明的妈妈一边喊一边慌张地冲向医生值班室。

喊叫声把值班医生一下子惊醒了,看了一眼妈妈手中暗红色果酱样的卫生纸,正准备去看小明,小明的爸爸抱着小明冲到了值班室。值班医生发现小明的脸色略有苍白,表情痛苦,精神萎靡,身体蜷曲,双手捂着肚子不让检查。值班医生很快检查了小明的生命体征:心率 88 次/min,呼吸频率 21 次/min,血压 110/65 mmHg。医生看了病史记录后,又问了一下小明腹痛的情况。

小明的妈妈说:"小明肚子一直痛,输完液稍微好一点,但是没有完全缓解,早上说要上厕所就拉了一次暗红色的血便。"

值班医生又撩开了小明的裤管,发现他的小腿上出现了不少紫红色的皮疹,直径2～15 mm,高出皮面,压之不退色,但是其他部位没有。在看了小明的血常规报告后,医生对小明的爸妈说:"小明的病情较为严重,需要住院做进一步检查。"并当场开出了急诊住院单。

分析病史资料	
补充诊断依据	
推理假设诊断	
演绎诊断思路	
设计学习问题	

第二部分

场景1

在住院部,小明的主治医生吴医生接待了小明,在仔细询问了病史,并做了相关的体格检查后,对小明的爸妈说:"根据小明的病史、症状、体征等临床资料来看,小明很可能患的是过敏性紫癜,所以要继续禁食,还要给予激素治疗。"

小明妈妈一听到要用激素治疗,马上就紧张起来,问道:"吴医生,能不用激素治疗吗?听说小孩用激素治疗,不良反应会很大的!"

吴医生了解了妈妈的疑惑后,耐心地给妈妈做了解释:"过敏性紫癜是一种血管炎,目前国内外诊疗指南均推荐激素为首选治疗药物,表现为腹痛、血便的过敏性紫癜是激素应用的绝对指征。如果没有肾脏受累的话,一般激素的疗程为1～2个月,因疗程短,不良反应小。"

吴医生在得到小明父母的理解后开出相关的用药医嘱:氯雷他定片(开瑞坦)、孟鲁司特钠片(顺尔宁)、法莫替丁抗过敏治疗,维生素C、葡萄糖酸钙降低毛细血管通透性,双嘧达莫抑制血小板聚集,甲泼尼龙抑制免疫反应,并同时给予禁食治疗。2天后,小明肚子痛缓解了不少,大便的颜色也逐渐转黄,复查大便隐血也从＋＋＋＋降到＋＋。吴医生查房后说:"目前,小明情况有所好转,但还需要再禁食1～2天观察一下。"

小明已经好几天没有吃东西了,看见食物眼睛都发绿了。2天后,好不容易医生同意小明能吃些东西了,但又规定了一大堆忌口的食物,这忌口食品都是小明平时最爱吃的东西。小明眼泪汪汪地问妈妈:"我到底能吃点啥?"

10天后,小明的妈妈偶然发现小明的眼皮有点肿,早上小便有也有点淡淡的红色,还有点泡沫。吴医生了解情况后又开了一套相关的检查。

分析病史资料	
补充诊断依据	
推理假设诊断	
演绎诊断思路	
设计学习问题	

场景 2

1 天后检查报告陆续出来了。

(1) 24 h 尿蛋白定量：2 523 mg/1 800 ml。

(2) 尿微量蛋白系列：尿免疫球蛋白 G 86.6 mg/L，尿转铁蛋白 83.2 mg/L，尿微量白蛋白 1 270 mg/L，α_1-微球蛋白 33.4 mg/L。

(3) 尿蛋白电泳：小管蛋白 3.4%，白蛋白 71.4%，球蛋白 25.2%。结论：混合型。

(4) 尿红细胞畸变率：62%。

(5) Addis 计数：2 400 万个/12 h。

看到这些检查报告，吴医生跟小明的爸妈说："小明病情有变化，现在可能已肾脏受累，为进一步明确诊断，需要做肾穿刺活检术。"

小明的妈妈在听了吴医生的话后，不解地问："小明的诊断不是明确了吗？过敏性紫癜不就是皮肤上的毛病吗，怎么又跑到肾脏去了呢，是否是药用的不对呀？而且现在又要做肾穿刺活检术，那多危险啊！小明要遭受多大的罪呀！"

吴医生了解了小明妈妈的想法后，进行了耐心的解释与沟通："小明得的是腹型过敏性紫癜。腹型过敏性紫癜有 2/3 的概率会累及肾脏，发展为紫癜性肾炎。从目前症状和实验室指标上看，已经累及肾脏了，诊断紫癜性肾炎没有问题了。紫癜性肾炎的病理按照严重程度分为 6 个等级，不同的病理分级针对的治疗方案是不同的，临床指标与病理分级不是一一对应关系的，所以只有通过肾穿刺做肾脏活检才能明确病理等级，进行精准治疗。肾活检是常规的一种有创操作，技术较成熟，风险小而且可控。"

经过吴医生耐心沟通后，小明的爸妈终于同意肾穿刺活检术。

分析病史资料	
补充诊断依据	
推理假设诊断	
演绎诊断思路	
设计学习问题	

场景 3

1 周后吴医生拿到了小明的病理报告(见图 10－7)。

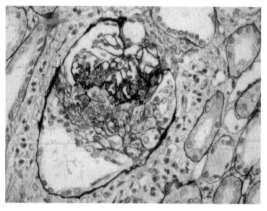

免疫荧光：5 个小球,系膜区 IgG 阳性(＋),局灶节段性;系膜区 IgA 阳性(＋＋),弥漫性,毛细血管壁,局灶节段性;IgM、C1q、C3、C4 均阴性(－);FN 阳性(＋),毛细血管壁,局灶节段性。

镜下所见：肾活检组织 2 条,皮质和髓质;肾小球约 26 只,部分小球系膜基质节段性轻度增多伴系膜细胞节段性轻度增生,少部分小球个别节段毛细血管内皮细胞轻度增生,3～4 个小球见小型细胞型新月体形成,肾小管、肾小血管和肾间质未见明显异常。

图 10－7 肾脏病理检查示：肾小球内可见细胞型新月体(PASM 染色×400)

病理诊断：病变符合紫癜性肾炎(Ⅲa 级)

根据小明的病理报告,吴医生向小明的父母解释了小明的目前情况,并调整了治疗方案：需要用甲泼尼龙联合环磷酰胺冲击治疗。并向小明爸妈解释了冲击治疗的必要性,可能会出现的不良反应以及应对措施。小明的妈妈了解治疗方案后,虽然对这种治疗的不良反应担心不已,但看着小明满是泡沫的小便,还是决定相信吴医生的专业水平,欣然接受了吴医生的建议,积极配合治疗。

经过半年多的治疗,小明尿蛋白转阴了,血尿也消失了。小明的妈妈一颗悬着的心也彻底放下来了。小明的爸爸也表示再也不会宠着小明"贪吃"了。

分析病史资料	
补充诊断依据	
推理假设诊断	
演绎诊断思路	
设计学习问题	

注：本案例由李玉峰撰写。

实 战 演 练 题

【选择题】

1. 患儿,女,5.5 岁。诊断肾病综合征 1 年余,长期低盐饮食,昨日起呕吐 5～6 次,非喷射性,为胃内容物,量中,伴胃纳差,乏力,无头痛,精神稍萎,无发热,无腹痛、腹泻,今晨突起惊厥,呼吸不规则,最可能的原因是(　　)

    A. 继发颅内感染　　　　　　　　　B. 低钠血症

    C. 脑血栓形成　　　　　　　　　　D. 低钙血症

    E. 低钾血症

2. 患儿,男,4 岁,发现眼睑水肿 1 周。查体:眼睑水肿,移动性浊音(＋),双下肢凹陷性水肿,血压 90/60 mmHg,尿常规:尿蛋白(＋＋＋＋),尿隐血(－),生化指标:血总蛋白 50 g/L,白蛋白 20.5 g/L,总胆固醇 12.11 mmol/L,首先考虑的诊断是(　　)

    A. 急进性肾炎　　　　　　　　　　B. 急性肾炎

    C. 肾炎型肾病　　　　　　　　　　D. 单纯性肾病

    E. 慢性心衰

3. 患儿,男,5 岁。眼睑水肿 10 天伴少尿 2 天,每日尿量约 600 ml。查体:呼吸频率 28 次/min,心率 110 次/min,心律齐,血压 90/60 mmHg,双下肢凹陷性水肿,阴囊水肿,尿常规:蛋白 5 g/L,红细胞 1～2 个/HP;血浆白蛋白 23 g/L。最先考虑的治疗方案是(　　)

    A. 口服糖皮质激素　　　　　　　　B. 静脉输注白蛋白,改善水肿

    C. CRRT 超滤水分消肿治疗　　　　D. 先给予低分子右旋糖酐再予呋塞米

    E. 给予血管紧张素转化酶抑制剂(ACEI)降蛋白

4. 患儿,女,5 岁,眼睑水肿 10 天伴尿少 3 天。查体:血压 96/68 mmHg,双下肢中度凹陷性水肿,尿常规示:尿红细胞 1～2 个/HP,尿蛋白 5 g/L,24 h 尿蛋白定量 1 300 mg,血浆白蛋白 23 g/L,胆固醇为 10.9 mmol/L,尿素氮 7.8 mmol/L,肌酐 58 μmol/L,补体正常。该患儿初始予以泼尼松(强的松)每日 2 mg/kg,口服 3 周,2 次尿蛋白阴性(－),进一步治疗措施是(　　)

    A. 停用泼尼松

    B. 泼尼松 2 mg/kg 隔日顿服

    C. 继续泼尼松每日 2 mg/kg,2 周后改泼尼松 2 mg/kg 隔日顿服

    D. 继续泼尼松每日 2 mg/kg,4 周后改泼尼松 2 mg/kg 隔日顿服

    E. 继续泼尼松每日 2 mg/kg,5 周后改泼尼松 2 mg/kg 隔日顿服

5. 患儿,男,5.5 岁。1 年前确诊单纯型肾病综合征,初始足量泼尼松口服治疗 2 周尿蛋白阴转,激素减量过程中多次尿蛋白反复,库兴(Cushing)面容明显,家属担心激素不良反应,1 周前自行停药。今日突然出现腹痛、呕吐、四肢冰凉,测血压 86/49 mmHg,最可能出现的问题是(　　)

    A. 急性胃炎　　　　　　　　　　　B. 急性阑尾炎

    C. 自发性腹膜炎　　　　　　　　　D. 肾静脉血栓形成

    E. 肾上腺皮质危象

6. 患儿,男,8 岁。因眼睑水肿伴茶色尿 3 天就诊,尿呈浓茶色,10 天前有化脓性扁桃体炎史。查体:神志清,血压 140/90 mmHg,眼睑及颜面部水肿,咽充血,扁桃体Ⅰ度肿大,无渗出,心、肺、腹无异常,双下肢轻度紧张性水肿,该患儿最可能的诊断为(　　)

    A. 原发性肾病综合征　　　　　　　　B. 肾炎性肾病

    C. 急性链球菌感染后肾小球肾炎　　　D. IgA 肾病

    E. 慢性肾小球肾炎

7. 患儿,男孩,10 岁,因眼睑水肿、肉眼血尿诊断"急性肾小球肾炎"入院。入院当天突然出现头痛、恶心、呕吐伴抽搐,此时最可能的并发症是(　　)

    A. 癫痫　　　　　　　　　　　　　　　B. 心力衰竭

    C. 急性肾衰　　　　　　　　　　　　　D. 高血压脑病

    E. 颅内出血

8. 患儿,女,9 岁,发现茶色尿 1 天伴少尿。入院查体:血压 135/95 mmHg,心律齐,心音有力;双肺呼吸音清,无啰音;双下肢轻度水肿。辅检尿常规提示红细胞满视野,尿蛋白阳性(＋＋),下列哪项病史与本病关系最密切(　　)

    A. 5 天前咳嗽　　　　　　　　　　　　B. 3 天前发热

    C. 5 天前腹泻　　　　　　　　　　　　D. 1 周前腰外伤

    E. 3 周前皮肤脓疱疹

9. 患儿,男,6 岁。主诉:淡茶色尿 6 天,伴眼睑水肿 3 天。昨起头痛,伴呕吐 4～5 次,有复视,无腹泻。尿常规:尿蛋白阳性(＋),红细胞满视野,白细胞 1～3 个/HP,颗粒管型 1～2 个/HP,尿素氮 6.3 mmol/L;血压 180/105 mmHg。首先考虑的诊断是(　　)

    A. 急性肾炎,氮质血症　　　　　　　　B. 急性肾炎合并高血压

    C. 急性肾炎合并高血压脑病　　　　　D. 急进性肾炎

    E. 急性肾炎合并心力衰竭

10. 患儿,女,7 岁。茶色尿 7 天伴眼睑水肿 4 天,眼睑水肿晨起为著。查尿常规:红细胞:60～80 个/HP,白细胞 2～4 个/HP,蛋白 0.75 g/L。追问病史:10 天前曾有感冒史。体检:神清,血压 145/100 mmHg,双眼睑、颜面部及双下肢水肿,心肺无特殊,移动性浊音阴性(－)。辅助检查:24 h 尿蛋白定量 300 mg;血总胆固醇 3.2 mmol/L;C4 0.03g/L,C3 0.3g/L,ESR 45 mm/h。最可能的疾病是(　　)

    A. 肾炎型肾病　　　　　　　　　　　　B. IgA 肾炎

    C. 单纯型肾病　　　　　　　　　　　　D. 急性肾小球肾炎

    E. 急进性肾炎

11. 患儿,男,6 岁,因尿频、尿急、尿痛就诊。无发热,尿色稍浑浊,查尿常规提示:WBC 15～25 个/HP,白细胞酯酶 500/μl,尿亚硝酸盐阴性(－),应首选何种药物治疗?(　　)

    A. 复方磺胺甲噁唑(复方新诺明)口服

B. 氨苄青霉素静滴

C. 头孢三代静滴

D. 丁胺卡那肌注

E. 庆大霉素口服

12. 女婴,5月龄,因发热 2 天伴排尿哭闹就诊。诊断为尿路感染,经逆行膀胱造影检查确诊有右侧膀胱输尿管返流Ⅳ级,接下来应采取何种措施,但除外(　　)

A. 长期预防性服用抗生素控制感染　　B. 治疗满疗程后停药

C. 每 3 个月做一次尿培养　　D. 每 6 个月检查一次返流

E. 如肾脏有新瘢痕形成需要进行手术治疗

13. 女婴,5月龄。发热 2 天,患儿排尿时哭闹,尿不湿有异味,发热前曾有腹泻,现大便成形,色黄。查体:神清,体温 39 ℃,腹部触诊未及包块,血常规:WBC 25.2×10^9/L,N 83%,尿常规:白细胞 20～30 个/HP。临床诊断最可能是(　　)

A. 尿路结石　　B. 尿路感染

C. 急性胃肠炎　　D. 肾积水

E. 肠套

14. 患儿,男,7 岁。发热、腹痛 1 天,无呕吐,无腹泻,否认不洁饮食史。查体:体温 39 ℃,肾区叩击痛(＋)。血常规:WBC 18.5×10^9/L,N 87%;尿常规:白细胞 25～35 个/HP,红细胞 2～3 个/HP。临床诊断最可能是(　　)

A. 尿路感染　　B. 尿路结石

C. 急性胃肠炎　　D. 肾盂积水

E. 肾母细胞瘤

15. 女婴,11月龄,因发热伴排尿哭闹 2 天就诊。门诊拟尿路感染收治入院。追问病史,患儿出生至今有 4 次发热性尿路感染病史,其母孕期有肾盂分离病史。为明确诊断,下列哪项检查不恰当(　　)

A. 肾动态显像

B. 同位素肾显像剂二巯丁二酰(DMSA)扫描

C. 膀胱镜检查

D. 泌尿系统 B 超检查

E. 排泄性膀胱尿路造影

16. 患儿,女,7 岁。泡沫尿 7 天伴眼睑水肿、少尿 2 天,眼睑水肿晨起为重,近 2 天水肿加重,波及整个颜面部及双下肢。查尿常规:红细胞 1～2 个/HP,白细胞 0～1 个/HP,蛋白 5 g/L。查体:神清,血压 135/100 mmHg,双眼睑及颜面部水肿,心肺无殊,腹平软,肝脾肋下未及,移动性浊音阳性(＋)。双下肢凹陷性水肿。辅助检查:24 h 尿蛋白定量 3 500 mg,血浆白蛋白 22 g/L,BUN 6.3 mmol/L,血胆固醇 8.2 mmol/L,总补体及 C3 均

正常,ESR 35 mm/h。首先考虑下列哪一疾病(　　　)

A. 肾炎型肾病 　　　　　　　　　B. IgA 肾炎

C. 单纯型肾病 　　　　　　　　　D. 急性肾小球肾炎

E. 急进性肾炎

17. 患儿,女,7 岁,因双眼睑水肿、血尿伴少尿 5 天入院。诊断急性肾小球肾炎,入院 4 天后突发头痛、呕吐,发生抽搐 1 次,测血压 180/100 mmHg,此时,首选的降压药物是 (　　　)

A. 利血平肌注 　　　　　　　　　B. 硝苯地平舌下含服

C. 肼屈嗪(肼苯哒嗪)口服 　　　D. 呋塞米静注

E. 硝普钠静脉滴注

【名词解释】

1. 急进性肾小球肾炎

2. 肾病综合征

3. 难治性肾病

第十一章 造血系统疾病

第一节 小儿造血和血象特点

【教学大纲要求】

熟悉

正常小儿造血及血象特点。

【概述】

造血器官起源于中胚叶,小儿在胚胎期及出生后的不同发育阶段,造血的主要器官并不相同。胎儿期造血主要分为中胚叶期(胚胎 3～4 周到 12～15 周)、肝脾造血期(胚胎 8 周到胎儿 6 月、部分终身)及骨髓造血期(胎儿 4 月开始)。出生后造血主要是骨髓,5～6 岁后长骨内红髓逐渐被黄髓替代。

出生后的儿童血象特点:首先是红细胞及血红蛋白发生量变兼质变的过程,红细胞数量和血红蛋白组成随年龄增长而改变;其次是中性粒细胞和淋巴细胞有两次交叉的过程;另外,儿童血容量占体重的比例较成人高。

第二节 儿童贫血概述

【教学大纲要求】

1. 熟悉

(1) 小儿各类贫血的临床特点。

(2) 小儿贫血的诊断及鉴别诊断步骤。

2. 了解

贫血的分类。

【导读图】

贫血的鉴别诊断概览如图 11-1 所示。

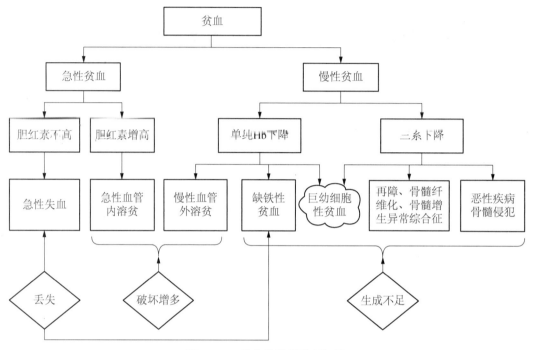

图 11-1　贫血的鉴别诊断概览

第三节　营养性贫血

【教学大纲要求】

1. 掌握

营养性贫血的临床表现、诊断及防治方法。

2. 熟悉

营养性贫血的病因、发病机制。

一、缺铁性贫血

【概述】

缺铁性贫血是由于机体铁缺乏导致血红蛋白合成减少而引起的一种贫血，以小细胞低色素、铁蛋白减少和铁剂治疗有效为特点，主要发生在 6 个月～2 岁的婴幼儿。

【导读图】

缺铁性贫血概览如图 11-2 所示。

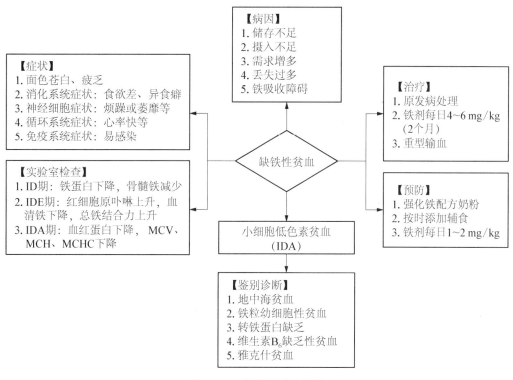

图 11 - 2 缺铁性贫血概览

注：MCV(平均红细胞体积)；MCH(平均红细胞血红蛋白量)；MCHC(平均红细胞血红蛋白浓度)。

【补铁治疗反应】

口服铁剂有效者在服药 3～4 天后，网织红细胞开始上升，7～10 天至最高峰可达到 15％～16％，2 周后逐渐下降。血红蛋白和红细胞服药 1 周后开始上升，平均每日可上升 1.5～2 g/L，2 周后血红蛋白较治疗前增加 10～20 g/L 可作为铁剂治疗的有效指征。血红蛋白恢复正常后，再继续服铁剂 2～3 个月，以补足贮备铁。

二、巨幼细胞性贫血

【概述】

由于 DNA 合成障碍所引起的一种贫血，主要是体内缺乏维生素 B_{12} 或叶酸所致。本症特点是呈大红细胞性贫血，骨髓内出现巨幼红细胞，并且细胞形态的巨型改变也见于粒细胞、巨核细胞系。主要临床特点是贫血、神经精神症状等。

【导读图】

巨幼细胞性贫血概览如图 11 - 3 所示。

【巨幼细胞性贫血的治疗反应】

应用维生素 B_{12} 和(或)叶酸合用治疗 3～4 天后，一般精神神经症状好转，网织细胞开始增加，6～7 天达高峰(15％～16％)，2 周后降至正常，2～8 周红细胞和血红蛋白恢复正常。骨髓巨幼红细胞可于维生素 B_{12} 治疗 3～72 h 后，叶酸治疗 24～48 h 后，转为正常。

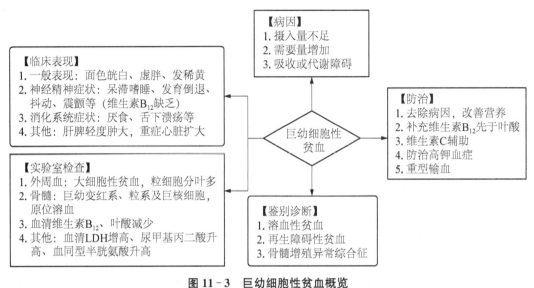

图 11 - 3　巨幼细胞性贫血概览

但巨幼粒和分叶过多的巨核细胞可能存在数天。神经系统恢复较慢,少量患者需经治疗数月后才能完全消失。

第四节　免疫性血小板减少症

【教学大纲要求】

1. 掌握

小儿急性免疫性血小板减少症(immune thrombocytopenia,ITP)的临床表现、实验室检查、诊断及鉴别诊断。

2. 熟悉

小儿急性 ITP 的治疗原则及临床转归特点。

3. 了解

(1) ITP 的病因及发病机制。

(2) 小儿慢性 ITP 的临床表现、诊断、鉴别诊断和治疗原则。

【概述】

ITP 是一种获得性自身免疫性出血性疾病,主要是由于机体内免疫功能异常(包括 B 细胞功能异常、T 细胞功能异常、血小板生成异常或巨噬细胞异常激活)使血小板破坏增多和血小板生成减少所致,是最为常见的出血性疾病。在儿童群体中年发病率为(4~5)/10 万,主要在病毒感染、免疫接种后发生,大部分呈自限性过程,1~3 年内缓解,30%为慢性 ITP,少数为难治性过程。

【导读图】

免疫性血小板减少症概览如图 11 - 4 所示。

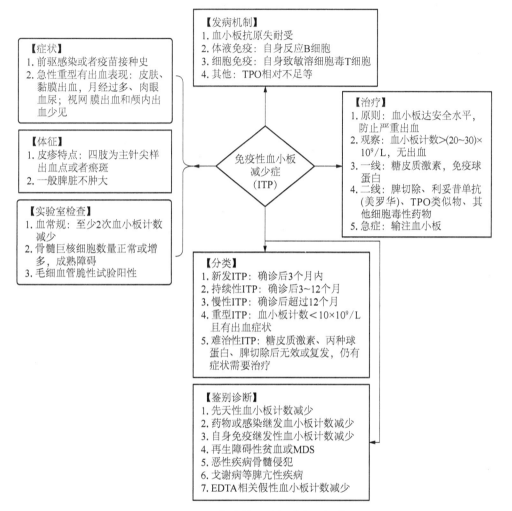

图 11 - 4　免疫性血小板减少症概览

注：TPO（血小板生成素）；EDTA（乙二胺四乙酸）。

【ITP 输注血小板原则】

　　输注血小板：由于 ITP 本身存在免疫性因素，为避免引入过多免疫因素及无效输注，需严格掌握输注血小板指征。输血指征不是仅根据血小板计数，而是主要根据出血表现。根据世界卫生组织《常见不良反应事件评价标准 4.0 版》（CTCAE v4）的出血分级标准达Ⅲ～Ⅳ级的需要输血，主要是重要脏器出血如颅内、消化道泌尿道出血、黏膜出血不止等。相对适应证是急症手术前，使用大剂量丙种球蛋白或激素近期效果不显著。推荐在口腔科检查、拔牙、补牙、小手术、大手术临床治疗过程中血小板计数的安全值分别为 $10 \times 10^9 / \mathrm{L}$、$30 \times 10^9 / \mathrm{L}$、$30 \times 10^9 / \mathrm{L}$、$50 \times 10^9 / \mathrm{L}$、$80 \times 10^9 / \mathrm{L}$ 以上。

第五节 血 友 病

【教学大纲要求】

熟悉

血友病的遗传特征、病因、临床表现、诊断及治疗原则。

【概述】

一组因遗传性凝血活酶生成障碍引起的出血性疾病；包括血发病 A(FⅧ缺乏)、血友病 B(FⅨ缺乏)及遗传性 FⅪ缺乏症。主要为 X 染色体连锁隐性遗传，男性发病，女性常为致病基因携带者，30%的患者由基因自发突变所致而缺乏家族史。血友病患者常以关节、深部肌肉为主要出血部位，有 70%~80%的患者因关节长期出血而并发血友病性关节炎。

【导读图】

血友病概览如图 11-5 所示。

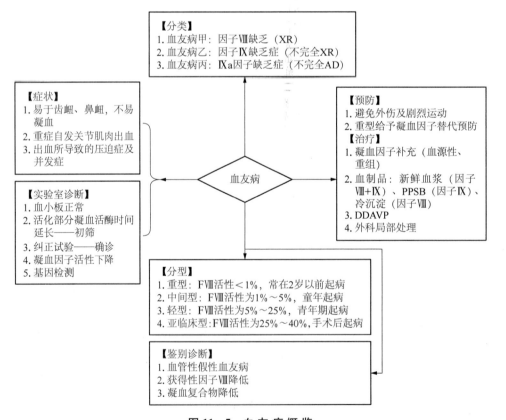

图 11-5 血 友 病 概 览

注：PPSB(凝血酶原复合物)；DDAVP(1-脱氧-8-精氨酸加压素)。

【血友病替代治疗】

由于按需治疗只有急性止痛止血效果，不能逆转关节肌肉的损害，预防治疗被世界卫生组织推荐为重度儿童血友病的治疗策略。预防治疗是指尝试定期预防性替代输注凝血因子，使重型患者体内凝血因子含量长期维持在 1%（0.01 IU/L）以上，以防止或减少出血的发生。预防治疗因子使用有高、中、低剂量不同方案，每次 10~30 IU/kg，每周给药 1~3 次。

第六节　急 性 白 血 病

【教学大纲要求】

1. 掌握

小儿急性白血病的临床表现、诊断、鉴别诊断与预后特点。

2. 熟悉

（1）急性白血病的分类。

（2）小儿急性淋巴细胞白血病治疗原则。

3. 了解

（1）小儿白血病的流行病学、病因及发病机制。

（2）急性非淋巴细胞白血病的治疗原则。

（3）造血干细胞移植治疗小儿白血病。

【概述】

急性白血病是骨髓造血干细胞的恶性克隆性疾病，异常的原始细胞及幼稚细胞（白血病细胞）大量增殖，蓄积于骨髓并抑制正常造血，并广泛浸润肝、脾、淋巴结等髓外脏器。18 岁以下儿童急性白血病的发病率为 4~6/10 万，0~9 岁为发病高峰。其中 75%~80% 是急性淋巴细胞白血病（acute lymphocytic leukemia，ALL）。截至 2012 年，小儿 ALL 的完全缓解率（CR）可达 95% 以上，5 年以上持续完全缓解率（CCR）可达 65%~80%。儿童急性髓细胞性白血病（acute myelocytic leukemia，AML）较 ALL 预后差，5 年生存率为 50%~65%。

【MICM 分型】

MICM 分型指白血病形态学（morphology）、免疫学（immunology）、细胞遗传学（cytogenetics）和分子生物学（molecular biology）分型。

（1）形态学主要指骨髓细胞涂片，通过 HE 染色、过氧化物酶、糖原和苏丹黑染色分辨原始幼稚细胞及辨别细胞种类。

（2）免疫学是通过流式细胞仪根据肿瘤细胞表面不同的分化抗原进行诊断并可将

ALL 分为不同的亚型,对判断预后、指导治疗及监测病情有一定价值。

（3）细胞遗传学是通过活细胞染色体检查,确定有无染色体的数量及结构,如转位、缺失等改变,对判断预后指导治疗有一定价值。

（4）分子生物学是通过逆转录聚合酶链反应(RT-PCR)或者原位免疫荧光检测,筛查有无相应的融合基因形成,比细胞遗传学检查更加敏感。白血病融合基因有助于评价白血病的急性程度、克隆特性及分型,作为指导白血病的诊断、危险度分层以及治疗后微小残留病 MRD 监测依据。

【导读图】

急性淋巴细胞白血病概览如图 11-6 所示。儿童急性白血病中常见分子生物学异常如表 11-1 所示。

表 11-1　儿童急性白血病中常见分子生物学异常

融合基因/突变	位　点	疾　病	特征性	预后	靶向药物
$PML-RAR\alpha$	t(15;17)(q22;q21)	AML-M3	是	良好	维甲酸/砷剂
$AML1-ETO$	t(8;21)(q22;q22)	AML-M2b	是	良好	冬凌草甲素
$CBF\beta-MYH11$	Inv(16)/t(16;16)	AML-M4E0	是	良好	尚无
$FIP1L1-PDGFRA$	del(4)(q12)	嗜酸粒细胞白血病	否	未知	BTK 抑制剂
$BCR-ABL$	t(8;21)(q34;q11)	ALL	否	不良	BTK 抑制剂
MLL 基因重排 MLL-AF6/9/10 等	11q23 多种转位(6q27、9p22、10p12 等)	AML、ALL 或婴儿白血病	否	不良	FLT-3 抑制剂部分有效

案例 18　奔跑吧,少年

第一部分

场景 1

今天,在红旗小学的田径场上,正在进行最激动人心的团体接力赛,飞飞是最后一棒,就像他名字一样,他飞快地跑着,他已经好久没有那么畅快地跑过了,在全班师生的欢呼声中第一个冲过终点,大家都欢呼着,不约而同地摆出胜利 V 的手势,相机镜头记录下了这个快乐的瞬间……

故事的主人公叫飞飞,今年 7 岁,红旗小学一年级 1 班的一名男生。飞飞是家里的独生子。爸爸是电脑技术工程师,妈妈是办公室白领。飞飞聪明帅气,懂礼貌,从小深得大家的喜爱。但奇怪的是,飞飞似乎不太喜爱运动。活动时间,班上的其他男孩都喜欢到教室外面奔跑追逐、嬉戏打闹,但飞飞总是在教室休息或者待在一旁看着同学们玩耍。同学有时想邀请飞飞一起去草地上踢足球,飞飞连忙摇头说,"对不起,妈妈不许我踢足球,上

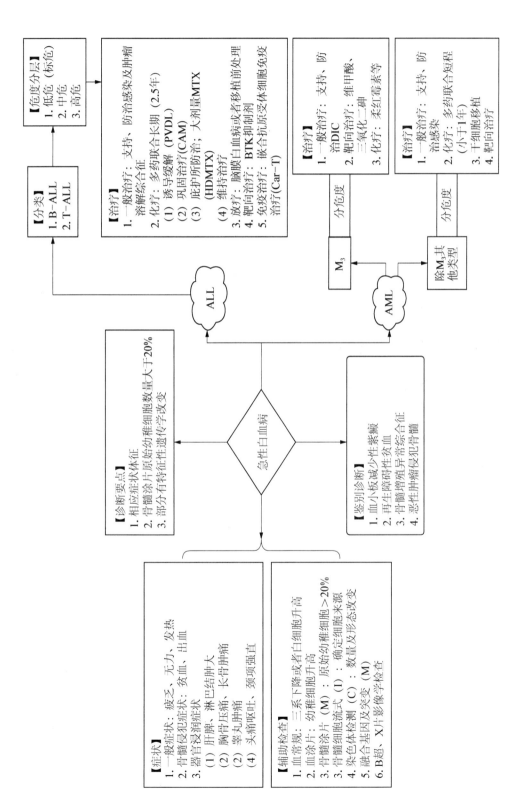

图 11-6 急性白血病概览

注：ALL（急性淋巴细胞白血病）；AML（急性髓细胞性白血病）。

次就踢了一小会儿,被小胖撞了一下,我的膝盖就肿起来了,还有好大一片'乌青块',回到家里妈妈可心疼了。"刚进小学那会儿,妈妈就拿着飞飞的病情证明找到体育老师,希望老师允许飞飞不参加剧烈运动。

飞飞究竟为什么和其他孩子不一样,不能参加剧烈活动,而且一碰撞就出现瘀青,还关节肿呢?

故事还得从飞飞第一次发病说起,当时飞飞还不到1岁。那天,蹒跚学步的小飞飞被家里的门槛绊了一下,正好磕到了嘴唇和牙龈,顿时鲜血直流,用棉球用力按着还是不停地渗血,家里人顿时慌了神,连忙把孩子往医院送。到了医院飞飞的嘴巴还在不停地渗血,把爸爸的衣袖都浸湿了。来到医院口腔科,吴医生一边加压止血,一边查了血常规和凝血功能。联想起前阵子电视里看到有白血病的孩子症状就是不停地鼻子、牙齿出血,妈妈急得哭了起来。

经过吴医生的初步处理,口腔出血暂时止住了。一个多小时后,检查报告终于出来

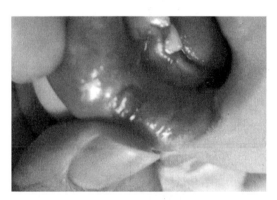

图 11-7　口腔出血

了,还是检验科的医生专门拿到诊室来的。吴医生见到报告,赶紧打电话给小儿血液科张医生,请她来会诊。经验丰富的张医生一看飞飞的状况以及检查报告后,告知飞飞妈妈,孩子的凝血系统有很严重的问题,需要马上住院,立即联系了血液科病房让他们办理住院手续。被儿子出血的样子吓得不轻的飞飞爸爸急忙去办理入院手续。张医生问妈妈:"孩子以前有这样出过血吗?"

"没有唉,我们以前一直很小心的,还没脱手让他走路呢,就今天一个疏忽让他摔了一跤,哪想到出血会出得那么厉害",外公连忙解释道。

"那你们家有遗传性的出血病史吗?我是指你有没有弟弟、哥哥,从小就有反复出血的现象?",张医生接着问飞飞的妈妈。

"没有啊,我有个弟弟,就是孩子的舅舅,身体一直挺好的呀,从小也没见过他经常出血呀……,医生你快告诉我,孩子到底怎么了,是不是得了白血病啊?"飞飞的妈妈焦急地问道。

张医生干练地答道:"应该不是白血病,但也是很严重的毛病,我怀疑是先天性出血障碍,马上请检验科拿刚才的标本加做凝血因子含量的检查,你们先送孩子去病房,等报告出来后会第一时间告诉你们结果。"

妈妈此时已经吓得六神无主,爸爸办完住院手续回来,连忙抱起飞飞,以最快的速度来到小儿血液科病房。

到了病房,张医生连忙关照床位医生,帮飞飞定血型,做输血前检测,并联系血库申请新鲜冰冻血浆,在让监护人签输血同意书后,准备先输血浆迅速纠正凝血功能。一阵忙完,检验科的危急报告也已经传到了张医生的工作电脑里:

(1) 血常规:WBC 7.8×10^9/L,N 46%,RBC 3.4×10^{12}/L(↓),Hb 96 g/L(↓),Plt 218×10^9/L

(2) 凝血功能如表 11 - 2 所示。

表 11 - 2 凝 血 功 能

检 验 项 目		检验结果		参考范围	单 位
APTT	活化部分凝血活酶时间	138.2	↑	28～40	s
PT	凝血酶原时间	13.5		11～14.5	s
PT - INR		1.02			
TT	凝血酶时间	16.1		14～21	s
FIB	纤维蛋白原	1.92	↓	2～5	g/L
AT - Ⅲ	抗凝血酶Ⅲ	112		70～130	%
FⅧ	凝血因子Ⅷ	0.5	↓	50～150	%
FⅨ	凝血因子Ⅸ	42.0	↓	50～150	%
FⅪ	凝血因子Ⅺ	45.0	↓	50～150	%
vWF	血管性血友病因子	94.0		50～160	%

张医生看到报告,立即向飞飞爸爸妈妈交代病情。

分析病史资料	
补充诊断依据	
推理假设诊断	
演绎诊断思路	
设计学习问题	

场景 2

"血友病?! 医生你没搞错吧?"……当听到张医生说飞飞被确诊为需要终身依赖凝血因子治疗的血友病时,飞飞的妈妈几乎要崩溃了。更让她不能接受的是,自己的爱人,飞飞的爸爸也几乎失去理智地责问起她来。

"我虽然是外行人,但我知道血友病是遗传的啊,好像是传男不传女,是吧,我家祖上几辈都没什么毛病,你是不是结婚前对我隐瞒了你们家族的遗传病史?"飞飞爸爸失态地吼道。

飞飞妈妈一边哭,一边解释道:"怎么会呢,我们家也是没有类似病史,你也看到我弟弟一直很健康啊……"

　　张医生连忙打断飞飞爸爸的话说,"我很理解你们现在的心情,孩子基本确诊为甲型血友病,这个病很罕见。孩子爸爸您先别埋怨你爱人,您说的有点儿片面,确实大部分血友病是与母亲遗传有关,但确实有大约30%的血友病孩子是没有家族史的,是由于自身基因突变引起的。我们先给孩子补充凝血因子,不让伤口和其他部位继续出血,然后建议你们家庭几个成员都做个基因检查,明确发病的具体原因,行吗?"

　　张医生雷厉风行的作风和平易近人的态度让飞飞的爸爸冷静了下来,转过身,为刚才的失态向妻子道歉,并安慰起飞飞妈妈。

　　"谢谢张医生,我们基本上明白了,就听您的安排,既然事已至此,我们一定会给儿子最好的治疗,"飞飞的爸爸妈妈的态度非常坚决地说道。

　　经过多次输注Ⅷ因子和新鲜冰冻血浆,飞飞口腔不再渗血,血浆Ⅷ因子的水平恢复到40%,不久基因诊断结果出来了,证实飞飞的血友病源自一条X染色体上的基因突变。儿子被"突然"诊断为血友病的阴霾始终笼罩在这家庭上,张医生联系了医院的医务社工部的刘老师,请求他们给这个家庭一些必要的支持。经过医务社工一段时间的介入,飞飞的爸爸妈妈渐渐从打击中走了出来,逐步接受了儿子患病的事实。张医生告诉飞飞的爸爸妈妈:

　　"孩子的确诊还是比较及时的,全身重要器官没有出血情况,最容易出血的下肢关节因为孩子刚开始学习走路,负重不大,因而没有太明显的肿胀病变。只要定时输注Ⅷ因子,就可以有效避免重要脏器和关节出血,避免长大后出现致残的并发症。"

　　妈妈在这段时间里加入了儿童血友病的病友之家,了解了很多关于血友病的知识,病友家长的支持和成功的治疗案例给了妈妈很大的信心,妈妈决定换个上班时间比较自由的工作,可以花更多的精力来照顾飞飞。

分析病史资料	
补充诊断依据	
推理假设诊断	
演绎诊断思路	
设计学习问题	

第二部分

场景1

　　飞飞的妈妈这几年一直非常细心地照顾飞飞,每周2次给飞飞输注Ⅷ因子。飞飞懂事后问妈妈为什么老是要带自己去医院打针,妈妈就编了个善意的谎言,说飞飞是个"小超人",为了保持"战斗力",要每周2次去打"能量针"。妈妈还反复叮嘱飞飞,不能跑不能跳,不能和同学一起踢球,因为要保存体力……懵懵懂懂的飞飞信以为真。飞飞的爸爸妈妈达成共识,一定尽全力给儿子最好的治疗,哪怕自己再苦再累都行。飞飞的爸爸为了撑起这个家和负担儿子每月近万元的医疗费用只能经常加班加点,飞飞的妈妈、爷爷奶奶、外公外婆则是做好一切后勤保障工作。好在治疗比较顺利,飞飞也是非常听话懂事,养成了安静少动的习惯,看上去和其他小朋友一样健康,飞飞的爸爸妈妈也宽慰了很多。

换牙的时间到了,这真是件让飞飞的爸爸妈妈烦恼的事情。这不,飞飞的门牙就快要掉了,妈妈带着飞飞来到口腔科,正好碰到当时给飞飞止血的吴医生。吴医生仔细检查之后说要把门牙拔掉。因为知道飞飞的情况,吴医生咨询了血液科张医生,根据检查结果事先补充了足量的Ⅷ因子,小手术进行得很顺利,术后创面也就很快止住了出血。

分析病史资料	
补充诊断依据	
推理假设诊断	
演绎诊断思路	
设计学习问题	

场景2

红旗小学一年一度的运动会又要开始了,今年最激动人心的项目就是班级之间的团体接力赛,每个小朋友绕操场跑一圈,再把接力棒传给下一位同学,只有班级的每位同学都跑完才能算完成任务,计算名次。听说飞飞不想参加比赛,这段时间一直刻苦练习的同学都不免埋怨起飞飞,"我们班得不到团体第一了,都怪你!"飞飞感觉因为自己连累了大家,自责地哭了起来。

回到家里,飞飞跟爸爸妈妈讲了运动会的事情,说自己好想和同学一起参加团体接力赛,为一年级1班争取金牌。妈妈听了之后心里一酸,把飞飞搂在怀里说:"妈妈不是一直对你说要听话嘛,你从小身体不好每周要打2次'能量',运动会跑跑跳跳完了肯定又得出瘀青,关节还要肿起来,我们就不参加了,你看爸爸妈妈赚钱照顾你多不容易。我明天去跟你们班主任马老师说,运动会那天你就别去学校了。"

这么一说似乎伤到了儿子的自尊,飞飞突然闹起了别扭,说道:"同学们都笑话我是玻璃人,连跑步,踢球都不敢参加,算什么男子汉。我的朋友越来越少了,去学校还有什么意思,呜呜呜……"

"是啊,这样下去什么活动也不让儿子参加也不是办法啊",飞飞的爸爸叹道:"我看到报纸上介绍这周末4月17号是世界血友病日,在新华医院有专题的义诊和家庭支持活动,不如我们带飞飞去参加,再听听专业医生的意见。"

"这样也好,我也想让儿子参加集体活动啊,不就是怕关节出血嘛。你看这些晚期病人一个个关节都肿得变形了,我实在不想儿子变成这样的废人啊……"妈妈担心地说。

分析病史资料	
补充诊断依据	
推理假设诊断	
演绎诊断思路	
设计学习问题	

场景3

周末那天,医院的活动现场非常热闹。各年龄段的病友、血液科医生、骨关节科专科医生、专科护士、医务社工、志愿者、医药厂商、新闻媒体都来了。飞飞知道了一直伴随他的疾病叫血友病,也知道了妈妈为什么每周2次给他打"能量针",还见到了不少患同样疾病的哥哥、弟弟们。

在义诊现场,飞飞的爸爸妈妈见到了专门从事血友病临床研究的林教授。林教授详细了解了飞飞的情况后,对前期的治疗给予了充分的肯定。对于飞飞的爸爸妈妈的疑惑,林教授说道:"我建议你们还是应该鼓励孩子参加体育活动,在充分预防治疗的前提下,只要不是剧烈冲撞运动,血友病病人完全可以耐受,今天我见到好几个第一批接受定期预防治疗的大男孩子,随访下来都很健康,他们中好几个已经学会了自己在家注射因子,还有好几个都上大学了呢。参加跑步比赛完全没问题啊。英国有个血友病的帅哥,靠定期输注足量Ⅷ因子,拿了自行车比赛的世界冠军呢。"

"这么厉害啊,我也听说有不少定期输注因子的病友小朋友都在参加适当运动,但我还是担心会出血和关节血肿嘛",听后妈妈还是有点担心。

"经过临床研究的证实,只要经过规律的预防治疗,或者经过临时的预防治疗,是完全可以耐受跑步、旅行等运动的,完全可以把一年中的关节出血次数控制在3次以内,达到这个'小目标',就可以达到避免关节损伤致残的最终目标。"林教授又解释道,"现在国外研发出长效的因子,原来每周注射2～3次的因子,现在只要每周注射1～2次就可以了。"

回家路上,妈妈答应了飞飞的要求,让他参加下周的学校运动会,但是比赛前一天要多打一次Ⅷ因子。飞飞听了别提多开心了,"我可以和同学一起比赛啦,再也不是玻璃人了,太棒了!耶!"

1周后,运动会开始了。一年级1班的同学们都很兴奋,穿着统一的T恤排着队等待出发。马老师特地安排飞飞跑最后一棒,还允许飞飞的爸爸妈妈陪他一起跑。拿到接力棒后,飞飞如离弦之箭一般冲了出去。他跑得很快,他已经好久没那么畅快地跑过了,甚至把爸爸妈妈都甩在了身后……在终点线旁,医务社工部的刘老师,主治医生张医生和同学们都在使劲儿为飞飞加油。在冲过终点的那瞬间,大家为飞飞挂上了特制的金牌,同

学们都围拢上来,叫道:

"飞飞好样的! 大家一起奔跑真开心!"

"1—2—3,茄子!"相机定格下了这个快乐的瞬间,所有人都举着代表胜利 V 的手势,开心地笑了。

分析病史资料	
补充诊断依据	
推理假设诊断	
演绎诊断思路	
设计学习问题	

注:本案例由何珂骏撰写。

案例 19 "呆"宝宝的全血细胞减少之谜

第一部分

场景 1

小晨晨是个 9 月的男娃,生后一直长得白白胖胖的,可爱极了,是家里的掌上明珠。爸爸、妈妈一有空就逗着小晨晨玩,听着小晨晨发出的"咯、咯"的笑声,爸爸、妈妈甭提有多高兴了。

可最近一段时间,妈妈总觉得那里不对劲,小晨晨似乎变得呆呆的,吃奶少了,精神也不好,不爱动,也逗不笑,只爱睡觉,小脸也黄黄的。不过小晨晨没有发热,也没有拉肚子,妈妈就没有重视,想想可能是"积食",就给他吃了邻居孩子家开胃的健胃消食口服液。但吃了几天,小晨晨一点也没有好转,"呆"得更厉害了。这下妈妈有点不淡定了,于是带着小晨晨到医院里来就诊了。

分析病史资料	
补充诊断依据	
推理假设诊断	
演绎诊断思路	
设计学习问题	

场景 2

医院儿科门诊,人真多,排了 2 个多小时才轮到小晨晨就诊。

　　李医生接诊了小晨晨,首先详细询问了小晨晨的病史,得知小晨晨足月顺产,没有窒息缺氧等病史,出生后一直是纯母乳喂养,目前还没有加辅食,原来3个月能抬头,4个月能逗笑,6个月可以独坐,7个月翻身,现在似乎都不太愿意做了。李医生又给小晨晨做了详细的体格检查:体重8 kg,神志清,精神反应差,表情淡漠,眼神欠灵活,肢体活动少,呼吸频率44次/min;全身皮肤略干燥、粗糙;面色苍黄,咽充血,无明显舌震颤;心率110次/min,心律齐,无杂音,双肺呼吸音清。腹软,肝肋下3 cm,脾肋下2 cm,质软。四肢肌张力略低,肌肉略松弛,跟、膝腱反射活跃。根据小晨晨情况,李医生开出了血常规检查,半小时报告出来,如表11-3所示。

表11-3　血常规检查结果

项　目	数　值	正常范围
WBC($\times 10^9$/L)	3.64	4.0~10.0
N($\times 10^9$/L)	1.3	1.5~7.0
Hb(g/L)	74	120~140
平均红细胞体积(MCV,fl)	107.0	80~96
平均红细胞血红蛋白(MCH,pg)	40	28~32
平均红细胞血红蛋白浓度(MCHC,%)	33.8	32~38
红细胞大小分布宽度(RDW,%)	16.4	11.5~14.5
血小板($\times 10^9$/L)	85.00	100~300
网织红细胞(%)	0.8	1.0~2.0

　　李医生看了血常规报告,对妈妈说,小晨晨病情还是比较复杂,血常规很多指标都不正常,建议最好住院做进一步检查,以明确诊断。

　　小晨晨的妈妈听李医生说要住院检查,当场就急哭了,说:"咋会这样啊,要不要紧啊"。为了让小晨晨尽快明确诊断,他的妈妈还是马上办了入院手续。

分析病史资料	
补充诊断依据	
推理假设诊断	
演绎诊断思路	
设计学习问题	

第二部分

场景1

　　入院后,谈主任亲自接诊了小晨晨,在仔细询问了小晨晨的病史,做了全身体格检查以及查看了门诊的血常规报告后,眉头紧锁,对小晨晨的妈妈说:"小晨晨情况确实比较复杂,有全血三系(红系、粒系、巨核细胞系)下降,精神差,反应迟钝,肝脾肿大,为了明确诊断,需要尽快做骨髓穿刺检查。"

一听到陈晨要做骨髓穿刺,小晨晨的妈妈吓得面色白了,对谈主任说:

"我听说,骨髓穿刺很痛的,小晨晨才9个月,能受得了吗?是否还有其他方法可以替代?难道抽血不行吗?"

"抽血检查也是必需的,但这并不能代替骨髓穿刺检查。人的造血干细胞都在骨髓里,能到外周血的是很少一部分,所以要了解干细胞的情况一定要做骨髓穿刺。骨髓穿刺我们会做局部麻醉的,不会很痛,留下的针眼和皮肤打针类似,很快也会愈合的。"谈主任既耐心又严肃地对妈妈解释道,"鉴于小晨晨目前情况,应该尽快安排检查,只有明确诊断,才能尽快地给予孩子最有效的治疗,这样小晨晨才能更快地好起来。"

听了谈主任的一番解释后,妈妈心里虽还有些不舍,但为了小晨晨的病能尽快地好起来,还是接受了谈主任的建议。

在得到家长同意,并签署知情同意书后,谈主任很快给小晨晨安排了骨髓穿刺手术,并同时开出了其他的相关检查。

2天后,这些报告陆续出来了。

(1) 血生化结果如表11-4所示。

表11-4　血生化结果

项　　目	数　　值	参考值
ALT(IU/L)	18	0～40
AST(IU/L)	22	5～45
总胆红素(μmol/L)	7.2	3.4～20
肌酸酐(Cr,μmol/L)	20	35～97
血尿素氮(BUN,mmol/L)	2	2.8～7.1
叶酸(ng/ml)	13.5	3～17
维生素 B_{12}(pg/ml)	135	140～960

(2) 外周血涂片:外周血红细胞形态:红细胞大小不等,易见变形大红细胞及红细胞碎片(见图11-8)。

(3) 骨髓细胞涂片:骨髓有核细胞增生活跃,粒系、红系和有核细胞巨幼变,红系增生旺盛,成熟红细胞色素饱满;中性粒细胞分叶增多,可见5叶以上的中性粒细胞,有核右移、老浆幼核现象,符合巨幼细胞性贫血的骨髓改变(见图11-9)。

(4) 腹部B超:肝脾大。

(5) 胸部X线片:无异常发现。

(6) 心电图:未见有明显心肌缺氧的变化。

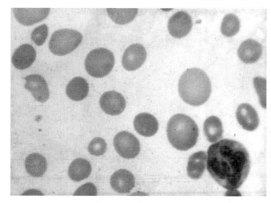

图 11-8　外周血涂片示：红细胞大小不等，
易见变形大红细胞及红细胞碎片

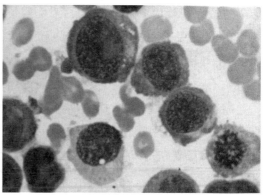

图 11-9　骨髓细胞涂片检查结果符合
巨幼细胞性贫血的骨髓改变

场景 2

谈主任，在查房时，看了检查报告后，进一步询问小晨晨妈妈的饮食情况，原来小晨晨的妈妈是个素食主义者，且有长期腹泻病史。这下谈主任心里基本有数了。为了进一步明确，还特地补充做了小晨晨妈妈以及小晨晨的其他相关生化指标，不多时就报告就出来了，如表 11-5 和表 11-6 所示。

表 11-5　母亲的血生化

项　目	数　值	参考值
叶酸（ng/ml）	11.0	3～17
维生素 B_{12}（pg/ml）	≤100	140～960

表 11-6　小晨晨补充血生化

项　目	数　值	参考值
同型半胱氨酸（μmol/L）	50	5～16
甲基丙二酸（nmol/L）	1 000	70～270

综合所有资料，小晨晨最终被确诊为巨幼细胞性贫血。即刻予以肌注维生素 B_{12} 100 μg/d，口服叶酸等治疗，经过数天的治疗，小晨晨精神反应明显好转，肢体活动也明显增多，脾脏逐渐回缩，面部表情较前丰富，对外界反应较前明显加强，这下又会在妈妈的逗笑下发出"咯咯"的笑声了。血常规检查中网织红细胞达 9.6%，Hb 升至 117 g/L。妈妈一颗悬着的心终于放下来了。

分析病史资料	
补充诊断依据	

（续表）

推理假设诊断	
演绎诊断思路	
设计学习问题	

场景3

两年后,小晨晨要上幼儿园了,妈妈怀上了第二胎。妈妈又开始担心,当年的巨幼细胞性贫血会影响他的智商吗? 现在的第二胎孩子怎么才能避免发生巨幼细胞性贫血呢?

分析病史资料	
补充诊断依据	
推理假设诊断	
演绎诊断思路	
设计学习问题	

注: 本案例由谈珍撰写。

案例 20　热慢慢痛绵绵

第一部分

场景1

陈晨是个活泼好动的 6 岁小男孩,上幼儿园大班,一直是家里的开心果。最近 2 个月,陈晨变得不爱动,也特别爱说累。近 2 周来出现反复发热,开始 1 周只是一些低热,体温波动于 37.6～38.5 ℃,吃美林(布洛芬混悬液)后热度能退,爸爸也没当回事,认为可能着凉感冒了,自行给他吃头孢地尼,但没有效果。于是 1 周前去私人诊所看病,吊针后热度才退,可好景不长,仅仅稳定了 5 天,又开始发热了,体温达到 39 ℃。而且陈晨最近经常说痛,一会左脚痛,一会右腿痛,晚上睡觉都不安稳。这下爸爸、妈妈觉得不对劲,赶紧带着陈晨来到了儿童医院。

分析病史资料	
补充诊断依据	
推理假设诊断	

（续表）

演绎诊断思路	
设计学习问题	

场景 2

在医院,李医生接诊了陈晨,详细询问了病史。陈晨曾经因为持续反复发热 2 周,没有咳嗽,没有呕吐腹泻,口服抗生素没有效果,在私人诊所使用过地塞米松后体温才下降。近来,陈晨出现脚痛,疼痛部位不固定,双下肢都痛过,是酸酸的痛。并了解到陈晨父母都是来沪务工人员,在住的地方开了一家皮革修理店维持生计。否认有其他特别的家族遗传病史。之后李医生给陈晨做了详细的体格检查,并开出了血常规检查单。查体:体温 38.5 ℃,神清,精神可。面色稍苍白,双侧颈前、颈后、耳前、耳后、颌下有多个大小约 1.5 cm×1 cm 的淋巴结,质软、活动良好、无粘连、无压痛;局部皮肤无红肿;咽无充血;双肺呼吸音清,未闻及干、湿啰音。心率 100 次/min,心律齐,各瓣膜区未闻及杂音;胸骨区轻压痛;腹软,无压痛,无肌卫,肠鸣音正常,肝肋下 2 cm、质软、脾肋下 1 cm、质中。神经系统未见异常。

半小时后,血常规报告出来了。

血常规检查:WBC $2.84×10^9$/L,N $0.9×10^9$/L,RBC $1.84×10^{12}$/L,Hb 74 g/L,Plt $88.00×10^9$/L。

看了报告后的李医生一脸凝重,对陈晨的爸爸妈妈说"孩子全血细胞都下降,可能血液系统有问题,应尽快住院做进一步检查以明确诊断。"说完立即开出了住院单。听到要住院,陈晨的爸爸妈妈都惊呆了,没想到陈晨的病那么严重,要是早点来看就好了,陈晨的爸爸飞奔至住院处,为陈晨办理了入院手续。

分析病史资料	
补充诊断依据	
推理假设诊断	
演绎诊断思路	
设计学习问题	

第二部分

场景 1

入院后谈主任接诊了陈晨,经过再次询问病史以及体格检查后,谈主任对陈晨妈妈说:"因为孩子有发热,伴有淋巴结、肝脾肿大,血常规检查也发现有三系下降,因此应首先考虑血液系统疾病,为了明确诊断,应该尽快做骨髓穿刺以及其他相关检查"

一听到陈晨要做骨髓穿刺,妈妈吓得面色了白了,对谈主任说:"我听说,骨髓穿刺是要在骨头打个洞,很痛的,陈晨那么小,受得了吗? 还有其他办法吗? 抽血不行吗?"

"这两种检查内容是不同的,外周血都是从骨髓来的偏成熟细胞,早期细胞非常少。如果是骨髓干细胞出了问题,一定要做骨髓穿刺看到干细胞发育状态才能判断。骨髓穿刺的时候,我们会给孩子做局部麻醉的,不会很痛;术后局部就像皮肤打针的针眼一样很快愈合,不会有太大的创伤的。"听了妈妈的问话,谈主任既耐心又严肃地对陈晨的妈妈解释道,"鉴于陈晨目前情况,应该尽快安排检查,以明确诊断,才能尽快给予陈晨最有效的治疗,早一天治疗,陈晨的病才能早一天好。"

听了谈主任的一番话后,陈晨的妈妈虽心里还有些舍不得,但为了陈晨能尽快好起来,还是对谈主任说:

"谈主任,我们听您的,接受骨髓穿刺检查,请您尽快安排吧!"

在征得家长同意,并签署知情同意书后,谈主任立刻安排了骨髓穿刺手术,并联系了血液室,以便第一时间将检查结果反馈给病房,同时还开出一些其他相关检查的医嘱。

一天后骨髓检查以及腹部 B 超的报告回来了。

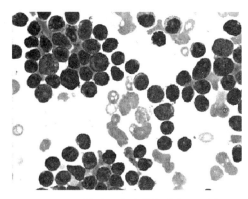

图 11-10 骨髓细胞涂片加染色示: 骨髓有核细胞增生明显活跃

(1) 腹部 B 超:肝脾大,左侧腋窝、双侧颈部、下颌角处淋巴结稍大。

(2) 骨髓细胞涂片加染色(见图 11-10):骨髓有核细胞增生明显活跃,粒红比 0.9∶1,分类见原始淋巴细胞 80%,幼稚淋巴细胞 10%,糖原染色阳性(+),细胞核质比小,空泡多。

(3) 骨髓穿刺流式细胞分析如表 11-7 和表 11-8 所示。

表 11-7 第一轮筛查

表 型	百分比(%)	表 型	百分比(%)	表 型	百分比(%)
CD19	89.7	CD7	36.2	CD13	1.4
cCD79a	70.1	cCD3	29.5	CD117	1.5
		CD33	2.9	MPO	2.3

表 11-8 第二轮筛查(B 淋巴细胞)

表 型	百分比(%)	表 型	百分比(%)
CD45	35	CD5	15.4
抗 TdT	65	Cμ	3.0
CD34	30	SIgM	0.1
CD10	45.5	HLA-DR	30

（4）白血病骨髓流式细胞 MRD 分析：幼稚细胞比例占 97.7%，主要表达指标为 CD19$^+$、cCD79a$^+$、CD10$^+$、cTdT$^+$，且 CD45 中到低表达。

（5）骨髓染色体分析：46,XY,t(9;22)(q34;q11)（见图 11-11）。

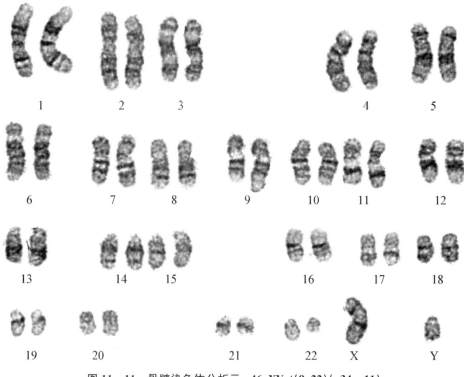

图 11-11　骨髓染色体分析示：46,XY,t(9;22)(q34;q11)

（6）骨髓融合基因荧光原位杂交（fluorescence in situ hybridization，FISH）分析：*BCR-ABL* 融合基因定性阳性（+）（见图 11-12）。

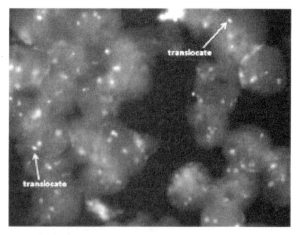

图 11-12　骨髓融合基因 FISH 分析示：BCR-ABL 定性阳性（+）

分析病史资料	
补充诊断依据	
推理假设诊断	
演绎诊断思路	
设计学习问题	

场景 2

第 2 天查房时,谈主任看着报告语气沉重地对陈晨的妈妈说:

"陈晨的骨髓报告出来了,根据检查结果陈晨明确诊断为急性淋巴细胞白血病,Common B 细胞,中危组。"

一听到"白血病"三个字,陈晨的爸爸、妈妈就惊吓地不住颤抖,仿佛天都塌下来了,一下子瘫坐在床边,"这是血癌啊,儿童的超级'杀手',陈晨那么乖,怎么会得这个病啊!"妈妈一边自言自语,一边早已泪流满面。

听到陈晨的妈妈泣不成声的话语,虽然早有准备,但谈主任他们还是觉得心里压上了一块沉重的石头,喘不过气来。谈主任拍着陈晨的妈妈的肩膀,等她情绪稍缓和一点后说:

"陈晨的妈妈,我非常理解你此时此刻的心情,儿童白血病确实是一个超级'杀手',但通过我们血液科几代人的努力,已经把曾经的不治之症变成可以治疗的血液疾病,只要治疗得当,现在儿童急性淋巴细胞性白血病的缓解率和治愈率都有了很大的提高。"

这时旁边床位上的小女孩,轻轻地拉了拉陈晨妈妈的手,说:"阿姨,阿姨,你不要哭了,谈主任她们可好了,你看我得的病和陈晨弟弟一样,来的时候比弟弟的病还要重呢,现在经过谈主任的精心治疗,已经好很多了,我已经是第 4 次来化疗了。谈主任还告诉我,不久我就可以回学校与同学一起上学啦!"

听了这一番话,陈晨的妈妈觉得在黑暗中又看到了光明,心里燃起战胜疾病的希望,紧紧拉着谈主任的手说:"谢谢您,给我儿子带来的希望,无论如何也要救救我孩子,他也是我们全家的希望!"

"放心吧,只要有 1% 希望,我们一定会尽 100% 的努力,同时也希望家长给予我们积极的配合。每位孩子的康复,是我们血液科医生的责任。"谈主任坚定地说。

经过仔细地评估,陈晨被纳入中危组,住院后的第 3 天开始实施化疗方案。经过泼尼松＋长春新碱＋柔红霉素＋左旋门冬氨酸酶诱导治疗,患儿体温很快正常了,骨痛好转。虽然在第 12 天出现发热合并粒细胞减少、血小板减少,考虑为化疗后的继发感染,给予广谱抗感染治疗 5 天后热退,第 19 天复查骨髓幼稚淋巴细胞 3%,但是 $BCR-ABL$ 融合基因仍然阳性(＋),后期治疗在化疗的同时加甲磺酸伊马替尼(格列卫)治疗。

经过 1 个月左右的治疗,陈晨完成了第 1 阶段的化疗,疾病也得到了缓解,终于可以回家休息,等待第 2 阶段的化疗⋯⋯

分析病史资料	
补充诊断依据	
推理假设诊断	
演绎诊断思路	
设计学习问题	

场景 3

陈晨目前已经治疗了 2 年,病情稳定,在大半年的大化疗结束后,陈晨一家回到老家继续维持治疗过程。之后还需每半年复查骨髓及流式细胞 MRD、融合基因,结果均正常。患儿除了经常需要戴帽子和口罩,面色略苍白,但陈晨性格活泼可爱,看上去和正常的孩子差不多。

为了给陈晨看病,爸爸、妈妈卖掉了上海的店铺,回到老家,陈晨的医疗费用已经高达到 30 多万元。看到陈晨一天比一天好起来,陈晨的爸爸、妈妈虽然已经不再那么焦虑,但依然忧心忡忡,总担心孩子会不会复发,需不需要先找好骨髓配型? 如果今后回到学校,学习还能不能跟得上? 能否和正常人一样结婚生孩子,能过上正常的人生活吗?

陈晨的爸爸、妈妈常对乡里人说:"这次在上海多亏遇到了谈主任她们,她们给了陈晨的第二次生命,下次复诊时一定得记得好好谢谢她们。"

分析病史资料	
补充诊断依据	
推理假设诊断	
演绎诊断思路	
设计学习问题	

注:本案例由谈珍撰写。

实 战 演 练 题

【选择题】

1. 患儿,女,2 岁。面色苍白 4 个月入院,查体:面色及眼睑苍白,心率 100 次/min,心律齐。腹平软,脐周有压痛,肝肋下 0.5 cm,脾肋下未及,WBC 9.2×10^9/L,N 50%,RBC 4.0×10^{12}/L,Hb 78 g/L,MCV 63 fl,Plt 120×10^9/L,大便潜血(++),引起贫血的

原因是( )

  A. 慢性炎症   B. 缺铁性贫血

  C. 地中海贫血   D. 巨幼细胞性贫血

  E. 再生障碍性贫血

  2. 男孩,4 岁。发热伴咳嗽 2 周,血常规 RBC 3.2×10^{12}/L,Hb 70 g/L,MCV 70 fl CRP 100 mg/L,血清铁水平低,支气管灌洗液为金黄色葡萄球菌生长,经头孢呋辛静脉滴注、口服硫酸亚铁及维生素 C 治疗 2 周,仍有发热咳嗽,复查 RBC 3.5×10^{12}/L,Hb 71 g/L,MCV 70 fl,CRP 85 mg/L,网织红细胞 1.5%,后续最佳治疗选择是( )

  A. 加大口服硫酸亚铁剂量   B. 输红细胞

  C. 更换抗生素   D. 肌注右旋糖酐铁

  E. 加用维生素 B_{12} 及叶酸

  3. 患儿,1 岁,独坐不稳,但 7 个月时会翻身和独坐。查体:面色苍白,头发黄,肝右肋下 3 cm,脾左肋下 3 cm,外周血涂片见粒细胞红细胞体积大,中性粒细胞呈分叶过多现象,此小儿最可能的诊断是( )

  A. 呆小病   B. 脑白质营养不良

  C. 缺氧缺血性脑病后遗症   D. 营养性巨幼细胞性贫血

  E. 维生素 D 缺乏性佝偻病

  4. 婴儿,10 个月,混合喂养。面色苍白 3 个月,肝肋下 2 cm,脾肋下 3 cm,母亲有小细胞低色素贫血。血常规指标:WBC 5.2×10^9/L,N 40%,RBC 3.0×10^{12}/L,Hb 60 g/L,MCV 56 fl,Plt 414×10^9/L,最可能的诊断( )

  A. 营养性缺铁性贫血   B. 骨髓异常增殖综合征

  C. 铅中毒   D. 肺含铁血黄素沉着症

  E. β 球蛋白生成障碍(地中海)贫血

  5. 患儿,男,5 岁。右膝关节碰撞后肿痛 1 天,无发热,既往反复外伤后皮下血肿病史。查体:右膝关节明显红肿,活动受限,表皮无破损。皮肤、黏膜无出血点和瘀斑,血常规指标中血小板数量正常。最佳治疗是( )

  A. 输血小板

  B. 给予热敷

  C. 输纤维蛋白原

  D. 静脉点滴酚磺乙胺(止血敏)及氨甲苯酸

  E. 输新鲜冰冻血浆

  6. 患儿,男,3 月,哭吵伴突发面色苍白 1 天就诊。查体:贫血貌,肝脏肋下 1 cm,脾未扪及,查 WBC 10.2×10^9/L,N 0.5%,RBC 4.0×10^{12}/L,Hb 70 g/L,MCV 82 fl,Plt 120×10^9/L,PT 延长,APTT 延长。出生后单纯母乳喂养。首先考虑的诊断为( )

A. 血友病

B. 晚发性维生素 K 依赖凝血因子缺乏

C. 肠套叠

D. 过敏性紫癜

E. 营养性巨幼细胞性贫血

7. 女孩,10 个月,人工喂养羊乳为主。面色苍白 3 个月,近 1 周嗜睡,食欲差。体检虚胖,头发黄,面色苍白,巩膜轻度黄染,心尖Ⅱ级收缩期杂音,肝肋下 1 cm,脾肋下未及。诊断首选检查是(　　)

A. 血常规＋红细胞形态

B. 血红蛋白电泳

C. 骨髓穿刺

D. 血清铁蛋白

E. 血尿串联质谱

8. 患儿,男,9 岁,发热伴右上肢痛 7 天。查体:贫血貌,皮肤散在瘀点,肝、脾肋下 3～4 cm,右上肢压痛,血常规指标 WBC $25×10^9$/L,N 12％,L 58％,RBC $4.0×10^{12}$/L,Hb 60g/L,Plt $40×10^9$/L,首先考虑的诊断为(　　)

A. 儿童特发性关节炎

B. 再生障碍性贫血

C. 地中海贫血

D. 免疫性血小板减少症

E. 急性白血病

9. 患儿,女,2 岁,发现皮肤出血点 4 天入院。患儿无发热,出血点以颜面及双下肢稍多,肝脏肋下 2 cm,脾脏肋下未及。血常规指标:WBC $8×10^9$/L,N 40％,L 58％,RBC $4.0×10^{12}$/L,Hb 105 g/L,Plt $35×10^9$/L,初步诊断为急性 ITP。当天对于患儿的最佳处理(　　)

A. 输注血小板

B. 口服激素治疗

C. 静脉激素治疗

D. 大剂量静脉丙种球蛋白 2 g/kg 治疗

E. 暂时观察出血情况,随访血常规和血小板数量

10. 患儿,女,12 岁,月经量增多 9 个月。查体:贫血貌,下肢有散在出血点及瘀斑,肝脾不肿大。血常规指标 WBC $5.6×10^9$/L,Hb 85 g/L,Plt $42×10^9$/L,初步诊断为 ITP,哪项检查结果对诊断最有帮助(　　)

A. 束臂实验阳性(＋)

B. 血小板抗体阳性(＋)

C. 骨髓增生活跃,巨核细胞增多,颗粒巨细胞多,产板巨细胞明显减少

D. 出血时间延长

E. 凝血功能异常

11. 女孩,5 岁,因发现皮肤出血点 1 周就诊。查体:面色苍白,皮肤有散在瘀斑,肝脾肋下 2 cm,诊断为急性淋巴细胞白血病,其出现皮肤出血点的主要原因是(　　)

A. 弥散性血管内凝血   B. 血小板减少

C. 巨核细胞功能缺陷   D. 毛细血管通透性增高

E. 凝血因子减少

12. 患儿,女,9岁,因低热伴右下肢疼痛2周入院。查体:体温38.3 ℃,面色苍白,肝脾肋下2 cm,右下肢压痛,血常规指标 WBC 13.2×10^9/L,N 0.6%,RBC 4.0×10^{12}/L,Hb 90/L,Plt 80×10^9/L,为明确诊断,下面哪项检测可以暂不考虑的(　　)

A. 骨髓穿刺检查   B. 自身抗体检测

C. 淋巴结及腹部B超检查   D. 血清铁检测

E. 下肢X线片检查

13. 患儿,男,7岁,发现肝脾肿大3个月,面色苍白。血常规指标:WBC 10.2×10^9/L,N 0.5%,RBC 4.0×10^{12}/L,Hb 65 g/L,MCV 60 fl,Plt 120×10^9/L,RET 4%,TB 60 μmol/L,DB 4 μmol/L。最可能的诊断是(　　)

A. 缺铁性贫血   B. 地中海贫血

C. 慢性感染性贫血   D. 难治性铁粒细胞性贫血

E. G6PD缺乏

14. 患儿,女,6岁,反复血小板低下6个月。入院行骨髓穿刺,诊断为免疫性血小板减少症的主要表现是(　　)

A. 骨髓内巨核细胞减少

B. 骨髓片中见灰色血小板

C. 骨髓中出现幼稚巨核细胞增多

D. 骨髓内颗粒巨核细胞比例多,产板巨核细胞减少

E. 骨髓巨核细胞形态异常

15. 患儿,女,6月龄,面色苍白1个月,纯母乳喂养,母亲素食。查体:面色苍白,头发微黄,肝肋下2 cm,脾肋下未及。血常规指标:WBC 4×10^9/L,N 0.5%,RBC 4.0×10^{12}/L,Hb 80 g/L,MCV 110 fl,Plt 120×10^9/L,拟给予补充多种维生素,为明确诊断第一次补充前建议必须完成检查(　　)

A. 血清铁   B. 铁蛋白

C. 骨髓细胞涂片   D. 血红蛋白电泳

E. 肝肾功能

16. 患儿,女,6月龄,诊断缺铁性贫血,给予口服硫酸亚铁治疗,停止给予药物的时间(　　)

A. 患儿面色食欲好转,口唇黏膜转红   B. RBC数量及Hb量恢复正常

C. MCV、MCH、MCHC恢复正常   D. 血清铁恢复正常

E. 血清铁蛋白恢复正常

17. 患儿,男,7岁。1周前右膝关节不慎撞伤后逐渐肿大、疼痛,过去有类似撞伤后关节肿痛史,皮肤易于瘀青。应先选用的检查是(　　)

　　A. 膝关节磁共振　　　　　　　　　B. 出凝血时间

　　C. 血小板计数　　　　　　　　　　D. 活化部分凝血活酶时间(APTT)测定

　　E. 基因诊断

18. 患儿,男,5岁,因发热2周,头痛2天入院,诊断为急性淋巴细胞白血病伴脑膜白血病,治疗过程中对于脑膜白血病中最主要的药物为(　　)

　　A. 环磷酰胺　　　　　　　　　　　B. 柔红霉素

　　C. 长春新碱　　　　　　　　　　　D. 氨甲蝶呤

　　E. 6-巯基嘌呤

19. 患儿,男,5岁,反复发热伴皮肤出血点1周。查体:贫血貌,皮肤有大量的瘀斑和散在出血点,浅表淋巴结、肝、脾不肿大,WBC 3.0×10^9/L,Hb 70 g/L,Plt 15×10^9/L,网织红细胞0.1%。最可能的诊断为(　　)

　　A. 免疫性血小板减少症　　　　　　B. 急性早幼粒细胞白血病

　　C. 急性淋巴细胞白血病　　　　　　D. 再生障碍性贫血

　　E. 幼年粒单细胞白血病

20. 女性,13岁,血小板减少伴月经量多一年半。查体:患儿面色苍白,肝、脾未触及。WBC 5.4×10^9/L,Hb 80 g/L,MCV 70 fl,Plt 30×10^9/L,出血时间延长,骨髓增生明显活跃,红系占30%,巨核细胞明显增多伴成熟障碍,骨髓内、外铁均减少。其诊断是(　　)

　　A. 慢性ITP　　　　　　　　　　　B. 慢性再障

　　C. 骨髓增生异常综合征　　　　　　D. 慢性ITP并缺铁性贫血

　　E. 溶血性贫血

21. 女孩,3岁,反复发热2周。查体:皮肤见散在出血点,骨髓原始细胞>80%,过氧化物酶阳性(++),Auer小体阳性(+),最可能的诊断(　　)

　　A. 急性淋巴细胞白血病　　　　　　B. 急性髓系白血病

　　C. 急性单核细胞白血病　　　　　　D. 慢性粒细胞白血病急性变

　　E. 幼年性粒单白血病

22. 患儿,女,2岁,面色苍白2个月。查体:肝肋下2 cm,脾肋下未及;血常规指标Hb 77 g/L,RBC 3×10^{12}/L,MCV 90 fl,网织红细胞1.5%。用硫酸亚铁治疗1周后,Hb无变化,网织红细胞4.5%,患者可能诊断为(　　)

　　A. 难治性贫血　　　　　　　　　　B. 营养性巨幼红细胞性贫血

　　C. 缺铁性贫血　　　　　　　　　　D. 再生障碍性贫血

　　E. 溶血性贫血

23. 女孩,6岁,面色苍白1周。血常规指标:RBC 3.0×10^{12}/L,Hb 66 g/L;血涂片见

有核红细胞,比例 3.5%。在贫血病因诊断时,下列哪项可以排除(　　)

A. 恶性肿瘤骨髓转移　　　　　　　　B. 地中海贫血

C. 溶血性贫血　　　　　　　　　　　D. 再生障碍性贫血

E. 伴髓外造血的骨髓纤维化

24. 男孩,10 岁,身高 130 cm,体重 22 kg。查体:巩膜轻度黄染,脾大肋下 5 cm。其母有贫血史。患者最可能出现的实验室检查阳性(+)结果是(　　)

A. 血清结合珠蛋白增高　　　　　　　B. 血红蛋白尿

C. 血红蛋白电泳异常　　　　　　　　D. CD59 检测低于正常值

E. G6PD 缺乏症

25. 男性,8 岁,自幼容易关节疼痛,外伤后出血不止。检查:血小板正常、出血时间正常,APTT 延长。进一步行 APTT 纠正试验,结果正常;血清能纠正,而钡吸附血浆不能纠正,最有可能的诊断是(　　)

A. 血友病甲　　　　　　　　　　　　B. 血友病乙

C. 血友病丙　　　　　　　　　　　　D. 血管性血友病

E. 血小板无力症

26. 急诊患儿,男。关节肿痛半天,血常规正常,凝血功能检查发现 PT 正常,APTT 延长,考虑存在下列哪种凝血因子缺乏可能(　　)

A. FⅡ　　　　　B. FⅦ　　　　　C. FⅤ　　　　　D. FⅧ

E. PF

27. 患儿,女,8 岁。发热 2 周,肝、脾、淋巴结无肿大,外周血 WBC 35×10^9/L,N 82%,杆状 40%,中性粒细胞碱性磷酸酶(NAP)增高。最有可能的诊断为(　　)

A. 慢性髓细胞白血病　　　　　　　　B. 急性髓细胞白血病

C. 类白血病反应　　　　　　　　　　D. 传染性单核细胞增多症

E. 儿童特发性关节炎全身型

28. 患儿,男,10 岁。食用鲜蚕豆后出现面色苍白及酱油色尿,Hb 70 g/L,总胆红素 60 μmol/L,直接胆红素 3 μmol/L,最可能有阳性(+)结果的检查是(　　)

A. 血红蛋白电泳　　　　　　　　　　B. 高铁血红蛋白还原试验

C. 抗人体球蛋白试验　　　　　　　　D. 酸溶血试验

E. 红细胞脆性试验

29. 患儿,男,7 岁,因发热、皮肤瘀斑 5 天入院。查体:贫血貌,牙龈明显增生,肝脾肋下 1 cm,WBC 20×10^9/L,Hb 68 g/L,Plt 20×10^9/L。骨髓检查:原始细胞 75%,过氧化物酶(POX)染色阳性(+),过碘酸希夫(PAS)弥漫性淡染,非特异性酯酶阳性(+),氟化钠(NaF)后转为阴性(−),血、尿溶菌酶增高,最可能的诊断是(　　)

A. 急性粒细胞白血病　　　　　　　　B. 急性淋巴细胞白血病

C. 急性单核细胞白血病　　　　　　D. 慢性粒细胞白血病

E. 急性类白血病反应

30. 男孩,8岁。主诉:发热伴皮肤黏膜出血2周。查体:面色苍白,躯干有散在瘀斑,颈部稍强,肝脾肋下2 cm。WBC 13.1×10^9/L,Hb 70 g/L,Plt 25×10^9/L,确诊为T淋巴细胞白血病。最重要的依据是(　　　　)

A. 骨髓细胞化学染色　　　　　　　B. 骨髓细胞融合基因检测

C. 骨髓细胞流式分析　　　　　　　D. 骨髓细胞染色体分析

E. 胸腺影像检查

【名词解释】

1. 髓外造血

2. 儿童生理性贫血

3. 白血病 MICM 分型

4. 慢性 ITP

5. 血友病

第十二章 神经肌肉系统疾病

第一节 小儿神经系统解剖生理
特点及检查方法

【教学大纲要求】

1. 掌握

(1) 小儿神经系统检查方法。

(2) 小儿颅内常见感染性疾病的脑脊液改变特点。

2. 了解

(1) 小儿神经系统解剖生理特点。

(2) 小儿腰椎穿刺的适应证及禁忌证。

【概述】

1. 小儿神经系统解剖生理特点

小儿神经系统发育最早，也最快。大脑皮质的发育包括神经细胞的增殖、分化、移行以及轴突和树突的生长、突触和髓鞘形成，并呈现由内向外逐渐成熟的规律。

出生时小儿已具备了成人脑所具备的沟和回，但比成人的浅，在组织学上也具备了大脑皮质的 6 层基本结构；小儿出生时神经元细胞数量已与成人相同，但轴突与树突形成不足，尚未形成大脑各区间复杂的交织。6 岁儿童的大脑半球的神经传导通路基本完成髓鞘化，大脑皮质各区的分化不断成熟；出生前小脑的沟回已形成，至 1 岁以后两半球迅速发育，6 岁接近成人。脊髓在出生时已具备功能，脊髓神经从胎儿 5～6 个月开始形成，2 岁是髓鞘形成阶段，4 岁时已相当成熟。由于婴儿时期神经纤维髓鞘形成不全，故兴奋传导易波及邻近神经而引起泛化现象。

小儿出生时已有良好的嗅觉、味觉和触觉，视觉在出生时已有感应功能，生后 1～6 h 已有听觉；正常小儿出生后即有觅食、吸吮、吞咽、拥抱及握持等反射，其中有些条件反射应随着年龄增加而消失。

2. 小儿神经系统检查方法

儿童神经系统检查内容原则上与成人大致相同,但由于婴幼儿神经系统还处于不成熟及快速发展变化时期,因此,神经系统体格检查的方法和正常与否的判断标准也有其自身特点。

检查时要尽量取得患儿的合作,减少患儿的恐惧感,有时为了避免患儿厌烦或过于疲劳,可分次检查。

婴儿的神经系统检查容易受外界环境影响,所以最好在进食前 1~1.5 h 检查。室内光线要充足、柔和,但不要使阳光直接照射到小儿的面部,坏境要安静,从对小儿打扰最小的检查开始,不必按常规顺序进行。

【导读图】

小儿神经系统体格检查概览如图 12-1 所示。

【腰椎穿刺的适应证以及禁忌证】

1. 腰椎穿刺的适应证

(1) 中枢神经系统感染性疾病、变态反应性疾病等。

(2) 脊髓病变经腰椎穿刺做脊髓液动力学检查。

(3) 神经系统特殊造影。

(4) 椎管内输入治疗性药物或减压引流治疗。

2. 腰椎穿刺的绝对禁忌证

(1) 颅内压明显增高,特别是有脑疝形成的早期迹象。

(2) 穿刺点局部皮肤或皮下组织或脊柱有感染灶者。

(3) 病情危重处于休克期或心肺功能不全者。

(4) 怀疑有后颅窝占位性病变者。

3. 腰椎穿刺的相对禁忌证

(1) 出血性疾病,如凝血因子缺乏或血小板计数减少者。

(2) 开放性颅脑外伤或有脑脊液漏者。

(3) 腰椎严重畸形,不能使腰椎弯曲或腰椎间隙过窄。

(4) 频繁抽搐或躁动不安者。

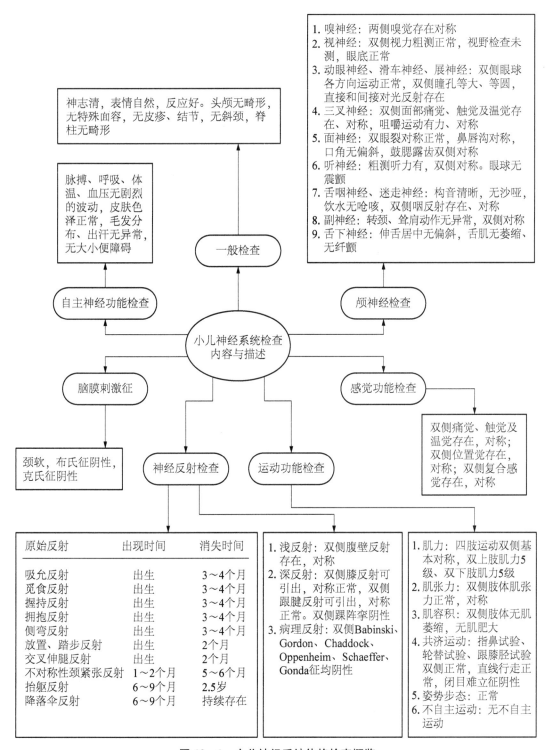

图 12-1　小儿神经系统体格检查概览

表 12-1　颅内常见感染性疾病的脑脊液改变特点

	正　常	化脓性脑膜炎	结核性脑膜炎	病毒性脑炎	隐球菌性脑膜炎
压力(kPa)	0.69~1.96	不同程度增高	增高	正常或轻度增高	增高或明显增高
外观	清亮透明	米汤样混浊	微浊,毛玻璃样	清亮	微浊
潘氏试验	—	+~+++	+~+++	-~+	+~+++
WBC($\times10^6$/L)	0~10	数百至数千,以多核为主	数十至数百,淋巴细胞为主	正常至数百,淋巴细胞为主	数十至数百,以淋巴细胞为主
蛋白(g/L)	0.2~0.4	明显增高	增高	正常或轻度增高	增高
糖(mmol/L)	2.8~4.5	明显降低	降低	正常	降低
氯化物(mmol/L)	117~127	多数降低	降低	正常	多数降低
查找病原		涂片或培养可发现致病菌	涂片或培养可发现抗酸杆菌	特异性抗体阳性,病毒分离可阳性	涂片墨汁染色可发现隐球菌

注：1 kPa=7.5 mmHg。

第二节　惊　厥

【教学大纲要求】

1. 掌握

热性惊厥的诊断、分型和治疗。

2. 熟悉

(1) 小儿惊厥的定义及病因。

(2) 小儿惊厥的鉴别诊断及紧急处理。

(3) 惊厥持续状态的诊断及治疗。

3. 了解

(1) 惊厥的发病机制。

(2) 热性惊厥的危险因素评估、预后及预防。

【概述】

惊厥是儿科最常见的急诊症状之一,是由于随意肌剧烈、不自主的痉挛性收缩(强直)或者收缩、松弛交替出现(强直阵挛)导致的发作,发作可以是部分身体,也可以是全身性的,常伴有意识丧失。惊厥既可以是癫痫性发作,也就是大脑神经元一过性大量同步化放电所导致的发作,脑电图上发作同期有相应的发作性痫样放电;也可以是非癫痫性的,如破伤风等。

热性惊厥:患病率为 2%~5%,是婴幼儿时期最常见的惊厥性疾病,是指发生在生后 3 个月~5 岁,体温 38 ℃或以上出现的惊厥,排除了中枢神经系统感染以及引发惊厥的任何其他急性病,既往也没有无热发作史。《国际抗癫痫联盟的最新分类》已经将热性惊厥不再列为癫痫的一种类型。

【导读图】

小儿惊厥概览如图 12－2 所示。

第三节　癫　　痫

【教学大纲要求】

1. 熟悉

（1）癫痫发作的分类（ILAE，1981）。

（2）癫痫的治疗原则及癫痫持续状态的急救处理要点。

2. 了解

（1）癫痫的病因。

（2）小儿癫痫综合征的临床特点。

（3）国际抗癫痫联盟（ILAE）2001 癫痫发作与癫痫综合征的国际分类。

【概述】

癫痫是一种以具有持久性的产生癫痫发作倾向为特征的慢性脑部疾病。癫痫不是单一的疾病实体，而是一种有着不同病因基础、临床表现各异，但以反复癫痫发作为共同特征的慢性脑功能障碍。癫痫发作是指脑神经元异常过度、同步化放电活动所造成的一过性临床症状和（或）体征，其表现取决于同步化放电神经元的放电部位、强度和范围。癫痫发作不能等同于癫痫，前者是一种症状，可见于癫痫患者，也可以见于非癫痫的急性脑功能障碍，如病毒性脑炎、各种脑病的急性期等；而后者是一种慢性脑功能障碍性疾病。

【导读图】

癫痫概览如图 12－3 所示。不同发作类型的抗癫痫药选择，如表 12－2 所示。

表 12－2　不同发作类型的抗癫痫药选择

发 作 类 型	传 统 药	新 药
部分性发作/继发全身强直-阵挛发作	CBZ、VPA、PHT、PB/PRM	TPM、LTG、GBP、OXC、LEV、ZNS、FBM
全身强直-阵挛发作	VPA、CBZ、PHT	TPM、LTG、LEV、ZNS
失神发作	ESM、VPA	LTG、TPM、ZNS
青少年肌阵挛发作	VPA、BZD	TPM、ZNS、乙酰唑胺、FBM
Lennox-Gastaut 综合征	BZD、VPA、PB	TPM、FBM、LTG、VGB、ZNS
West 综合征	ACTH、VPA、CZP	TPM、LTG、VGB、ZNS、BZD、VB6
失张力发作	VPA、BZD、乙酰唑胺	TPM、LTG、ZNS、FBM
强制性发作	同上	同上

注：CBZ 为卡马西平；VPA 为丙戊酸；PHT 为苯妥英；PB 为苯巴比妥；PRM 为扑米酮；ESM 为乙琥胺；BZD 为苯二氮䓬类；CZP 为氯硝西泮；TPM 为托吡酯；LTG 为拉莫三嗪；GBP 为加巴喷丁；OXC 为奥卡西平；LEV 为左乙拉西坦；ZNS 为唑尼沙胺；FBM 为非氨酯；VGB 为氨己烯酸。

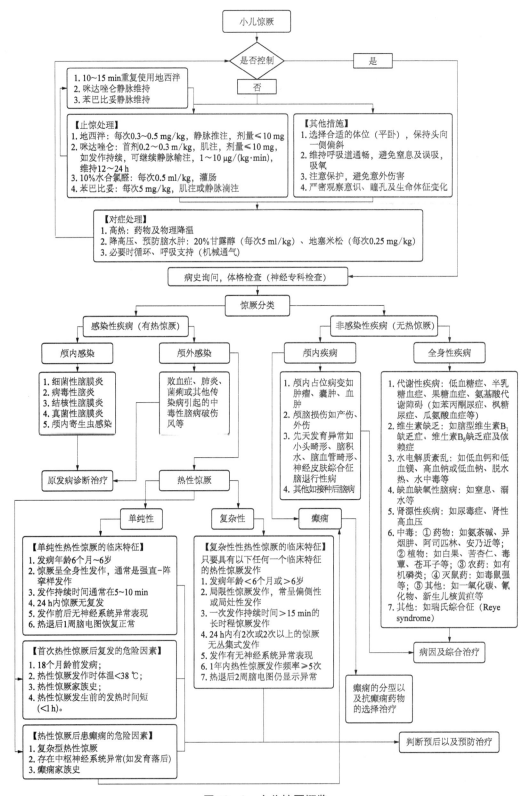

图 12 - 2　小儿惊厥概览

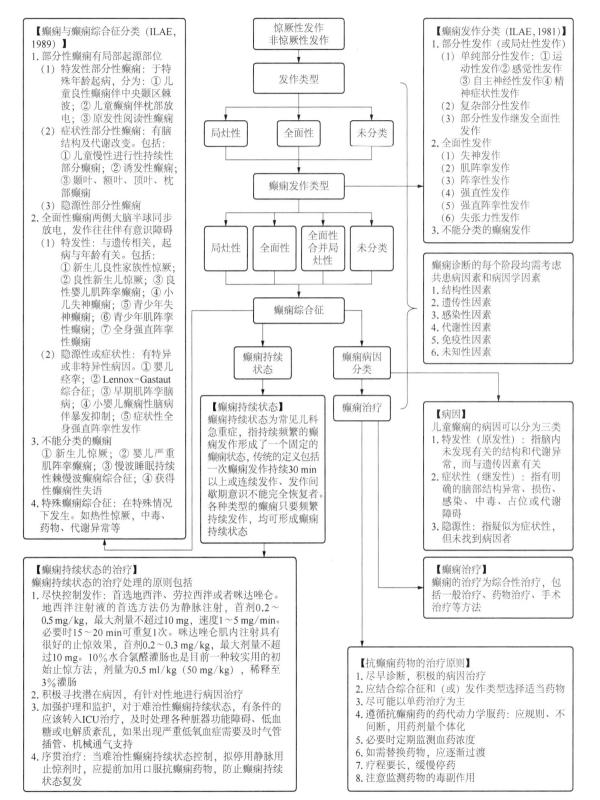

【癫痫与癫痫综合征分类（ILAE, 1989）】
1. 部分性癫痫有局部起源部位
　（1）特发性部分性癫痫：于特殊年龄起病，分为：①儿童良性癫痫伴中央颞区棘波；②儿童癫痫伴枕部放电；③原发性阅读性癫痫
　（2）症状性部分性癫痫：有脑结构及代谢改变。包括：①儿童慢性进行性持续性部分癫痫；②诱发性癫痫；③颞叶、额叶、顶叶、枕部癫痫
　（3）隐源性部分性癫痫
2. 全面性癫痫两侧大脑半球同步放电，发作往往伴有意识障碍
　（1）特发性：与遗传相关，起病与年龄有关。包括：①新生儿良性家族性惊厥；②良性新生儿惊厥；③良性婴儿肌阵挛癫痫；④小儿失神癫痫；⑤青少年失神癫痫；⑥青少年肌阵挛性癫痫；⑦全身强直阵挛性癫痫
　（2）隐源性或症状性：有特异或非特异性病因。①婴儿痉挛；②Lennox-Gastaut综合征；③早期肌阵挛脑病；④小婴儿癫痫性脑病伴暴发抑制；⑤症状性全身强直阵挛性发作
3. 不能分类的癫痫
　①新生儿惊厥；②婴儿严重肌阵挛癫痫；③慢波睡眠持续性棘慢波癫痫综合征；④获得性癫痫性失语
4. 特殊癫痫综合征：在特殊情况下发生。如热性惊厥，中毒、药物、代谢异常等

惊厥性发作
非惊厥性发作

发作类型

局灶性　全面性　未分类

癫痫发作类型

局灶性　全面性　全面性合并局灶性　未分类

癫痫综合征

癫痫持续状态　　癫痫病因分类

癫痫治疗

【癫痫发作分类（ILAE, 1981）】
1. 部分性发作（或局灶性发作）
　（1）单纯部分性发作：①运动性发作②感觉性发作③自主神经性发作④精神症状性发作
　（2）复杂部分性发作
　（3）部分性发作继发全面性发作
2. 全面性发作
　（1）失神发作
　（2）肌阵挛性发作
　（3）阵挛性发作
　（4）强直性发作
　（5）强直阵挛性发作
　（6）失张力性发作
3. 不能分类的癫痫发作

癫痫诊断的每个阶段均需考虑共患病因素和病因学因素
1. 结构性因素
2. 遗传性因素
3. 感染性因素
4. 代谢性因素
5. 免疫性因素
6. 未知性因素

【癫痫持续状态】
癫痫持续状态为常见儿科急重症，指持续频繁的癫痫发作形成了一个固定的癫痫状态，传统的定义包括一次癫痫发作持续30 min以上或连续发作、发作间歇期意识不能完全恢复者。各种类型的癫痫只要频繁持续发作，均可形成癫痫持续状态

【病因】
儿童癫痫的病因可以分为三类
1. 特发性（原发性）：指脑内未发现有关的结构和代谢异常，而与遗传因素有关
2. 症状性（继发性）：指有明确的脑部结构异常、损伤、感染、中毒、占位或代谢障碍
3. 隐源性：指疑似为症状性，但未找到病因者

【癫痫持续状态的治疗】
癫痫持续状态的治疗处理的原则包括
1. 尽快控制发作：首选地西泮、劳拉西泮或者咪达唑仑。地西泮注射液的首选方法仍为静脉注射，首剂0.2～0.5 mg/kg，最大剂量不超过10 mg，速度1～5 mg/min。必要时15～20 min可重复1次。咪达唑仑肌内注射具有很好的止惊效果，首剂0.2～0.3 mg/kg，最大剂量不超过10 mg。10%水合氯醛灌肠也是目前一种较实用的初始止惊方法，剂量为0.5 ml/kg（50 mg/kg），稀释至3%灌肠
2. 积极寻找潜在病因，有针对性地进行病因治疗
3. 加强护理和监护，对于难治性癫痫持续状态，有条件的应该转入ICU治疗，及时处理各种脏器功能障碍、低血糖或电解质紊乱，如果出现严重低氧血症需要及时气管插管、机械通气支持
4. 序贯治疗：当难治性癫痫持续状态控制，拟停用静脉用止惊剂时，应提前加用口服抗癫痫药物，防止癫痫持续状态复发

【癫痫治疗】
癫痫的治疗为综合性治疗，包括一般治疗、药物治疗、手术治疗等方法

【抗癫痫药物的治疗原则】
1. 尽早诊断，积极的病因治疗
2. 应结合综合征和（或）发作类型选择适当药物
3. 尽可能以单药治疗为主
4. 遵循抗癫痫药的药代动力学服药：应规则、不间断，用药剂量个体化
5. 必要时定期监测血药浓度
6. 如需替换药物，应逐渐过渡
7. 疗程要长，缓慢停药
8. 注意监测药物的毒副作用

图 12-3　癫痫概览

第四节　急性细菌性脑膜炎

【教学大纲要求】

1. 掌握

（1）不同年龄与不同病原菌引起的急性细菌性脑膜炎的临床特点、诊断及鉴别诊断。

（2）急性细菌性脑膜炎的治疗措施及常见并发症的诊断。

2. 熟悉

正常与异常脑脊液指标的判断。

3. 了解

细菌性脑膜炎的病因、发病机制及病理改变。

【概述】

细菌性脑膜炎又称为化脓性脑膜炎（化脑），是由各种化脓性细菌感染所引起的，以脑膜炎症为主的中枢神经系统感染性疾病。临床以发热、头痛、呕吐、意识障碍、抽搐、脑膜刺激征阳性（＋）及脑脊液化脓性改变为特征。

【导读图】

急性细菌性脑膜炎概览如图 12-4 所示。

第五节　病 毒 性 脑 炎

【教学大纲要求】

1. 掌握

（1）掌握急性病毒性脑炎的临床表现。

（2）掌握急性病毒性脑炎的诊断与鉴别诊断。

（3）掌握急性病毒性脑炎的治疗措施。

2. 熟悉

熟悉急性病毒性脑炎的病理变化。

3. 了解

了解急性病毒性脑炎的病因与发病机制。

【概述】

病毒性脑炎是指病毒直接侵犯中枢神经系统引起脑实质的炎症，导致神经元损害及神经组织病变。临床表现为急性起病、发热、头痛、呕吐、惊厥或意识障碍。当病毒感染累

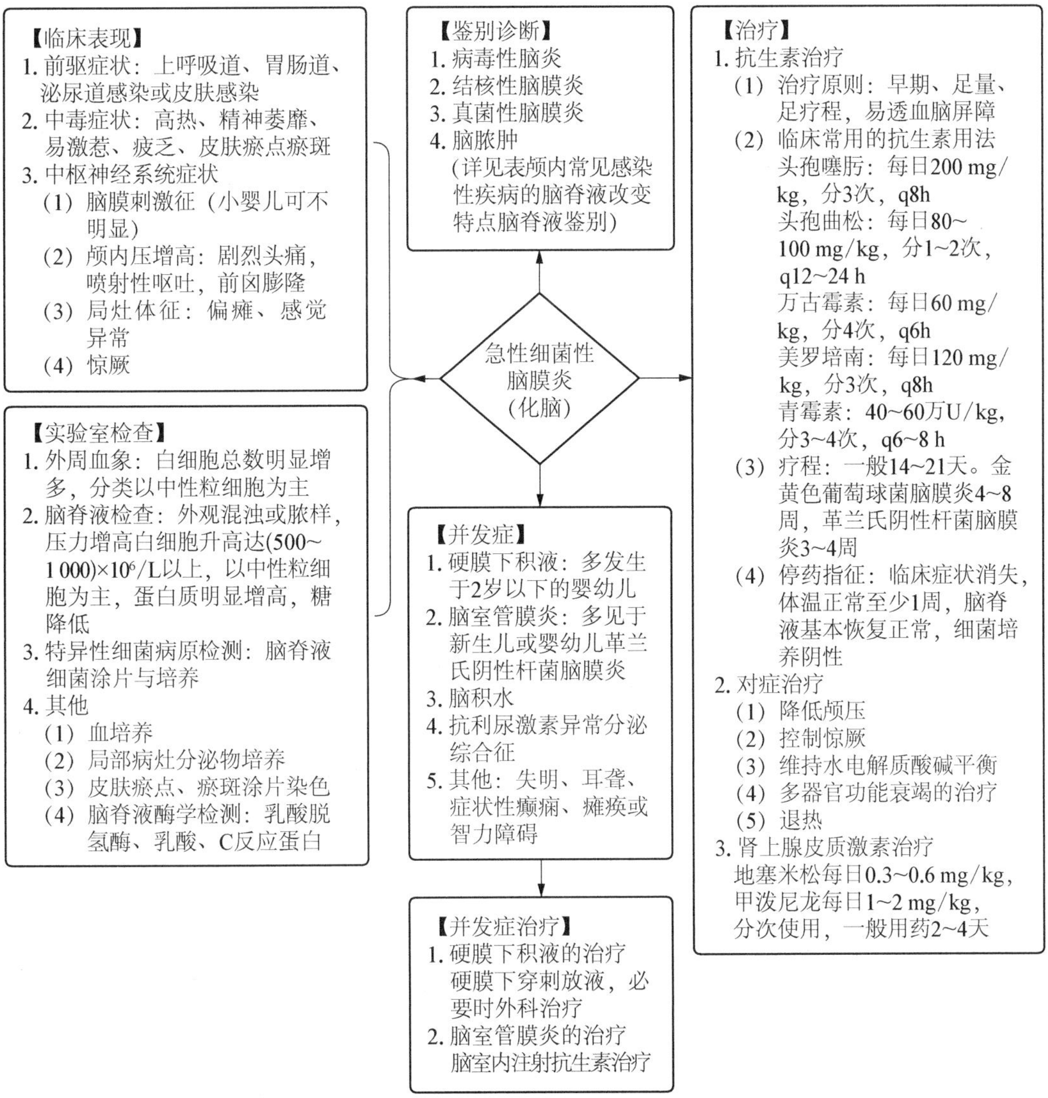

【临床表现】
1. 前驱症状：上呼吸道、胃肠道、泌尿道感染或皮肤感染
2. 中毒症状：高热、精神萎靡、易激惹、疲乏、皮肤瘀点瘀斑
3. 中枢神经系统症状
 （1）脑膜刺激征（小婴儿可不明显）
 （2）颅内压增高：剧烈头痛，喷射性呕吐，前囟膨隆
 （3）局灶体征：偏瘫、感觉异常
 （4）惊厥

【实验室检查】
1. 外周血象：白细胞总数明显增多，分类以中性粒细胞为主
2. 脑脊液检查：外观混浊或脓样，压力增高白细胞升高达(500~1 000)×10⁶/L以上，以中性粒细胞为主，蛋白质明显增高，糖降低
3. 特异性细菌病原检测：脑脊液细菌涂片与培养
4. 其他
 （1）血培养
 （2）局部病灶分泌物培养
 （3）皮肤瘀点、瘀斑涂片染色
 （4）脑脊液酶学检测：乳酸脱氢酶、乳酸、C反应蛋白

【鉴别诊断】
1. 病毒性脑炎
2. 结核性脑膜炎
3. 真菌性脑膜炎
4. 脑脓肿
 （详见表颅内常见感染性疾病的脑脊液改变特点脑脊液鉴别）

急性细菌性脑膜炎（化脓）

【并发症】
1. 硬膜下积液：多发生于2岁以下的婴幼儿
2. 脑室管膜炎：多见于新生儿或婴幼儿革兰氏阴性杆菌脑膜炎
3. 脑积水
4. 抗利尿激素异常分泌综合征
5. 其他：失明、耳聋、症状性癫痫、瘫痪或智力障碍

【并发症治疗】
1. 硬膜下积液的治疗　硬膜下穿刺放液，必要时外科治疗
2. 脑室管膜炎的治疗　脑室内注射抗生素治疗

【治疗】
1. 抗生素治疗
 （1）治疗原则：早期、足量、足疗程，易透血脑屏障
 （2）临床常用的抗生素用法
 头孢噻肟：每日200 mg/kg，分3次，q8h
 头孢曲松：每日80~100 mg/kg，分1~2次，q12~24 h
 万古霉素：每日60 mg/kg，分4次，q6h
 美罗培南：每日120 mg/kg，分3次，q8h
 青霉素：40~60万U/kg，分3~4次，q6~8 h
 （3）疗程：一般14~21天。金黄色葡萄球菌脑膜炎4~8周，革兰氏阴性杆菌脑膜炎3~4周
 （4）停药指征：临床症状消失，体温正常至少1周，脑脊液基本恢复正常，细菌培养阴性
2. 对症治疗
 （1）降低颅压
 （2）控制惊厥
 （3）维持水电解质酸碱平衡
 （4）多器官功能衰竭的治疗
 （5）退热
3. 肾上腺皮质激素治疗　地塞米松每日0.3~0.6 mg/kg，甲泼尼龙每日1~2 mg/kg，分次使用，一般用药2~4天

图 12-4　急性细菌性脑膜炎概览

及脑实质和脑膜且症状明显时，又称为病毒性脑膜脑炎。

多数病毒性脑炎为自限性，预后良好，但一些病毒亚群则导致严重的临床过程和高病死率。儿童病毒性脑炎的发病率高于成人，约为16/10万人年，已成为小儿中枢神经系统感染的常见病、多发病，并成为危害小儿健康、致残甚至致死的重要原因之一。

【导读图】
急性病毒性脑炎概览如图12-5所示。

【临床表现】
1. 前驱症状：上呼吸道感染、消化道感染、皮肤黏膜、关节等感染症状等
2. 神经系统症状体征
   (1) 意识障碍：病毒性脑炎的特征性表现
   (2) 颅内压增高：主要表现为头痛、呕吐、血压升高、心动过缓、婴儿前囟饱满等，病理征和脑膜刺激征均可阳性
   (3) 惊厥：常出现全身性或局灶性抽搐
   (4) 局灶性症状体征：如肢体瘫痪、失语、脑神经障碍等
   (5) 其他系统症状

【辅助检查】
1. 外周血白细胞计数：正常或偏低，有时白细胞可以升高
2. 脑脊液检查：压力增高，外观多清亮，白细胞总数增加，多在300×10⁶/L以下，以淋巴细胞为主。少数患儿脑脊液白细胞总数可正常。病毒性脑炎患儿脑脊液蛋白质大多轻度增高或正常，糖和氯化物无明显改变。涂片或细菌培养均阴性
3. 病毒病原学诊断
   (1) 病毒分离
   (2) 血清学检测
   (3) 分子生物学方法
4. 脑电图：主要表现为高幅慢波，多呈弥漫性分布，可有痫样放电，对诊断有参考价值。但脑电图表现无特异性，不能判断病原
5. 影像学检查：主要用于评估中枢神经系统受损的程度，MRI优于CT

【鉴别诊断】
1. 化脓性脑膜炎
2. 结核性脑膜炎
3. 真菌性脑膜炎
4. 其他：颅内非炎症性疾病、中毒性脑病、Reye综合征相鉴别

急性病毒性脑炎
（病毒脑）

【预后】
病毒性脑炎病程一般2周左右。轻者预后良好，重症患儿可留有不同程度的后遗症，包括肢体瘫痪、脑神经麻痹、失语、失明、性格精神改变、症状性（继发性）癫痫和智能减退等。急性期出现意识障碍的严重程度、意识障碍持续时间的长短以及脑电图背景异常的严重程度、头颅MRI病变的严重程度都是判断预后的重要指标

【治疗】
病毒性脑炎的治疗主要以对症支持治疗为主。
1. 一般治疗：应密切观察神志、体温、呼吸、脉搏、血压等的变化，及时处理异常情况；注意纠正水、电解质及酸碱平衡紊乱，保证营养供给，防止压疮发生。惊厥时应防止窒息，避免坠床或舌咬伤。重症患儿应在PICU监护治疗
2. 对症治疗
   (1) 控制高热
   (2) 及时处理颅内压增高和呼吸循环功能障碍。对于颅内压明显增高的重症患儿，积极降低颅内压非常重要。一般选用20%甘露醇，0.5～1 g/kg，每隔4～6 h1次，必要时可联合应用利尿剂、糖皮质激素等。出现呼吸功能障碍时则应予以氧气疗法，必要时予以机械通气
   (3) 控制惊厥：可予以止惊药物，可用地西泮静脉注射，每次0.2～0.3 mg/kg，单次剂量不超过10 mg，静脉缓慢推注。必要时15 min后重复1～2次
3. 病因治疗
   (1) 对于单纯疱疹病毒脑炎，早期应用阿昔洛韦治疗有较好功效。每次10 mg/kg，一次最大量不超过800 mg，静脉注射，每隔8 h1次，14～21天为一个疗程
   (2) 更昔洛韦是目前治疗巨细胞包涵体病毒（CMV）感染的常用药物，每次5 mg/kg，静脉注射，每日2次
   (3) 静脉免疫球蛋白等可用于病毒性脑炎的辅助治疗
4. 肾上腺皮质激素
5. 惊厥的长期治疗
6. 恢复期治疗

图 12－5　急性病毒性脑炎概览

第六节 结核性脑膜炎

【教学大纲要求】

1. 掌握

结核性脑膜炎诊断及鉴别诊断。

2. 熟悉

结核性脑膜炎的治疗原则。

3. 了解

结核性脑膜炎发病机制及病理改变。

【概述】

结核性脑膜炎,简称结脑,是小儿结核病中最严重的临床类型之一,若不及时诊断和进行有效治疗,易致死亡。常在原发感染后 2～6 个月内发生,好发年龄为 6 个月～4 岁。

【导读图】

结核性脑膜炎概览如图 12－6 所示。

案例 21 救救孩子,她昏死过去了

第一部分

场景 1

今年刚过了五一小长假的一个晚上,上海市急救中心的一辆救护车风驰电掣地驶进本市一家医院的儿科急诊门口,车刚停稳,就看见一位家长怀里抱着一个小婴儿冲出车门,直奔儿科抢救室,一边还叫着"医生,快救救孩子,她'昏死'过去了!"

怀里的小婴儿叫小卉,是一个 6 个月大的女孩,长得非常活泼可爱,给她的家庭带来了许多欢乐,自然也成了家里的掌上明珠。外婆更是宠着外孙女,常带小卉四处兜风看风景。五月的天,和小孩的脸一样,忽冷忽热,可能是着凉了,小卉 4 天前开始发低热,体温38.5 ℃,伴有轻咳及稀糊便,每日 3 次。外婆即带小卉去当地社区医院就诊,查血常规:WBC 11.3×10⁹/L,大便常规正常,医生考虑为胃肠型感冒,配了一些感冒药后回家了,小卉服用头孢克洛、泰诺林后热退,症状也有所好转,全家也未引起重视,认为吃几天药就会没事的。但今天下午起小卉开始哭吵,精神萎靡,连平时最喜爱的奶也不喝了,还呕吐了2 次,晚上全身发烫,体温升高至 39.9 ℃,并出现了"昏死"的症状:表现为意识不清,两眼凝视,呼之不应,口吐白沫,面色发灰,四肢不停地抽动,全家惊呆了,不知所措,最后还是小卉的爸爸叫了救护车,直奔医院急诊室……

【临床表现】
1. 一般结核中毒症状
2. 神经系统表现
　(1) 脑膜刺激征
　(2) 脑神经损害：面神经、动眼神经、外展神经以及视神经损害较常见
　(3) 脑实质受损：意识障碍、抽搐、手足徐动及震颤
　(4) 颅内压增高：头痛、呕吐、意识障碍、肌张力增高和惊厥
　(5) 脊髓障碍：根性疼痛、截瘫、大小便失禁或潴留
　(6) 自主神经功能障碍
3. 病程分期
　(1) 前驱期（早期）：一般起病后1~2周
　(2) 脑膜刺激期（中期）：1~2周
　(3) 昏迷期：1~3周

【一般实验室检查】
1. 脑脊液检查：静置24 h后有薄膜形成，白细胞轻至中度升高，以淋巴细胞为主，蛋白含量明显升高，糖、氯化物同时明显降低。
2. 其他检查：ESR、CRP、外周白细胞计数可升高

【影像血检查】
1. 头颅CT
2. 头颅MRI

【病原学检查】
1. 细菌学检查
2. 结核菌素(PPD)试验
3. 结核分支杆菌标志物检测
4. 结核感染T细胞斑点(T-SPOT)试验
5. 眼底检查

【鉴别诊断】
1. 未出现明显脑膜刺激征之前：
　(1) 热性惊厥
　(2) 伤寒
　(3) 肺炎
　(4) 中毒型痢疾
　(5) 类风湿关节炎
　(6) 手足搐搦症
2. 出现脑膜刺激征及脑脊液改变后
　(1) 细菌性脑膜炎
　(2) 病毒性脑炎
　(3) 真菌性脑膜炎
　(4) 脑囊虫病
　(5) 脑脓肿
　(6) 脑肿瘤
　(7) 急性播散性脑脊髓炎

结核性脑膜炎
（结脑）

【预后】
结脑的预后取决于病程，若能在病程早中期即昏迷之前治疗，一般不遗留后遗症。进入病程晚期，则预后不良，一些患者难于苏醒，大多数遗留脑部后遗症，如智障、偏瘫、失语以及癫痫等

【治疗】
1. 抗结核治疗
　(1) 强化期治疗：联合应用异烟肼、利福平和吡嗪酰胺，一般为3个月，病情重或恢复较慢者可延长到6个月，病情较重者，可加用乙胺丁醇
　(2) 巩固期治疗：联合应用异烟肼和利福平。
　　一般结脑患儿的总疗程为1年，需治疗到脑脊液正常后至少6个月
2. 肾上腺皮质激素
　激素可迅速缓解中毒症状及脑膜刺激症状、降低颅高压和减轻脑积水，是有效的辅助疗法。足量激素如地塞米松每日0.3~0.4 mg/kg或强的松每日1.5~2mg/kg，最大量45mg/d，用4~6周后缓慢减量，根据病情在2~3个月内减完
3. 颅内高压的治疗
　(1) 减少脑脊液分泌：醋氮酰胺：剂量为每日20~40 mg/kg，分2~3次口服
　(2) 脱水治疗：常用20%甘露醇。一般剂量0.5~1 g/kg，每隔4~6 h一次；脑疝时可增至2 g/kg，可分2次间隔30 min用，或加用利尿剂
　(3) 侧脑室穿刺引流：适用于急性梗阻性脑积水或颅内压急剧升高用其他降颅压措施无效；慢性脑积水急性发作或慢性进行性脑积水用其他降颅压措施无效；结脑昏迷、严重脑水肿伴颅内高压或疑有脑疝形成时

图12-6　结核性脑膜炎概览

分析病史资料	
补充诊断依据	
推理假设诊断	

（续表）

演绎诊断思路	
设计学习问题	

场景 2

接诊的葛医生立即冲进抢救室,给小卉带上氧气面罩,并做了相关的检查,这时孩子虽然已经清醒,但还很萎靡,只是轻轻地呻吟。葛医生刚要向外婆询问病史时,小卉再次"昏死"过去,又出现意识不清,两眼凝视,呼之不应,口吐白沫,面色发灰,四肢不停抽动的症状,葛医生和急诊护士立即给予抢救处理:吸氧、开放静脉、肌内注射……经过一系列紧张处理后小卉病情得以控制,2 分钟后四肢逐渐停止抽动,面色也略有好转,葛医生终于松了一口气,对小卉的父母说,刚才孩子发生了惊厥,是临床上一种较为严重的症状,鉴于目前情况,葛医生建议小卉立即住院,做进一步检查和治疗。

分析病史资料	
补充诊断依据	
推理假设诊断	
演绎诊断思路	
设计学习问题	

第二部分

场景 1

住院后吴医生接诊了小卉的家长,并详细地询问了其他一些病史。小卉近来稍有咳嗽但无流涕,4 天前大便稍稀,现已好转成形,无肢体活动障碍,以往也无类似情况,按时预防接种,否认有外伤史,否认有食物及药物过敏史,出生史正常,生长发育正常,现已能扶坐,否认有热性惊厥的家族史。听了家长的叙述后,吴医生给小卉做了详细的体检。

体温 39.2 ℃(肛表),脉搏频率:32 次/min,心率:150 次/min。神清,反应可,呼吸平稳,面色略苍,全身皮肤黏膜无黄染,浅表淋巴结未及肿大。前囟饱满、隆起,囟门 2.5 cm×2.5 cm,瞳孔等大等圆,对光反射存在。口唇无发绀,咽部充血,扁桃体无肿大,颈有抵抗,双侧呼吸运动对称,双肺呼吸音粗,未闻及明显干、湿啰音,心律齐,心音有力,各瓣膜听诊区未闻及杂音;腹部平坦,腹软,无压痛、肌卫,肝肋下 2 cm,质软,脾脏肋下未及;右足底稍肿,周边皮肤略发红,脊柱无畸形,四肢活动自如,肌力、肌张力正常。生理反射存在,双 Babinski 征、Kernig 征、Brudzinski 征均阳性(＋)。

根据小卉的病史及体检结果,吴医生立刻安排小卉做了相关的实验室检查,结果如下。

（1）血常规：WBC 37.9×10⁹/L，N 74.9%，L 21.3%，RBC 3.35×10¹²/L，Hb 98 g/L，Plt 350×10⁹/L，CRP 117 mg/L。

（2）大便常规：正常。

（3）尿常规：正常。

（4）血生化：Na⁺ 139 mmol/L，K⁺ 4.80 mmol/L，Cl⁻ 103.0 mmol/L，Ca²⁺ 2.10 mmol/L，P³⁻ 0.65 mmol/L，Mg²⁺ 1.04 mmol/L，ALT 43 U/L，AST 59 U/L，ALP 127 U/L，TBIL 27.1 μmol/L，DBIL 19.7 μmol/L，TP 57.0g/L，Alb 28.0 g/L，A/G 0.97，BUN 1.96 mmol/L，Cr 12 μmol/L，UA 116 μmol/L。

（5）脑电图：轻度异常。

（6）X 线胸片：双肺纹理稍增多（见图 12-7）。

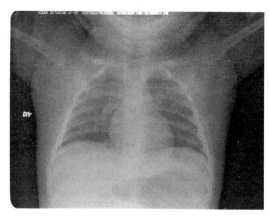

图 12-7　X 线胸片示双肺纹理稍增多

（7）头颅平扫 CT：未见明显异常。

分析病史资料	
补充诊断依据	
推理假设诊断	
演绎诊断思路	
设计学习问题	

场景 2

根据小卉的上述检查报告，吴医生考虑小卉得了中枢神经系统感染，而且细菌感染可能性大，因此建议小卉需做腰椎穿刺取脑脊液检查以明确诊断。一听到要做腰椎穿刺，外婆首先反对，并对吴医生说："吴医生，能不做腰椎穿刺吗，小卉太小了，会受不了的，能想办法做其他检查来诊断吗？哪怕花再多的钱都行。"听了外婆的话，吴医生没有立即反驳，而是耐心地劝导小卉的家长说："外婆心疼小卉我能理解，做腰椎穿刺检查虽然有一些痛苦，但都为了小卉好，中枢神经系统感染是一种严重的疾病，可能会使中枢神经系统受到损害，早一天诊断，早一天治疗，小卉就会早一天好起来……"经过一番劝导，外婆虽然还有些不舍，但最终还是同意了。脑脊液的检查结果很快就出来了。

（1）脑脊液常规：无色，微浑，有小凝块，WBC 220×10⁶/L，WBC 分类多核细胞80%，单核细胞20%，潘氏蛋白阳性（++）。

（2）脑脊液生化：GLU 1.0 mmol/L，Cl⁻ 109 mmol/L，Pro 2 862.00 mg/L，LDH（乳

酸脱氢酶）1 168 U/L。

（3）脑脊液涂片：找到革兰氏阳性球菌。

（4）脑脊液培养（3天后）：肺炎链球菌生长。

看到结果后，小卉的外婆内疚不已，总认为自己没有带好小卉，不停地自责，还一直问吴医生，"孩子这么小要紧吗？以后会有后遗症吗……"

分析病史资料	
补充诊断依据	
推理假设诊断	
演绎诊断思路	
设计学习问题	

场景 3

在明确小卉得的是化脓性脑膜炎之后，吴医生立即给予了大剂量青霉素和美罗培南（美平）治疗，3天后小卉体温正常了，精神状态明显好转，1周后复查脑脊液也有明显的好转。脑脊液常规：无色，清澈，WBC 18×10^6/L，WBC 分类多核细胞 50%，单核细胞 50%，潘氏蛋白阳性（＋＋）。血生化指标：GLU 2.07 mmol/L，Cl^- 118 mmol/L，蛋白 875.50 mg/L，LDH 19 IU/L。涂片：细菌未找到。培养（3天后）：无细菌生长。

看着小卉一天天好起来，全家都十分高兴。但过了1周，原本活泼的小卉又出现精神萎靡、哭吵，而且体温也有所波动，最高体温达到 39 ℃，这下急坏了小卉的一家，莫非小卉的病又复发了，还是有其他什么情况呢？

带着重重疑虑，家长找到了吴医生，吴医生又详细地询问了近1周的情况，家长告诉吴医生："这两天小卉没有咳嗽、流涕，也没有呕吐、腹泻等症状，没有皮疹出现，我们一直很小心，连医院的小花园也没有去，也注意尽量避免和病房新来的患儿接触，前两天脑脊液检查都正常了，小卉怎么又发热了呢？我们都急死了，吴医生，你一定想想办法呀。"

分析病史资料	
补充诊断依据	
推理假设诊断	
演绎诊断思路	
设计学习问题	

场景 4

吴医生一边安慰着小卉的外婆，一边给小卉做详细的体检，发现原本平软的前囟又有隆起,当即联系了放射科,安排小卉做头颅 MRI 检查,报告显示如下。各序列扫描所见：两侧颅板下见新月形液体信号影,右枕部见可疑片状长 T_1 T_2 信号影,增强后强化；颅内脑灰白质界面清楚；颅内结构中线居中,脑室系统形态及信号未见明显异常,脑沟脑池未见明显异常；所见鼻旁窦内无明显异常信号；头皮及颅骨未见明显异常。影像学诊断：脑膜炎可能,两侧硬膜下积液,以左侧为甚(感染性)(见图 12-8)。

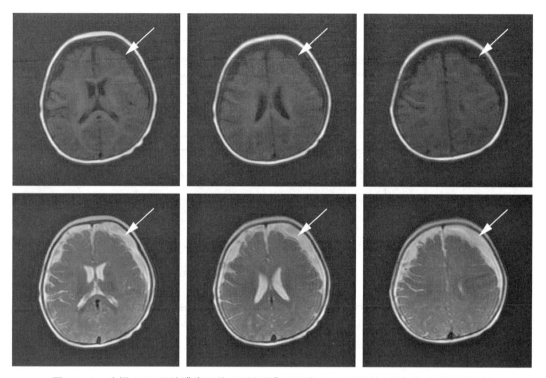

图 12-8　头颅 MRI 示脑膜炎可能,两侧硬膜下积液,以左侧为甚(感染性,如箭头所示)

明确原因后对患儿给予多次前囟穿刺放液治疗,并积极抗感染,又过了 3 周小卉的病终于完全好了,体温正常,复查血象、脑脊液均正常,复查头颅 MRI 见硬膜下积液消失,终于可以停药出院了,吴医生还反复嘱咐小卉的外婆,要注意孩子的精神、体温情况,要定期到神经专科随访。一家人对医生、护士道谢后高高兴兴地回家了。

分析病史资料	
补充诊断依据	
推理假设诊断	
演绎诊断思路	
设计学习问题	

注：本案例由王廉文撰写。

案例 22　谢谢你们,孩子健康的守护神

第一部分

场景 1

今年 4 月份,天气异常,用"过山车"来形容一点也不为过。某家市级医院儿内科急诊室外的候诊区里全都是焦急等待就诊的孩子家长。

下午 1 点,刚准备洗手吃饭的李医生,突然听到从诊室外的候诊区传来了一阵呼叫声:

"医生,医生,快来救救我的孩子……"

"亮亮,亮亮,你怎么啦,快醒醒,不要吓妈妈呀!"

李医生听到呼救声,立刻扔下饭盒,冲到了候诊区。只见一男孩,意识不清,呼之不应,全身发绀,两眼上翻,口吐白沫,四肢强直并不停地抽搐,李医生二话不说,抱起孩子冲进急诊抢救室,一场争分夺秒的抢救随即展开……

分析病史资料	
补充诊断依据	
推理假设诊断	
演绎诊断思路	
设计学习问题	

场景 2

抢救室里,气道吸引、特制压舌板防舌咬伤、测体温、吸氧、冰袋、水合氯醛灌肠、肌注苯巴比妥……,一系列措施有条不紊地进行着,时间已经过去 2 分钟,亮亮还没有停止抽搐,面色和全身四肢都发绀了。

"立即开放静脉,静脉推注地西泮 5 mg"李医生下达医嘱。

时间一分一秒地过去,大家的心都被揪着,随着地西泮逐渐静脉注入,亮亮渐渐地停止了四肢抽动,3 分钟后,四肢也完全放松了,面色逐渐开始转红,生命体征趋于平稳,大家悬着的心也终于放下来了。这时,李医生把门外焦急等候的亮亮的妈妈和外婆领进抢救室,一边安慰她们,一边说:"亮亮刚刚发生惊厥了,是儿科中比较严重的情况,通过抢救虽然已经控制了惊厥,但惊厥的确切原因目前还不是十分清楚,需要进一步检查。"并开具了血常规与常规脑电图,还询问起亮亮的一些情况。

分析病史资料	
补充诊断依据	

（续表）

推理假设诊断	
演绎诊断思路	
设计学习问题	

场景 3

亮亮今年 3 岁,长得聪明、可爱,是家里的开心果。5 天前亮亮外出玩耍时受了凉,当天就出现了咳嗽、流涕、打喷嚏的症状,大家也未重视,自行服用了感冒药,但症状未见改善。前天晚上出现了发热,体温高达 39.4 ℃,虽然服用布洛芬混悬液(美林)有效,但用药 4～5 h 后体温又有上升,而且精神也越来越差,一直昏昏沉沉地睡觉,今天早上体温又高达 40.0 ℃,且呕吐 2 次,把吃的原本就不多的稀饭全都吐出来了,所以一早外婆、妈妈就带着孩子来医院看急诊,没想到人那么多,足足等了 2 h。这不,孩子发生了惊厥。

半小时后,亮亮的妈妈抱着孩子,拿着检查报告回到了诊室。李医生看到脑电图报告为高度异常脑电图后,面色一紧,遂告诉亮亮的妈妈,说:“亮亮的情况比预想的严重,脑电图检查结果不好,需要住院检查与治疗”,并立即开具了住院申请单。10 分钟不到,妈妈拿着住院单又冲回了诊室,说道:“医生,目前无床位,要等通知,这怎么好啊,快想想办法吧!”“目前确实床位紧张,只能先留观输液治疗了”。就在李医生开完处方,准备送亮亮去留观室的时候,亮亮又出现了类似的惊厥发作,全身青紫,经皮测血氧饱和度下降到 80%,经过再次紧急抢救 3 分钟后惊厥得到了控制,但在一旁的外婆、妈妈已经吓得瘫软在地上了,口中不停地说道:“救救孩子!”鉴于亮亮疾病的严重性,李医生立即联系了住院总医生对亮亮的病情进行了全面评估,认为情况危急,立即联系了重症监护室,加床收住入院。

分析病史资料	
补充诊断依据	
推理假设诊断	
演绎诊断思路	
设计学习问题	

第二部分

场景 1

入院后,宋医生接待了亮亮的妈妈和外婆,并进一步询问了病史。亮亮以往一般情况好,发育正常,3 个月会抬头,6～7 个月会坐,13 个月会走路,目前会跑、会登楼梯,14 个月会叫爸爸、妈妈,能说简单的句子。以往也无类似发作情况,按时预防接种,否认有外伤史。否认有热性惊厥的家族史。了解病史后,宋医生给亮亮做了详细的体格检查。

体温 39.0 ℃,呼吸频率:32 次/min,心率:136 次/min。神清,精神萎靡,反应差,嗜睡,呼吸平稳,面色略苍白,全身皮肤黏膜无黄染,浅表淋巴结未及肿大。瞳孔等大等圆,对光反射存在。口唇无发绀,咽部充血,扁桃体无肿大,颈软,双侧呼吸运动对称,心肺听诊无殊;腹部平坦,腹软,无压痛、肌卫,肝肋下 1 cm,质软,脾脏肋下未及,未及包块;脊柱无畸形,四肢关节正常。神经系统检查:颈软,Brudzinski 征和 Kernig 征均阴性(一),四肢活动好,肌力、肌张力对称、正常。双 Babinski 征阳性(十)。

分析病史资料	
补充诊断依据	
推理假设诊断	
演绎诊断思路	
设计学习问题	

场景 2

宋医生询问病史后认为,根据亮亮的病情首先考虑为中枢神经系统感染,需要尽快行脑脊液检查以明确诊断。一听到要做腰椎穿刺,外婆首先反对,并对宋医生说:"宋医生啊,听人说腰椎穿刺很伤小孩身体,还会变笨,能不做吗?"听了外婆的话,宋医生没有立即反驳,而是耐心地劝导亮亮的外婆说:"外婆心疼亮亮我能理解,但腰椎穿刺是诊断中枢感染的必要检查,无可取代。明确病因后尽快对症用药就能尽可能地减少后遗症,我们的医生操作经验丰富,请你们放心,我们会像对待自己的孩子那样对待亮亮的。"

正说着,旁边床位 8 岁的患儿李小萌说:"奶奶你放心吧,宋阿姨腰椎穿刺做得可好了,一点都不疼"。亮亮的外婆打消了顾虑,签字同意行腰椎穿刺。宋医生给亮亮做了腰椎穿刺,手术过程非常顺利,同时也为亮亮开出了其他的化验单。

分析病史资料	
补充诊断依据	
推理假设诊断	
演绎诊断思路	
设计学习问题	

场景 3

第二天以后检查结果陆续出来了。

(1) 血常规指标:WBC 5.55×10^9/L,N 8.4%,L 78.7%,M 12.3%,Hb 126 g/L,Plt

189×10^9/L,CRP＜8 mg/L。

（2）脑脊液(CSF)检查如下。① 常规：无色,清,无凝固物,WBC 56×10^6/L,单核细胞75％,多核细胞25％,潘氏蛋白无;② 生化：GLU 3.89 mmol/L,Cl$^-$ 123 mmol/L,蛋白186.60 mg/L,LDH 10 IU/L。③ 免疫球蛋白：IgG 14.20 mg/L(正常值4.8～58.6 mg/L),IgA 3.38 mg/L(正常值0～2.0 mg/L),IgM 2.31 mg/L(正常值0～2.0 mg/L);④ 脑脊液涂片、培养：阴性(—)。

（3）血液生化指标：肝肾功能、电解质及血糖均正常。

（4）免疫学检查：免疫球蛋白正常。

（5）病原学检查：多项细菌、病毒抗体检测阴性(—)。

（6）特殊检查如下。① 常规脑电图：高度异常;② 头颅 CT：颅内未见明显异常;③ 心电图：正常;④ X线胸片示：双肺纹理增多,如图12－9所示。

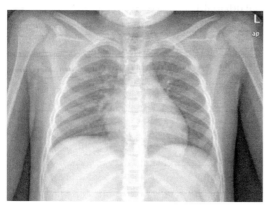

图 12－9　X 线胸片示双肺纹理增多

分析病史资料	
补充诊断依据	
推理假设诊断	
演绎诊断思路	
设计学习问题	

场景 4

宋医生诊断亮亮为病毒性脑炎,给予阿昔洛韦抗病毒治疗,甘露醇、地塞米松脱水,甲钴胺、神经节苷脂营养神经以及对症等治疗。经过3天治疗,亮亮的病情趋于稳定,转神经科病房继续治疗。

神经科吴主任查房后,告诉外婆："亮亮目前明确诊断为病毒性脑炎,这种病可能会有并发症出现。亮亮起病时情况较严重,现在仍需要密切观察、继续治疗。"入院1周后,亮亮的体温终于正常了,精神状态也恢复正常。看着亮亮一天天好起来,外婆、妈妈甭提多高兴了。

入院第10天的中午,亮亮突然在睡梦中惊醒,大叫一声后,出现意识不清,头向右转,两眼向右斜视,右侧面肌抽搐、右侧上肢强直抽搐。吴主任赶到病房后,立即给予急症处理,抽搐持续1分钟后停止,看着这突如其来变化,亮亮的妈妈、外婆吓坏了,吴主任一边安抚家长,一边着手安排复查脑脊液、头颅 MRI 以及动态脑电图。第2天报告回来显示脑脊液常规、生化和免疫球蛋白均正常；头颅 MRI 诊断：左侧颞顶叶皮质信号异常，脑炎可能（见图 12-10）；动态脑电图：轻度异常脑电图，左侧颞区可见有痫样活动。

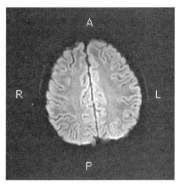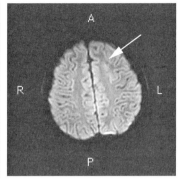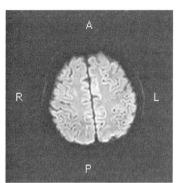

图 12-10　头颅 MRI 表现

根据检查报告，吴主任告诉亮亮妈妈，亮亮出现了病毒性脑炎的并发症，即继发性癫痫，应尽快给予抗癫痫药物治疗。妈妈听到亮亮有癫痫，怎么也无法接受，亮亮的脑炎不是已经差不多好了，怎么还会有癫痫呢？而且还要用那么长时间的药物，会不会吃坏脑子啊，孩子以后会不会变傻呀？带着一连串的疑问，找到了吴主任，吴主任耐心地对妈妈做了解释，亮亮的癫痫，是继发性癫痫，与所患的病毒性脑炎相关，脑炎后继发癫痫虽不常见但临床也不少，相关病灶在 MRI 和脑电图检查中都得到证实，所以必须用药控制癫痫发作。如果不治疗的话，以后可能还会有惊厥发作。长时间、多次的惊厥发作，可能会造成大脑不可逆的损伤。现在用药治疗，虽然时间很长，可能要 4～5 年，但癫痫会逐渐控制，甚至痊愈。虽然用药可能会有不良反应的风险，但我们会根据亮亮的临床情况做出相应的调整，尽可能地做到药效最好，不良反应最小，只要在专科医生的指导下使用药物治疗，还是很安全的，药物的不良反应与癫痫发作对神经系统造成的损害相比，相信亮亮妈妈还是分得清楚的，而且现在的抗癫痫新药，对孩子认知功能的影响、发生率都较以往的老药有了很大的改善，用药的利与弊请你相信专业医生的判断。看着吴主任坚定的眼神，回想之前入院后所见到的医生严谨的工作作风，妈妈的心情终于平静下来了，决定接受治疗方案。

根据亮亮的临床发作类型，结合头颅 MRI、动态脑电图检查的结果，考虑亮亮为继发性、局灶性癫痫，给予使用奥卡西平治疗，又过了 1 周的治疗，亮亮恢复了往日的活泼可爱，也未出现药物不良反应。鉴于目前亮亮身体的恢复情况，吴主任告诉亮亮妈妈，亮亮可以出院了，一听可以出院，妈妈有些不放心，想等到脑电图正常了再出院。吴主任了解了妈妈的想法后，再次来到病房，对亮亮妈妈解释道："亮亮服药后临床已无症状，虽脑电图还未正常，但癫痫的治疗本身就是一个长期的过程，需要家属、医生、患儿三方面通力合作。而且只有让床位周转起来，才能让更多像当初亮亮起病时那样需要住院治疗的患儿得到及时的救治。"听了吴主任的解释，妈妈不好意思地说："嗯嗯，吴主任，我们明白了，这次要不是遇到你们,亮亮的病也许不会好得这么快,我们明天就出院。不过也希望你们能多增加一些床位,让我们老百姓看病住院不再太难"。

"谢谢外婆的理解支持,现在国家、政府对儿科的看病难、住院难的问题非常重视,不仅每年都在增加财政的投入,而且在许多政策方面给予儿科优惠,你看医院为儿科建造的门急诊病房大楼明年即将竣工,投入使用,到那时,儿科的就医环境、住院床位数以及住院条件都有极大的改善。"

"之前看电视里播映的《人间世2》,觉得离我们很远,这次亮亮住院让我们深切体会了儿科医生的无私与奉献精神,你们不仅医德高尚而且医术高超,我们真要好好谢谢你们,你们是孩子健康的守护神。"

"哪里,哪里,这些都是我们应该做的,做孩子健康的守护神是我们的担当与责任,看到孩子一个个康复出院,就是对我们工作的回报。希望亮亮回家后听妈妈外婆的话,按时服药,注意休息,避免着凉、感冒,定期门诊随访,调整药物的剂量。如有病情变化也需要及时就诊,最后祝亮亮早日康复,全家幸福快乐!"

分析病史资料	
补充诊断依据	
推理假设诊断	
演绎诊断思路	
设计学习问题	

注:本案例由王廉文撰写。

实战演练题

【选择题】

1. 患儿,女,5月龄。因发热4天伴反复惊厥3次入院。既往无惊厥史。入院查体:体温39.2 ℃,嗜睡,醒后烦躁易激惹,前囟较饱满,心率:126次/min,心肺检查无异常,腹软,四肢活动正常,为明确诊断,最重要的检查是( )

　　A. 血培养　　　　　　　　　　B. 脑电图检查

　　C. 头颅MRI扫描　　　　　　　D. 腰椎穿刺

　　E. 头颅B超检查

2. 患儿,男,4岁。自2岁起每遇发热体温超过38 ℃以上,就会出现左半侧肢体强直-阵挛性发作,每次持续5 min,发作后左侧肢体短暂乏力,约半小时恢复正常,先后已有类似发作4次,患儿智力情况、体格检查无异常,脑电图检查正常,患儿最可能的诊断

是（　　）

  A. 单纯性热性惊厥   B. 复杂性热性惊厥

  C. 低钙惊厥   D. 脑性瘫痪

  E. 继发性癫痫

  3. 患儿，男，7 月龄。因发热、呕吐 7 天，伴反复惊厥发作 2 天入院。查体：患儿嗜睡，前囟饱满，颈部有抵抗。脑脊液检查证实为化脓性脑膜炎，脑脊液培养为肺炎球菌。入院后以头孢曲松每日 750 mg，分 2 次静脉滴注，3 天后意识障碍有所改善，但依然高热不退和惊厥发作，该患儿好转不顺利的最可能原因是（　　）

  A. 并发硬膜下积液   B. 合并败血症

  C. 并发脑积水   D. 并发脑脓肿

  E. 该致病菌对头孢曲松耐药

  4. 患儿，女，8 日龄。因拒奶 3 天、1 天内惊厥 2 次收住入院。查体：神清，反应差，哭声低，前囟饱满，全身皮肤中度黄染，心肺听诊无异常，肝肋下 3 cm，脐部见少量脓性分泌物。血常规指标：WBC 22×10^9/L，N 85%，L 15%；血生化指标：Ca^{2+} 2.5 mmol/L，GLU 3.5 mmol/L，最有可能的诊断是（　　）

  A. 新生儿颅内出血   B. 新生儿低血糖

  C. 新生儿低钙血症   D. 新生儿脐炎

  E. 新生儿败血症合并化脓性脑膜炎

  5. 患儿，男，8 月龄。10 天前突然出现快速的点头伴全身屈曲、双上肢伸直样抽搐发作，逐日加重，从最初每日 3～4 次发展到现今 10～20 次，发作往往成串，发作后精神差。近来出现食欲不振，运动发育也有倒退，无发热，追问病史，患儿出生时有轻度窒息史，家族史阴性。体检头围 40 cm，头不能直竖，双侧 Babinski 征阳性（+）。应首先考虑的诊断为（　　）

  A. 低钙惊厥   B. 低镁血症

  C. 化脓性脑膜炎   D. 病毒性脑炎

  E. 婴儿痉挛

  6. 患儿，男，5 岁，因间歇性发热 3 周入院。有结核接触史，脑脊液检查呈毛玻璃样外观，WBC 350×10^6/L，蛋白阳性（++），GLU 2.0 mmol/L，入院后患儿出现剧烈头痛，逐渐意识模糊，有惊厥发作，可考虑为（　　）

  A. 结核性脑膜炎前驱期   B. 结核性脑膜炎中期

  C. 结核性脑膜炎晚期   D. 结核性脑膜炎脑性低钠血症

  E. 结脑伴水电解质代谢紊乱

  7. 患儿，女，7 岁。因反复低热 1 个月，伴头痛、恶心呕吐入院，诊断为结核性脑膜炎，以下哪种检查是最简便的确诊方法（　　）

A. 脑脊液做豚鼠接种　　　　　　　　　B. 结核菌素试验

C. 脑脊液做结核菌培养　　　　　　　　D. 脑脊液沉渣或薄膜涂片找结核菌

E. 头颅 CT 扫描

8. 患儿,女,6岁,因持续高热1周,伴精神情绪异常入院。患儿起病后出现躁狂、幻觉以及定向力障碍,精神症状日益加重,无惊厥发生。体检除精神异常外也无其他异常。脑脊液指标:WBC $30 \times 10^6/L$,分类单核细胞占 90%,蛋白 0.05 g/L,GLU 正常。头部 MRI 扫描显示双侧额叶异常信号。最可能的诊断应是( )

A. 化脓性脑膜炎　　　　　　　　　　　B. 结核性脑膜炎

C. 单纯疱疹病毒性脑炎　　　　　　　　D. 腺病毒脑炎

E. 肠道病毒性脑炎

9. 患儿,女,7月龄。足月顺产,无窒息抢救史,生后一般情况可,母乳喂养至今,未加其他辅食。今年3月突然出现意识丧失,呼之不应,两眼上翻,头向后仰,牙关紧闭,面部、四肢呈阵挛性抽搐伴有口吐白沫,10余分钟后惊厥停止,为明确诊断,首先应检查的血生化指标是( )

A. 血钠　　　　　B. 血钙　　　　　C. 血氯　　　　　D. 血糖

E. 血钾

10. 患儿,男,1岁,因发热3天,伴嗜睡1天,惊厥1次入院。入院后给予腰椎穿刺脑脊液检查,明确诊断为化脓性脑膜炎,但经合理正规抗生素治疗48 h后仍不见病情好转,首先应考虑的是( )

A. 脑内病变太严重,病情好转延迟　　　B. 致病菌已有耐药性

C. 体内代谢紊乱未纠正　　　　　　　　D. 并发硬膜下积液

E. 存在免疫功能低下

11. 患儿,男,14月龄。就诊前2天出现咳嗽,流清涕,今晨出现低热,开始体温 38.0 ℃,但至上午体温升高达 39.7 ℃,突然出现惊厥,表现为意识不清,面色发绀,两眼上翻,口吐白沫,伴四肢强直抽动,持续 2 min 后自行缓解,再过数分钟后患儿完全清醒,下午仍有发热,体温 38.5 ℃,精神良好。发病来,无呕吐,无腹泻。体检:一般检查除咽红、充血外未见其他异常体征,神经系统检查未见异常。血常规指标:白细胞及分叶中性粒细胞增高。最可能的诊断应是( )

A. 单纯性热性惊厥　　　　　　　　　　B. 复杂性热性惊厥

C. 癫痫　　　　　　　　　　　　　　　D. 化脓性脑膜炎

E. 病毒性脑炎

12. 患儿,女,3岁半。自14个月起每次体温在 38 ℃以上就可出现惊厥发作,表现为意识不清,呼之不应,两眼凝视,口唇发绀,无口吐白沫,四肢强直抽动,每次持续 15～20 分钟后缓解,发作后嗜睡半小时余,清醒后恢复正常活动,至今已有3次类似发作。智力

发育、体格检查均无异常,患儿最可能的诊断应是（　　　）

  A. 原发性癫痫   B. 继发性癫痫

  C. 单纯性热性惊厥   D. 复杂性热性惊厥

  E. 低钙惊厥

  13. 患儿,男,8 岁。放暑假刚从农村来沪,第 2 天突发高热,体温达 39.8 ℃,用退热剂效果不佳,次日高热仍不退,同时出现频繁惊厥发作,表现为意识不清,呼之不应,两眼上翻,口吐白沫,伴四肢强直抽动,持续 3～5 分钟缓解,6 h 内已有 4 次类似发作,发作后出现意识障碍,昏睡不醒,即送医院抢救。发病以来无咳嗽、流涕,无呕吐、腹泻,否认有毒物接触史。入院体检:神志不清,浅昏迷,心率 136 次/min,心律齐,心音有力,呼吸规则,血压 90/60 mmHg,颈软无抵抗,Brudzinski 征、Kernig 征阴性（－）,双侧 Babinski 征阳性（＋）,该患儿最可能的诊断是（　　　）

  A. 败血症   B. 化脓性脑膜炎

  C. 流行性乙型脑炎   D. 流行性脑膜炎

  E. 复杂性热性惊厥

  14. 患儿,女,6 岁。春节后一天,突然出现高热,体温达 40.0 ℃,同时伴头痛呕吐,2 天后,急诊收住入院。体检:神志欠清,嗜睡,臀部见少许瘀点、瘀斑。神经系统检查:颈部抵抗,Brudzinski 征、Kernig 征阳性（＋）,双侧 Babinski 征阴性（－）。立即给予腰椎穿刺检查,脑脊液:WBC $550 \times 10^6/L$,分叶核细胞 85％,蛋白 1.2 g/L,GLU 2.0 mmol/L。涂片和培养均未找到致病菌。该病例入院后首先选用的抗生素应是（　　　）

  A. 青霉素   B. 氨苄西林

  C. 万古霉素   D. 头孢曲松

  E. 头孢噻肟

  15. 患儿,女,2 岁。足月顺产,生后 1、5、10 min Apgar 评分分别为:6、8、10 分,出生后第 3 天出现烦躁不安、激惹,头颅 MRI 检查提示有脑实质出血,经住院抢救、治疗后好转出院。生长发育落后,6 个月会抬头,12 个月会坐,至今不会独站和爬行。患儿 13 个月起常有发呆、冲头、上肢呈拥抱状发作,有时还伴有强直-阵挛发作,脑电图检查显示有大量 1.5～2.5 Hz 慢-棘慢复合波。可诊断为（　　　）

  A. Ohtahara 综合征   B. Lennox-Gastaut 综合征

  C. Dravet 综合征   D. Doose 综合征

  E. West 综合征

  16. 患儿,女,11 岁。近 8 月来反复出现发作性愣神、凝视,动作暂停,持物落地,持续数秒后恢复正常,每天发作 10～20 次,近 1 个月来,发作逐渐增多,患儿智力正常,学习成绩中等。脑电图检查提示两侧有同步 3 Hz 棘慢波和多棘慢波阵发。其癫痫类型是（　　　）

  A. 失张力发作   B. 肌痉挛发作

C. 复杂性部分性发作　　　　　　　　D. 失神发作

E. 不典型失神发作

17. 患儿,女,6月龄。足月剖宫产(原因不详),出生体重 3 400 g,生后 3～4 个月可以抬头,出生 5 个月后出现点头、上肢呈拥抱、弯腰发作,每日数十次,现抬头不稳。脑电图检查提示:高峰节律紊乱。该患儿治疗中不应选用的药物是(　　　)

A. 促肾上腺皮质激素(ACTH)　　　　B. 丙戊酸钠

C. 托吡酯　　　　　　　　　　　　　D. 硝西泮

E. 奥卡西平

18. 患儿,男,2岁,因发热 8 h 伴惊厥 1 次,送急诊。惊厥表现为:意识不清,呼之不应,两眼上翻,口唇发绀,无口吐白沫,四肢强直抽动。来院时惊厥发作已持续 10 余分钟,这时急症处理选用最恰当的静脉注射的药物是(　　　)

A. 地西泮　　　　　　　　　　　　　B. 苯妥英钠

C. 苯巴比妥　　　　　　　　　　　　D. 丙戊酸钠

E. 卡马西平

19. 患儿,女,5月龄。因发热 4 天、抽搐 2 次,精神萎靡入院,入院后急做腰椎穿刺查脑脊液。脑脊液:WBC 1 500×10⁶/L,蛋白 1.1 g/L,GLU 0.9 mmol/L,培养有革兰氏阳性球菌,对青霉素敏感,正规用青霉素静滴 5 天后热退至正常,前囟平,精神明显好转。治疗第 9 天体温又升高,前囟饱满,神经系统检查未见有神经系统定位体征。复查脑脊液:WBC 48×10⁶/L,蛋白 0.65 g/L,GLU 3.7 mmol/L。该患儿再次出现发热的最可能原因是(　　　)

A. 合并中毒性脑病　　　　　　　　　B. 化脓性脑膜炎病变进展

C. 硬脑膜下积液　　　　　　　　　　D. 并发脑脓肿

E. 并发脑积水

20. 患儿,男,20月龄。1周前患儿出现低热,体温 38 ℃左右,同时伴有睡眠不安、咳嗽、呕吐症状,即来院就诊。查体:神清,但有烦躁不安,心肺检查正常,肝脾轻度肿大,前囟隆起,颈部抵抗,Brudzinski 征、Kernig 征阳性(＋),双侧 Babinski 征阳性(＋)。立即给予腰椎穿刺检查,脑脊液外观尚清,WBC 55×10⁶/L,分叶核细胞 30%,单核细胞 70%,潘氏试验阳性,GLU 1.53 mmol/L,Cl⁻ 94.2 mmol/L,PPD 试验阳性(＋)。追问病史,家中无结核病患者。最可能的诊断是(　　　)

A. 化脓性脑膜炎　　　　　　　　　　B. 结核性脑膜炎

C. 病毒性脑炎　　　　　　　　　　　D. 真菌性脑膜炎

E. 中毒性脑病

21. 患儿,男,13月龄,因发热伴意识障碍 8 h 急诊入院。入院后查体:皮肤有瘀点、瘀斑;神经系统检查有颈项强直,Brudzinski 征、Kernig 征阳性(＋),该患儿最可能的诊断是(　　　)

A. 金黄色葡萄球菌脑膜炎　　　　　　B. 流行性乙型脑炎

C. 脑膜炎双球菌脑膜炎　　　　　　　D. 结核性脑膜炎

E. 单纯疱疹病毒脑炎

22. 患儿,男,1 岁。5 天前出现发热,体温波动于 38.5~39.5 ℃;伴有咳嗽,有痰。近2 天来时有非喷射性呕吐,为胃内容物,并出现 2 次惊厥,均表现为意识不清,呼之不应,两眼凝视,无口吐白沫,伴四肢强直无抽动,持续 1~2 分钟后缓解。患儿按时预防接种。入院后查体:嗜睡、呼吸略促、双肺可闻及少量中湿啰音,前囟饱满,颈部稍有抵抗,Brudzinski征、Kernig 征阳性(＋),双侧 Babinski 征阳性(＋)。X 线胸部片示双肺散在小斑片阴影。血常规检查示 WBC $14.8×10^9$/L,N 70％,L 30％;脑脊液外观微混,WBC $920×10^6$/L,分叶核细胞 75％,GLU 1.21 mmol/L,蛋白 1.5 g/L,涂片找菌阴性(－),结核菌素试验1∶2 000,硬结 0.5 cm×0.5 cm,该患儿考虑最可能的诊断是(　　)

A. 支气管肺炎合并化脓性脑膜炎　　　B. 粟粒性肺结核合并结核性脑膜炎

C. 病毒性肺炎合并病毒性脑膜炎　　　D. 隐球菌性脑膜炎、支气管肺炎

E. 支气管肺炎合并中毒性脑病

23. 患儿,男,12 月龄,因发热、精神萎靡、嗜睡 3 天,抽搐 3 次入院。入院后根据病史、体征以及实验室检查明确诊断为化脓性脑膜炎。虽经积极治疗,但病情仍进一步加重,并出现神志不清,频繁抽搐,持续高热体温达 40.5 ℃,心率减慢,血压升高,前囟紧张隆起,并出现右侧瞳孔散大,对光反射消失,四肢肌张力明显增高,呼吸节律不规则。此时应考虑的问题及相应的处理措施为(　　)

A. 硬脑膜下积液,立即硬脑膜下穿刺放液

B. 颅内压增高,给予甘露醇脱水

C. 枕骨大孔疝,给予白蛋白＋呋塞米脱水

D. 小脑幕切迹疝,给予甘露醇脱水

E. 高热惊厥立即给予退热、止惊

24. 患儿,女,7 月龄。5 天前出现发热、咳嗽、流涕,体温最高达 39.8 ℃,伴有 2 次惊厥,均表现为意识不清,呼之不应,两眼凝视,流涎,伴四肢强直无抽动,持续 2~3 分钟后缓解;曾在当地医院给予头孢美唑治疗 3 天,但未行腰椎穿刺检查,为进一步明确诊断转我院。入院后查体:神清,精神萎靡,心肺听诊未见异常;神经系统检查:前囟略饱满,颈抵抗可疑阳性(＋),Brudzinski 征、Kernig 征可疑阳性(＋),双侧 Babinski 征阳性(＋)。血常规检查示:WBC $16.8×10^9$/L,N 73％,CRP 66 mg/L;脑脊液:WBC $108×10^6$/L,分叶核细胞 40％,GLU 1.78 mmol/L,蛋白 910 mg/L,最可能的诊断是(　　)

A. 化脓性脑膜炎　　　　　　　　　　B. 病毒性脑炎

C. 结核性脑膜炎　　　　　　　　　　D. 隐球菌性脑膜炎

E. 中毒性脑病

25. 患儿,男,10 岁,因发热、头痛、呕吐 1 天入院。入院后查体:神清,精神稍萎,急性病容,心肺听诊未见异常,腹平软,无压痛,未及包块,四肢正常。神经系统检查:颈抵抗可疑,Brudzinski 征、Kernig 征均阳性(+)。实验室检查:外周血 WBC 13.2×10^9/L,N 60%,CRP<1 mg/L;脑脊液中 WBC 120×10^6/L,分叶核细胞 80%,糖和氯化物正常,患儿最可能的诊断是( )

  A. 化脓性脑膜炎   B. 病毒性脑膜炎

  C. 隐球菌性脑膜炎   D. 结核性脑膜炎

  E. 中毒性脑病

26. 患儿,女,11 月龄。8 天前患儿出现低热,体温 38.2 ℃左右,同时易哭闹、有时伴有咳嗽、呕吐,但无惊厥发作,来院就诊。查体:神清,精神烦躁,心肺听诊无异常,腹软,肝脾轻度肿大,四肢正常。神经系统检查:前囟稍隆起,颈稍有抵抗,Brudzinski 征、Kernig 征、双侧 Babinski 征均阳性(+)。立即给予腰椎穿刺检查,脑脊液外观清,WBC 310×10^6/L,分叶核细胞 30%,单核细胞 70%,蛋白 850 mg/L,GLU 1.56 mmol/L,Cl^- 98 mmol/L。PPD 试验阴性(-),追问病史,家中无结核患者。该患儿治疗宜首选的药物是( )

  A. 青霉素+氨苄西林   B. 氯霉素+卡那霉素

  C. 异烟肼+链霉素   D. 异烟肼+利福平

  E. 异烟肼+利福平+吡嗪酰胺

27. 患儿,男,5 岁,因低热 2 天,伴反复惊厥发作 4 次入院。入院前一般情况好,既往无惊厥发作史。入院后查体合作,神志清,精神可,咽稍红,心肺听诊无异常,全腹平软。神经系统检查未见明显异常。入院后给予腰椎穿刺行脑脊液检查,脑脊液压力 2.35 kPa(240 mmH₂O)(1 mmH₂O=9.78 Pa),常规生化检查正常。脑电图检查示:双侧弥漫性异常慢波。入院后对症治疗,病情逐日好转。4 周后复查,脑电图已明显改善,最可能的诊断是( )

  A. 化脓性脑膜炎   B. 结核性脑膜炎

  C. 病毒性脑炎   D. 复杂性热性惊厥

  E. 癫痫(大发作)

28. 患儿,女,5 岁。3 天前出现发热,体温高达 39.5 ℃,伴咽痛,今晨突然出现惊厥,表现为神志不清,呼之不应,双眼上翻,四肢强直,持续 20 分钟后停止,送急诊就治。查体:一般情况差,被动体位,咽部充血,心律齐,心音低钝;双肺呼吸音清,未及啰音;腹平软。神经系统检查:神志不清,精神差,浅昏迷,压眶反应阳性(+),双侧瞳孔等大,直径 3 mm,对光反应稍迟钝;颅神经未见异常,颈项强直,Brudzinski 征、Kernig 征均阳性(+);双膝腱反射阳性(++),双侧 Babinski 征阳性(+)。血常规:WBC 4.3×10^9/L;脑电图正常,头部 CT 片见左侧半球均匀低密度改变,临床考虑为( )

  A. 不规则治疗后的化脓性脑膜炎   B. 急性细菌性脑膜脑炎

　　C. 结核性脑膜脑炎　　　　　　　　　　D. 真菌性脑膜脑炎

　　E. 病毒性脑膜脑炎

29. 患儿,男 8 岁。2 周前出现发热、咳嗽、流涕等感冒症状,在当地医院就诊用药后好转,近 3 天又出现发热,体温高达 39 ℃,伴头痛以及进食即呕吐而来就诊。查体:神清,一般状况好,自动体位,咽部充血;双肺呼吸音清,未及啰音;心律齐,心音有力;腹平软。神经系统检查:神清,精神可,颈有抵抗,Brudzinski 征、Kernig 征均阳性(+),双侧 Babinski 征阴性(−),其余颅神经及周围神经未见异常。血常规:WBC 5.8×10^9/L;脑电图正常,临床考虑为(　　)

　　A. 急性细菌性脑膜炎　　　　　　　　　B. 病毒性脑膜炎

　　C. 结核性脑膜炎　　　　　　　　　　　D. 真菌性脑膜炎

　　E. 再发性化脓性脑膜炎

30. 患儿,女,9 岁,因发热 4 天、谵语 3 天,抽搐 1 次入院。查体:神志欠清,意识模糊,时有躁动,有明显颈抵抗,Brudzinski 征、Kernig 征、双侧 Babinski 征均阳性(+)。实验室检查:脑脊液外观清亮,WBC 140×10^6/L,多核细胞 30%,单核细胞 70%,蛋白阳性(+),GLU 2.79 mmol/L,Cl^- 122 mmol/L。脑电图广泛弥漫性慢波,示高度异常,头颅 CT 片示右侧颞叶局限性低密度灶。考虑诊断为(　　)

　　A. 化脓性脑膜炎　　　　　　　　　　　B. 结核性脑膜炎

　　C. 流行性乙型脑炎　　　　　　　　　　D. 单纯疱疹病毒脑炎

　　E. 脑脓肿

31. 患儿,女,5 岁,因发热、咳嗽 3 天,头痛 1 天入院。今晨起出现呕吐 4 次,为非喷射性,无胆汁,伴有腹泻 2 次,稀水样便。查体:体温 39 ℃,精神较差,咽充血;双肺呼吸音稍粗,未闻及啰音;心、腹检查无异常。神经系统检查:颈稍有抵抗,双侧 Babinski 征阴性。脑脊液:WBC 40×10^6/L,分叶核细胞 75%,蛋白 0.63 g/L,GLU 4.3 mmol/L,Cl^- 125 mmol/L,初步考虑的诊断为(　　)

　　A. 化脓性脑膜炎　　　　　　　　　　　B. 病毒性脑膜炎

　　C. 结核性脑膜炎　　　　　　　　　　　D. 隐球菌性脑膜炎

　　E. 急性胃肠炎

32. 患儿,女,10 岁,因发热、性格改变 6 天入院。查体:神清,精神可,口唇见数个疱疹,心肺检查正常,全腹平软。神经系统检查:颈软,Brudzinski 征、Kernig 征、双侧 Babinski 征均阴性(−)。脑脊液:外观清亮,WBC 32×10^6/L,蛋白 0.48 g/L,GLU 3.75 mmol/L,Cl^- 122 mmol/L,首先考虑的诊断是(　　)

　　A. 儿童精神病　　　　　　　　　　　　B. 中毒性脑病

　　C. 病毒性脑炎　　　　　　　　　　　　D. 肝豆状核变性

　　E. 结核性脑膜炎早期

【名词解释】

1. 热性惊厥

2. 脑膜刺激征

3. 癫痫持续状态

4. 脑室管膜炎

5. Todd 麻痹

第十三章　内分泌疾病

第一节　儿童内分泌系统概述

【教学大纲要求】

1. 熟悉

小儿内分泌系统常见疾病。

2. 了解

小儿内分泌激素对生长发育调控的重要意义。

【概述】

激素是由内分泌器官产生、经血循环运输到靶器官或组织发挥效应的微量化学物质，是参与细胞内外联系的内源性信息分子和调控分子。人体基本的激素包括甲状腺激素、生长激素、肾上腺皮质激素、性激素、胰岛素、胰高血糖素及抗利尿激素等。各种激素对人体器官的形成、分化与成熟以及青少年的生长发育、生理功能及免疫机制等密切相关。

小儿内分泌疾病是指任何原因造成内分泌腺或内分泌组织结构或功能异常而导致的疾病，也包含激素来源异常和激素受体异常导致的疾病。常见的小儿内分泌疾病包括先天性甲状腺功能减退症、先天性肾上腺皮质增生症、矮小症、性早熟、糖尿病、肥胖症等。小儿内分泌疾病常用的检查方法包括激素测定、腺体B超、CT及MRI等。

【导读图】

小儿内分泌疾病总论概览如图13-1所示。

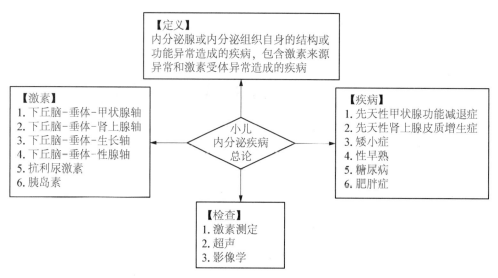

图 13-1　小儿内分泌疾病总论概览

第二节　生长激素缺乏症

【教学大纲要求】

1. 掌握

生长激素缺乏症的发病机制、临床表现和治疗方法。

2. 熟悉

生长激素缺乏症的病因。

3. 了解

(1) 下丘脑垂体生长轴的功能特征。

(2) 了解生长激素缺乏症的诊断步骤。

【概述】

生长激素缺乏症系腺垂体合成和分泌生长激素(growth hormone, GH)部分或完全缺乏,或生长激素分子结构异常、受体缺陷等所致的生长发育障碍性疾病。身高处于同年龄、同性别正常健康儿童生长曲线第 3 百分位数以下或低于平均数减两个标准差,符合矮身材标准。

【导读图】

生长激素缺乏症概览如图 13-2 所示。

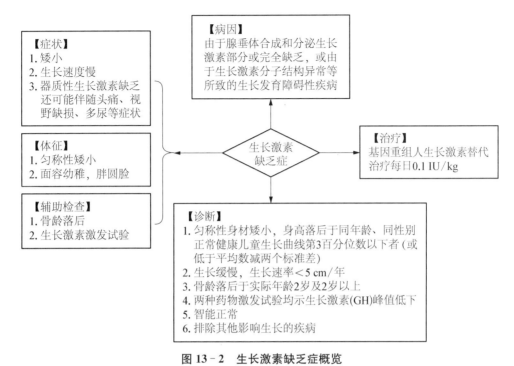

图 13-2　生长激素缺乏症概览

第三节　先天性甲状腺功能减退症

【教学大纲要求】

1. 掌握

先天性甲状腺功能减退症的临床表现、诊断及治疗。

2. 熟悉

先天性甲状腺功能减退症的病因和发病机制。

3. 了解

甲状腺素的合成及生理功能。

【概述】

先天性甲状腺功能减退症(congenital hypothyroidism)：由于各种不同的疾病累及下丘脑-垂体-甲状腺轴功能,导致甲状腺素缺乏;或是由于甲状腺素受体缺陷所造成的临床综合征。

【导读图】

先天性甲状腺功能减退症概览如图 13-3 所示。

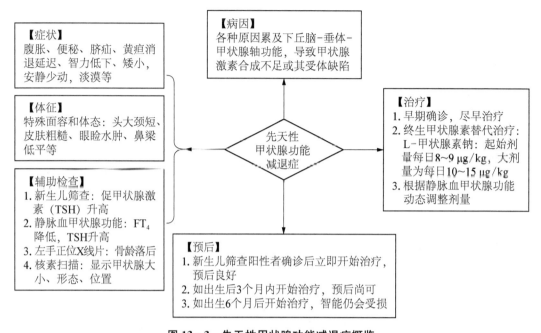

图13-3　先天性甲状腺功能减退症概览

注：TSH(促甲状腺[激]素)；FT₄(游离甲状腺素)。

第四节　儿童糖尿病

【教学大纲要求】

1. 熟悉

(1) 儿童期糖尿病的临床表现、实验室检查、诊断要点及鉴别诊断。

(2) 儿童糖尿病的治疗,包括酮症酸中毒及长期治疗。

2. 了解

(1) 儿童糖尿病的流行病学、病因与发病机制、病理生理。

(2) 胰岛素长期治疗的注意事项。

(3) 糖尿病的长期管理。

【概述】

糖尿病是由于胰岛素绝对或相对缺乏造成糖、脂肪、蛋白质代谢紊乱症,儿童以1型糖尿病占绝大多数。1型糖尿病是因胰岛β细胞被破坏,胰岛素分泌绝对不足所造成,需胰岛素治疗。

【导读图】

儿童糖尿病概览如图13-4所示。

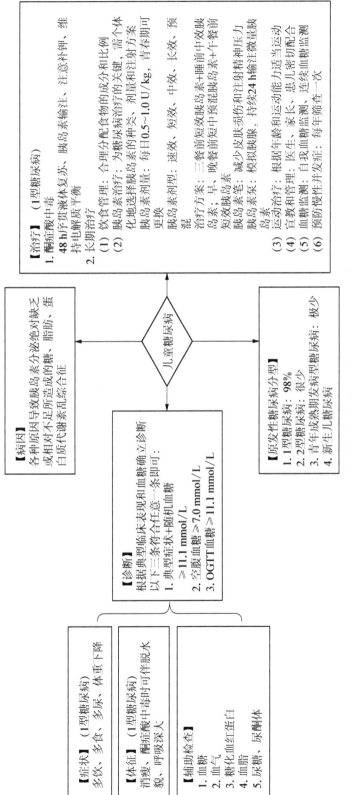

【病因】
各种原因导致胰岛素分泌绝对缺乏或相对不足所造成的糖、脂肪、蛋白质代谢紊乱综合征

【治疗】（1型糖尿病）
1. 酮症酸中毒
48 h序贯液体复苏、胰岛素输注、注意补钾、维持电解质平衡
2. 长期治疗
(1) 饮食管理：合理分配食物的成分和比例
(2) 胰岛素治疗：为糖尿病治疗的关键，需个体化地选择胰岛素剂量 剂量和注射方案
胰岛素剂量：每日0.5~1.0 U/kg，青春期可更换
胰岛素剂型：速效、短效、中效、长效、预混
胰岛素治疗方案：三餐前短效胰岛素+睡前中效胰岛素；早、晚餐前短中预混胰岛素十三餐前短效胰岛素
胰岛素笔：减少皮肤创伤和注射精神压力
胰岛素泵：模拟胰腺，持续24 h输注微量胰岛素
(3) 运动治疗：根据年龄和运动能力适当运动
(4) 宣教和管理：医生、家长、患儿密切配合
(5) 血糖监测：自我血糖监测、连续血糖监测一次
(6) 预防慢性并发症：每年筛查一次

儿童糖尿病

【诊断】
根据典型临床表现和血糖确立诊断，以下三条符合任意一条即可：
1. 典型症状+随机血糖 ≥11.1 mmol/L
2. 空腹血糖 ≥7.0 mmol/L
3. OGTT血糖 ≥11.1 mmol/L

【原发性糖尿病分型】
1. 1型糖尿病：98%
2. 2型糖尿病：很少
3. 青年成熟期发病型糖尿病：极少
4. 新生儿糖尿病

【症状】（1型糖尿病）
多饮、多尿、多食、体重下降

【体征】（1型糖尿病）
消瘦、酮症中毒时可伴脱水貌、呼吸深大

【辅助检查】
1. 血糖
2. 血气
3. 糖化血红蛋白
4. 血脂
5. 尿糖、尿酮体

图 13-4 儿童糖尿病概览
注：OGTT：口服葡萄糖耐量试验。

案例 23　"多饮、多尿"的小雨

第一部分

场景 1

　　小雨是一个 10 岁的女孩,现读四年级,成绩优秀,平时乖巧懂事,吃饭睡觉都很规律,还帮着妈妈做不少家务,生活、学习都很少让爸妈操心。她有一个哥哥,13 岁,读初一,也是班级的学霸。爸爸妈妈很疼爱这两个孩子,一家四口生活美满其乐融融。

　　这一年六月份,天气渐热,学校的期末考试也渐渐逼近,小雨积极地准备考试。她的胃口渐渐变大了,吃的饭量增加到平时的 1.5 倍,喝水也明显增多,比平时多了 1 倍,但时常还觉得口干舌燥。当然,上厕所的频率也比以前增加,几乎每次课间都要去厕所。开始老师和爸爸妈妈都没有特别在意,想着天气热了,多喝点水也正常,而且马上考试了,复习功课体力消耗比较大,自然吃得就比平时多。妈妈还想着法子多做些好吃的给小雨补充营养,每次小雨都能吃个光盘,妈妈也特别开心。但是,一个月过去了,小雨不仅一点都没变胖,反而体重下降了 5 kg。妈妈觉得可能有问题,考虑过两天等期末考试结束带小雨去医院看看是否生病了。

　　终于迎来了期末考试,考试那天小雨虽有点咳嗽,倒也没有发烧,小雨坚持考完试回到家就觉得很累,呼吸有点快,说要睡觉,连晚饭也没有吃便先睡下了。直到晚上 10 点,妈妈发现小雨睡着时呼吸比平时醒的时候都急促,量量体温又是正常的,觉得不对劲,便叫醒小雨带她去了医院。

分析病史资料	
补充诊断依据	
推理假设诊断	
演绎诊断思路	
设计学习问题	

场景 2

　　因为是夜间,没有普通门诊和专家门诊,只能先看急诊。虽然是晚上,但儿科急诊室里依然人满为患,挂号后足足等了 1 个多小时才轮到看病。年轻的急诊科医生在询问病史后,立即为小雨做了全身体格检查,并当即开出了化验单。

　　小雨当时神志尚清楚,稍烦躁,精神差,消瘦,全身皮肤干燥,弹性可,口唇干,呼吸深大,稍促,呼吸频率 30 次/min;双侧瞳孔等大等圆,直径 0.25 cm,双侧对光反射阳性(＋);口唇色淡,干燥,双肺呼吸音粗,未闻及啰音;心音有力,心率 135 次/min,心律齐。腹软,肝脾肋下未及。四肢肌力、肌张力正常。毛细血管再充盈时间 2.5 秒。

半个小时后化验报告出来了,小雨妈妈立刻奔回急诊室,找到了医生:

(1)急诊血气:pH 值 6.94,钾 3.46 mmol/L,钠 135 mmol/L,血糖 26.4 mmol/L,乳酸 1.8 mmol/L,BE −16 mmol/L。

(2)尿常规:尿糖 5 g/L,尿酮体 1.5 g/L,pH 值 5.00,尿蛋白 1.5 g/L,尿比重 1.025,余正常。

看到化验报告后,急诊科医生一脸凝重,对小雨妈妈说:"小雨这是得了糖尿病,需要立即住院治疗。"

"医生,不会吧,咋会得糖尿病呢?"小雨妈妈一听惊呆了,茫然地看着医生,又说道:"医生,小雨的病严重吗?"

"严重,已经到了酮症酸中毒的阶段。如果再不治疗,很可能出现昏迷等严重后果,需要住重症监护室,马上进行治疗。"医生一边联系住院总医生汇报小雨的病情,一边开出了住院单。

不多一会儿,值班的住院总医生来到急诊室,在对小雨进行了病情评估后收住儿科重症监护病区。坐在走廊里守着的小雨父母实在想不通,小雨才 10 岁的娃娃怎么会得糖尿病呢? 这种病不是只有老年人才会得的嘛。

分析病史资料	
补充诊断依据	
推理假设诊断	
演绎诊断思路	
设计学习问题	

第二部分

场景 1

小雨入住重症监护室后,当班医生为小雨做了全面的疾病状况评估后,开具了更加完善的实验室检查,包括胰岛素抗体、胰岛细胞抗体、糖化血红蛋白等,同时监测血气、血糖、血酮体、电解质。并按照糖尿病酮症酸中毒的评估和处理流程,进行纠正脱水、胰岛素静滴降血糖、抗生素控制呼吸道感染以及吸氧等一系列治疗。经过监护室医生 48 h 的不懈努力,小雨的病情逐渐好转,脱水和酸中毒逐渐纠正,生命体征逐渐平稳,血糖也从原先的 32 mmol/L 下降至 10 mmol/L 左右,尿酮体也转阴了。小雨神志清醒,精神良好,并出现进食的欲望。随后,医生停了胰岛素静脉注射改为皮下注射,并给予重新评估后转出重症监护室,转入内分泌科专科病房进行后续治疗。

当时小雨的情况:神清,精神可,皮肤红润,弹性可,口唇不干,呼吸平稳;双侧瞳孔等大等圆,直径 0.3 cm,双侧对光反射阳性(+);双肺呼吸音粗,未闻及啰音;心音有力,心率 100 次/min,心律齐。腹软,肝脾肋下未及。四肢肌力、肌张力正常。毛细血管再充盈时间 1.5 秒。

所做的实验室检查报告也陆续出来了。

(1) 血气:pH 值 7.35,钾 4.46 mmol/L,钠 138 mmol/L,血糖 9.4 mmol/L,乳酸 0.8 mmol/L,BE — 2.0 mmol/L。

(2) 尿常规:酮体(—),尿糖(+)。

(3) 胰岛素(空腹) 12.64 pmol/L(正常值 13～161 pmol/L)。

(4) C-肽(空腹) 0.20 nmol/L(正常值 0.366～1.465 nmol/L)。

(5) 自身抗体:抗谷氨酸脱羧酶抗体、抗胰岛细胞抗体、抗胰岛素 IgG 均阴性(—)。

(6) 糖化血红蛋白:12.56%(升高)。

分析病史资料	
补充诊断依据	
推理假设诊断	
演绎诊断思路	
设计学习问题	

场景 2

内分泌专科医生韩主任来到病房,准备为小雨安装胰岛素泵,进行后续胰岛素治疗,同时也与小雨的父母进行了沟通,解答了他们心中一直存在的疑惑,并告诉他们:"糖尿病并不只是发生在老年人身上,儿童也有,只是较少而已。儿童糖尿病多为 1 型糖尿病,主要是由遗传、免疫、环境等多种因素交互作用引起胰岛素产生不足,与老年人的 2 型糖尿病不同,儿童早期多饮、多食、多尿及体重下降常被家长忽视,一旦发展到酮症酸中毒的阶段就比较凶险。小雨这次也算是有惊无险,但之后需要胰岛素终身替代治疗。"

家长认为胰岛素是一种激素,终身使用是件很可怕的事情,非常担心会有不良反应。韩主任在了解了家长的顾虑后,语重心长地对他们说:

"胰岛素在 1 型糖尿病的治疗中是起关键作用的。胰岛素是一种蛋白质类激素,主要用于控制血糖,1921 年,由加拿大人首先发现,1922 年,开始用于临床,使过去不治之症的糖尿病有了新的有效的治疗手段,挽救了很多糖尿病患者的生命。人类应用胰岛素治疗糖尿病已有近百年的历史,已经相当成熟。早在 1965 年,中国科学家在极其困难的环境下在世界上首次合成具有全部生物活力的结晶牛胰岛素,现在我们用的胰岛素是用更新的工艺合成的纯度更高的胰岛素,而且制剂多样化,按照不同病情的实效需求,选择不同的剂型进行治疗,安全方便。由于小雨自身不能分泌胰岛素,所以更应该使用胰岛素来替代治疗。"

听了韩主任的一番解释,家长终于理解并接受了胰岛素的终身替代疗法。为了避免一天数次皮下注射胰岛素的不便,韩主任建议家长给小雨佩戴胰岛素泵进行治疗。家长和小雨接受了韩主任的建议,并在住院期间,学会了胰岛素泵的操作,又经过1周左右的剂量调整,小雨血糖终于平稳,再也没有以往多饮、多食、多尿的症状了。终于可以出院了,久违的笑容再次洋溢在小雨脸上。

临出院前,韩主任再次嘱咐小雨及其父母出院后的注意事项。

(1) 饮食控制(参考住院期间医院伙食),三餐应定时、定量。

(2) 适当活动,建议餐后1 h左右开始活动,活动量视自身体能和伴发疾病状况而定,以活动后少量出汗且以不出现低血糖为度。

(3) 监测血糖:三餐前后+晚9点、3点测血糖一次,在运动前后、延迟进餐时、劳累时和伴发某些急性疾病或状况如感染、手术等也应加测血糖,以调整胰岛素的用量。

(4) 若出现心慌、手抖、出冷汗、饥饿、眼花及反应迟钝时应考虑低血糖可能,届时应进食葡萄糖(粉、溶液均可,每份应含葡萄糖15 g左右)或易消化的淀粉类食物,同时测定血糖。若血糖确实低于正常(3.9 mmol/L以下),则需在进食后15分钟复测血糖,若血糖未升至安全水平(至少4.4 mmol/L以上,建议达到5.6 mmol/L以上),则须重复进食,直至血糖升高到安全水平。若血糖不能快速升高,或前述症状不能用低血糖解释,则要及时就诊。

(5) 糖尿病为慢性进展性疾病,随着病程延长,可能会出现各种慢性并发症(或原有并发症加重),这些并发症在早期时常无明显症状,而一旦进入症状明显期则可能已不可逆转,故应定期到小儿内分泌门诊随访复查。出院后2周来内分泌门诊随访。

(6) 目前,胰岛素泵用法:基础量0～3点0.2 IU/h,3～6点0.3 IU/h,6～16点1.0 IU/h,16～21点0.5 IU/h,21～24点0.4 IU/h,早5 IU、中8 IU、晚4 IU,餐前5～15分钟皮下注射,以后根据血糖的实际情况做出相应的调整。

分析病史资料	
补充诊断依据	
推理假设诊断	
演绎诊断思路	
设计学习问题	

注:本案例由梁黎黎撰写。

实战演练题

【选择题】

1. 患儿,女,5岁,出生时身高、体重正常。2岁后发现女孩生长发育缓慢,身高、体重均落后于同龄儿,智力正常。父亲身高175 cm,母亲身高161 cm,母孕期间无疾病,患儿出生无窒息史。查体:身高92 cm,体重18 kg,腹壁皮下脂肪0.6 cm,心肺腹未见异常。肝肾功能、甲状腺功能、血糖均正常,生长激素激发试验提示生长激素峰值4.9 μg/L,此疾病最佳的治疗方案是( )

    A. 糖皮质激素   B. 生长激素替代疗法

    C. 绒毛膜促性腺激素   D. 中草药

    E. 甲状腺素片

2. 患儿,女,4岁,出生时身高50 cm,体重3 kg。1岁后出现生长发育缓慢,身高、体重均落后于同龄儿,智力正常。父亲身高172 cm,母亲身高160 cm,母孕期间无疾病,患儿出生无窒息史。查体:身高89 cm,体重10 kg,身材匀称,面容正常,心肺腹查体无特殊。辅助检查:肝肾功能、甲状腺功能、血糖均正常,生长激素激发试验提示生长激素峰值5.5 μg/L,关于此疾病,下列说法错误的是( )

    A. 身高落后于同年龄、同性别正常儿童身高的第10百分位数

    B. 患儿出生时身高正常

    C. 2～3岁后出现生长发育缓慢

    D. 体型匀称

    E. 骨龄延迟一般超过2岁

3. 患儿,女,6岁,出生时身高、体重正常。2岁后出现生长发育缓慢,身高、体重均落后于同龄儿,智力正常。父母身高正常范围,母孕史、出生史无特殊。查体:身高105 cm,体重18 kg,身材匀称,面容幼稚,心、肺、腹查体无特殊。辅助检查:肝肾功能、甲状腺功能、血糖均正常,生长激素激发试验提示生长激素峰值4.0 μg/L,骨龄提示4岁。引起该病的主要原因是( )

    A. 生长激素分子结构异常

    B. 胰岛素样生长因子(IGF)受体缺陷

    C. 产伤

    D. 生长激素受体缺陷

    E. 垂体前叶功能不足或下丘脑功能不全

4. 患儿,男,7岁,身高107 cm,体重15 kg,智力正常。足月出生,出生身长50 cm,出生体重3.2 kg。父亲身高170 cm,母亲身高159 cm,母孕史、出生史无特殊。查体:幼稚

面容,皮肤白皙,身材矮小,比例匀称,骨龄 4 岁。对于此患儿后续最需要的检查是( )

    A. 随机血生长激素   B. 药物激发试验

    C. 尿液生长激素测定   D. 运动试验

    E. 睡眠试验

    5. 患儿,女,7 岁。出生时身高、体重正常,1 岁后出现生长发育缓慢,身高、体重均落后于同龄儿,智力正常。父亲身高 175 cm,母亲身高 161 cm,母孕期间无疾病,患儿出生无窒息史。查体:身高 106 cm,体重 18 kg,心、肺、腹部、脊柱、外生殖器未见异常。生长激素激发试验峰值 2.3 μg/L,以下不是该病主要原因的是( )

    A. 特发性下丘脑垂体功能障碍   B. 垂体不发育或发育不良

    C. 颅内肿瘤或颅内感染   D. 颅脑放射性损伤

    E. 遗传性生长激素缺乏

    6. 患儿,女,6 岁,出生时身高、体重正常。3 岁后出现生长发育缓慢,身高、体重均落后于同龄儿,智力正常。父亲身高 172 cm,母亲身高 160 cm,母孕史、出生史无特殊。查体:身材匀称,身高 104 cm,体重 15 kg,腹壁皮下脂肪 0.8 cm,心、肺、腹、脊柱、四肢及外生殖器未见异常。生长激素激发试验峰值 4.8 μg/L。该患儿最可能的诊断是( )

    A. 生长激素缺乏症   B. 营养不良

    C. 先天性甲减   D. 染色体异常

    E. 宫内生长发育迟缓

    7. 患儿,男,16 日龄,吃奶、精神正常,哭闹少,大便 2 天 1 次。查体:腹部稍胀,皮肤巩膜中度黄染,余无特殊。家长接到筛查中心电话通知患儿足底血筛查某项目筛查未通过。根据患儿临床表现推测该患儿最有可能没通过的筛查项目是( )

    A. 干血滴纸片测定甲状腺刺激素(TSH)

    B. 干血滴纸片测定苯丙氨酸

    C. 干血滴纸片测定 17 -羟孕酮

    D. 干血滴纸片测定 G6PD 定量

    E. 干血滴纸片测定血肉碱及酰基肉碱

    8. 患儿,男,16 日龄,吃奶、精神正常,哭闹少,大便 2 天 1 次。查体:腹部稍胀,皮肤中度黄染,余无特殊。家长接到筛查中心电话通知患儿筛查 TSH 35 mIU/L,如果此患儿未进行筛查及早期治疗,后期不会出现的情况有( )

    A. 新生儿生理性黄疸时间延长   B. 智力及生长发育正常

    C. 具有特殊面容和皮纹特点   D. 皮肤粗糙,有黏液性水肿

    E. 各种生理功能低下的表现

    9. 患儿,20 日龄。系第 1 胎第 1 产,孕 42 周出生,出生体重 4.3 kg,生后即有腹胀,便秘,常处于睡眠状态,喂养困难,声音嘶哑。查体:皮肤巩膜中度黄染,心率 120 次/min,

肺部未闻及异常,腹部膨隆、稍胀,脐疝。实验室检查血常规正常,血培养阴性(一),血 TSH 150 mIU/L。此疾病最常见病因是( )

    A. 甲状腺素合成途径中酶缺陷   B. 甲状腺不发育或发育不全

    C. 促甲状腺激素缺陷   D. 母亲有自身免疫性疾病

    E. 孕妇饮食中缺碘

10. 患儿,女,7 岁。身高 106 cm,在普通学校就读,学习成绩班级最后一名,平时少动。查体:皮肤粗糙,舌常伸于口外,毛发枯干,心率 90 次/min,腹部膨隆、腹胀。实验室检查:TSH>150 mIU/L,游离甲状腺素(FT₄)4.22 pmol/L。治疗此病的主要药物是( )

    A. 性激素   B. 碘盐口服

    C. 人类生长激素   D. 苯丙酸诺龙

    E. 甲状腺制剂

11. 患儿,女,5 岁,身高 94 cm,智能落后。查体:皮肤粗糙,舌常伸于口外,毛发枯干,心率 90 次/min,腹部膨隆、腹胀。实验室检查:TSH 148 mIU/L,FT₄ 3.97 pmol/L。甲状腺核素扫描提示甲状腺缺如。此患儿需服用甲状腺制剂治疗的时间是( )

    A. 1~2 年   B. 2~4 年   C. 4~6 年   D. 6~8 年

    E. 终生

12. 患儿,男,4 岁。1 岁会独站立,2 岁后走路,现只会说两字短语。查体:表情呆滞,舌宽大并常伸出口外,皮肤苍黄、粗糙,心率 100 次/min,腹胀。对于此患儿,最需要做下列哪项检查( )

    A. 尿筛查   B. 甲状腺功能

    C. 尿有机酸分析   D. 染色体核型分析

    E. 头颅 CT 扫描

13. 患儿,女,11 岁,身高 145 cm,体重 30 kg。近 1 个月多饮、多食、多尿,体重下降至 25 kg。查体:神清气平,口唇皮肤稍干燥,足背动脉搏动有力。随机血糖 22 mmol/L,谷氨酸脱羧酶抗体和抗胰岛细胞抗体均阳性(+)。关于此病,下列哪项是不正确的( )

    A. "三多一少"症状常较显著   B. 多见于青少年

    C. 起病较急   D. 有自发性酮症倾向

    E. 血糖波动小而稳定

14. 患儿,男,10 岁,身高 148 cm,体重 38 kg。近 2 个月多饮、多食、多尿,体重下降 5 kg。查体:神清,呼吸频率 30 次/min,血压 90/60 mmHg,口唇皮肤干燥,足背动脉搏动尚有力。随机血糖 32.8 mmol/L,尿中酮体阳性(+++);血气分析:pH 值 7.12,BE—19 mmol/L。针对患儿目前的状况,下列哪项处理是不必要的( )

    A. 给予胰岛素   B. 补充液体

    C. 随时监测,适时补充钾离子   D. 寻找并除去诱发因素

E. 补充大量碳酸氢盐

15. 患儿,男,11 岁,身高 146 cm,体重 39 kg。近 2 个月多饮、多食、多尿,体重下降 6 kg。查体:神清,呼吸频率 30 次/min,血压 96/66 mmHg,口唇皮肤干燥。随机血糖 28.6 mmol/L,尿中酮体阳性(+++);血气分析:pH 值 7.12,BE −19 mmol/L。患儿此时可能出现的疾病特有的表现为(　　)

A. 呼吸深大　　　　　　　　　　B. 呼出气有烂苹果味

C. 烦躁　　　　　　　　　　　　D. 昏迷

E. 皮肤黏膜干燥

16. 患儿,男,3 岁,身高 95 cm,体重 17 kg。近 1 个月多饮、多食、多尿,体重下降 2 kg。查体:神清,呼吸平稳,血压 90/60 mmHg,口唇皮肤红润,无脱水貌。随机血糖 23 mmol/L。此病后续治疗中最重要的措施是(　　)

A. 甲苯磺丁脲　　　　　　　　　B. 胰岛素治疗

C. 格列苯脲(优降糖)　　　　　　D. 心理治疗

E. 饮食管理

17. 患儿,女,7 岁,身高 130 cm,体重 25 kg。近 1 个月多饮、多食、多尿,体重明显下降。查体:神清,呼吸平稳,血压 98/68 mmHg,口唇皮肤红润,无脱水貌。随机血糖 18 mmol/L。引起此病代谢紊乱的主要原因是(　　)

A. 胰岛素生物活性或效应绝对或相对不足

B. 胰岛素拮抗激素增多

C. 胰岛素受体数目、亲和力降低

D. 高胰岛素血症和胰岛素抵抗

E. 葡萄糖耐量降低

18. 患儿,女,11 岁。1 个月前因多饮、多食、多尿,体重下降,随机血糖 28 mmol/L,此病例后续要长期随访糖化血红蛋白,此项检测的临床意义为反映糖尿病患者最近多长时间以内的血糖水平(　　)

A. 近 2~3 周　　　　　　　　　　B. 近 1 个月

C. 近 2 个月　　　　　　　　　　D. 近 4 个月

E. 近半年

19. 患儿,男,10 岁,身高 140 cm,体重 35 kg,近 2 个月多饮、多食、多尿,体重下降 5 kg。查体:神清,呼吸频率 30 次/min,血压 96/66 mmHg,口唇皮肤干燥。随机血糖 28.6 mmol/L,尿中酮体阳性(+++);血气分析:pH 值 7.12,BE −19 mmol/L。此病例后续要长期随访糖化血红蛋白,理想的控制范围为(　　)

A. 10%　　　　　B. 9%　　　　　C. 8%　　　　　D. 7.5%

E. 6%

20. 患儿,女,9 岁,身高 139 cm,体重 32 kg。近 1 个月多饮、多食、多尿,体重下降至 27 kg。查体:神清,呼吸尚平稳,血压 100/70 mmHg,口唇皮肤红润。辅助检查:肝肾功能正常,随机血糖 27 mmol/L,此患儿最可能的诊断是(　　　)

A. 1 型糖尿病　　　　　　　　B. 2 型糖尿病

C. 肾性糖尿　　　　　　　　　D. 食后糖尿

E. 婴儿暂时性糖尿

【名词解释】

1. 矮身材

2. 生长激素缺乏症

3. 先天性甲状腺功能减退症

4. 胰岛素依赖型糖尿病(通常为 1 型糖尿病)

5. 糖尿病酮症酸中毒(diabetic ketoacidosis,DKA)

第十四章 遗传性疾病

第一节 遗传学概述

【教学大纲要求】

了解

(1) 遗传性疾病的定义和分类。

(2) 遗传性疾病的诊断、治疗和预防方法。

(3) 发育迟缓的鉴别诊断思路。

(4) 线粒体病的诊治进展。

【概述】

1. 定义

遗传病是指由于遗传物质发生改变,或者是由致病基因所控制的疾病,具有先天性、终身性和家族性的特征。

2. 分类

根据遗传物质的结构和功能改变的不同,可将遗传性疾病分为染色体病、单基因遗传性疾病(常染色体显性遗传、常染色体隐性遗传、X连锁显性遗传及X连锁隐性遗传)、多基因遗传性疾病、线粒体病、基因组印记疾病等。

3. 诊断

遗传病的诊断基于特殊的临床症状、特征和辅助检查,注意详细收集病史、仔细体格检查以及特异性的临床检测。

(1) 病史:对有黄疸不退、腹泻、持续呕吐、肝肿大、惊厥、低血糖、酸中毒、高氨血症、电解质异常、尿中有异味、先天性畸形、特殊面容、生长发育障碍、智力发育落后、性发育异常或有遗传性疾病家族史者,应做进一步检查,并做家系调查。

(2) 体格检查:注意身材比例、头围、耳位、眼距、眼裂、鼻翼发育,有无唇裂、腭裂和高腭弓,注意脊柱、胸廓形态、关节活动、肤色、手纹及外生殖器等。

（3）实验室检查。① 生化学测定：肝肾功能、血糖、血氨、乳酸等。串联质谱又称质普-质谱法(mass spectrometry-mass spectrometry,MS/MS)、气相色谱-质谱法(gas chromatography mass spectrometry,GC/MS),检测血/尿中氨基酸、肉碱、有机酸等。② 酶活性检测：测定红细胞、白细胞、皮肤成纤维细胞中酶活性,是诊断某些遗传代谢病的重要依据。③ 染色体及基因检测：荧光原位杂交(FISH)、染色体芯片、下一代基因测序等。

4. 治疗

遗传性疾病以对症治疗为主。部分可治疗的遗传性疾病治疗方案为减少底物的饮食疗法,部分疾病可酶替代治疗、干细胞移植治疗。

5. 预防

贯彻预防为主的方针,做好三级预防。

（1）一级预防：禁止近亲结婚。

（2）二级预防：在遗传咨询的基础上,有目的地进行产前诊断,减少遗传性疾病患儿出生。

（3）三级预防：遗传性疾病患儿出生后的治疗。新生儿疾病筛查是提高人口素质的重要措施。新生儿疑有遗传性疾病,应尽早诊断,早期治疗。

6. 遗传咨询

遗传咨询是家庭预防遗传性疾病患儿出生的最有效的方法。遗传咨询的主要对象应包括：① 已确诊或怀疑为遗传性疾病的患者及其亲属；② 连续发生不明原因疾病的家庭成员；③ 疑与遗传有关的先天性畸形、病因不明的智力低下患者；④ 易位染色体或致病基因携带者；⑤ 不明原因的反复流产、死胎、死产及不孕(育)夫妇；⑥ 性发育异常者；⑦ 孕早期接触放射线、化学毒物、致畸药物或病原生物感染者；⑧ 有遗传性疾病家族史并拟结婚或生育者。

【导读图】

遗传性疾病概览如图 14-1 所示。

第二节   21-三体综合征

【教学大纲要求】

1. 掌握

21-三体综合征的临床特征及诊断。

2. 了解

染色体畸变类型、病因和预防。

【概述】

21-三体综合征又称唐氏综合征,是人类最早被确定的染色体病,在活产婴儿中发生

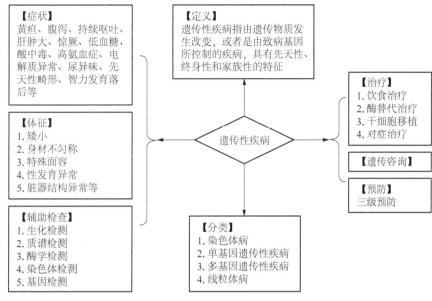

图 14‑1 遗传性疾病概览

率为 1∶1 000～1∶600。母亲年龄越大,该病的发生风险越高。根据核型分析可分为标准型[占大多数,47,XX(或 XY),＋21]、易位型[如 46,XY(或 XX),der(14;21)(q10;q10),＋21]和嵌合体型[如 46,XY(或 XX)/47,XY(或 XX),＋21]。唐氏筛查(血清学筛查)是目前被普遍接受的孕期筛查方法,无创产前 DNA 检测是近几年出现的精准率更高的 21‑三体综合征产前诊断方法。

【导读图】

21‑三体综合征概览如图 14‑2 所示。

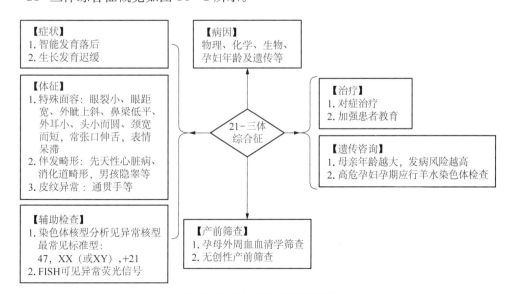

图 14‑2 21‑三体综合征概览

第三节　苯丙酮尿症

【教学大纲要求】

1. 掌握

苯丙酮尿症的临床表现、诊断及治疗措施。

2. 了解

苯丙酮尿症的病因、遗传方式和发病机制。

【概述】

苯丙酮尿症（phenylketonuria，PKU）是一种常染色体隐性遗传疾病，因苯丙氨酸羟化酶基因突变致使酶活性降低，苯丙氨酸及其代谢产物在体内蓄积导致疾病。苯丙酮尿症是先天性氨基酸代谢障碍中最为常见的一种，临床表现为智力发育落后，皮肤、毛发色素浅淡和鼠尿臭味。本病发病率具有种族和地域差异，我国的发病率约为1：11 000。

【导读图】

苯丙酮尿症概览如图 14-3 所示。

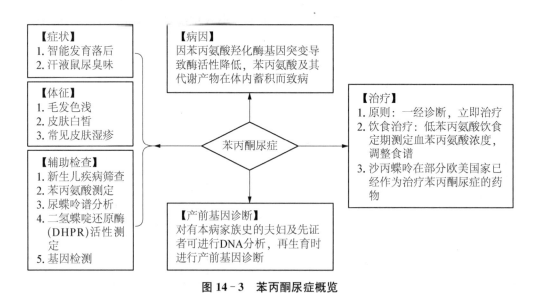

图 14-3　苯丙酮尿症概览

第四节　肝豆状核变性

【教学大纲要求】

1. 熟悉

（1）肝豆状核变性的临床特点、诊断与鉴别诊断。

（2）肝豆状核变性的治疗原理与基本方法。

2. 了解

（1）肝豆状核变性的预后及早期诊断的意义，遗传咨询。

（2）铜代谢的特点及本病的发病机制。

【概述】

肝豆状核变性（hepatolenticular degeneration）又称 Wilson 病，是一种常染色体隐性遗传性疾病，因 P 型 *ATP7B* 基因异常，导致铜在体内贮积。临床上以肝硬化、眼角膜K－F环和锥体外系三大表现为特征。发病率约为 1：30 000。

【导读图】

肝豆状核变性如图 14－4 所示。

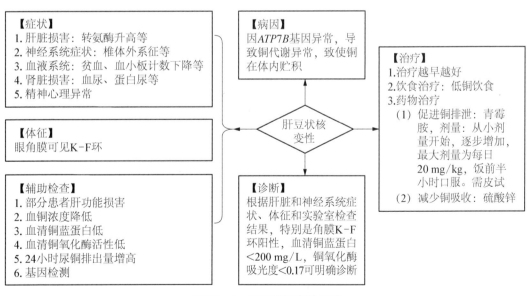

图 14－4　肝豆状核变性概览

实战演练题

【选择题】

1. 患儿,女,4岁,因特殊面容、智力落后就诊。查体:两眼距离增宽,鼻梁低平,两眼外侧上斜,内眦赘皮,外耳小,舌伸出口外,通贯手。经检查,染色体核型为47XX,+21。关于此疾病,以下说法错误的是(   )

　　A. 患者体细胞内存在一条额外的染色体

　　B. 患儿母亲再生育,需要遗传咨询

　　C. 属于常染色体显性遗传病

　　D. 属于染色体病

　　E. 孕妇年龄越大,该病的发生风险越高

2. 患儿,男,3岁,因矮小、特殊面容就诊。体格检查:两眼距离增宽,鼻梁低平,两眼外侧上斜,通贯手,其核型为46,XY,−14,+t(14q21q)。该患儿最精准的诊断为下列哪一项(   )

　　A. 21-三体综合征 D/G 易位型核型　　　B. 21-三体综合征 G/G 易位型核型

　　C. 21-三体综合征标准型核型　　　D. 21-三体综合征嵌合型核型

　　E. 罗伯逊易位

3. 患儿,2岁半,因特殊面容、智力落后就诊。2岁会独立行走,现仍不会叫爸妈。查体:两眼距离增宽,鼻梁低平,内眦赘皮,两眼外侧上斜,外耳小,舌常伸出口外,通贯手。考虑最可能的诊断为(   )

　　A. 苯丙酮尿症　　　B. 佝偻病活动期

　　C. 软骨发育不良　　　D. 呆小病

　　E. 21-三体综合征

4. 患儿,男,3岁,2岁会独走,2.5岁会叫爸妈。查体:身高76 cm,鼻梁低平,外耳小,内眦赘皮,舌伸出口外,通贯手。此病最突出最严重的临床表现是(   )

　　A. 外耳小　　　B. 智力落后

　　C. 手指短粗　　　D. 通贯手

　　E. 皮肤粗糙

5. 患儿,男,6岁,2岁会独走,3岁会叫爸妈。查体:身高101 cm,鼻梁低平,舌常伸出口外,通贯手。智力测定,智商70分。染色体核型分析:46xy,−14,+t(14q,21q)。关于此病的目前的治疗方案,说法错误的是(   )

　　A. 无特效治疗方法　　　B. 对症治疗并发症

　　C. 纠正染色体　　　D. 康复训练

E. 加强健康宣教

6. 男婴，30 日龄。查体：头发黑，面部少量湿疹，余无殊。新生儿筛查血苯丙氨酸 660 μmol/L。如未进行早期筛查、诊断和治疗，患儿后续不会出现的症状为（　　）

A. 智力低下

B. 行为异常、少动

C. 皮肤湿疹

D. 尿液有鼠尿味

E. 惊厥发作

7. 患儿，男，3 岁。生后 5 个月见表情呆滞、易激惹、不能抬头，伴有点头、弯腰样发作，每日约 10 余次。出生未做新生儿筛查。现小儿智能明显落后，毛发棕黄色，皮肤嫩，尿为鼠臭味，测血苯丙氨酸 0.15 g/L，导致此类疾病最常见的缺陷的基因是（　　）

A. 铜氧化酶

B. 苯丙氨酸羟化酶

C. 三磷酸鸟苷环化水解酶

D. 苯丙氨酸水解酶

E. 6 -丙酮酰四氢蝶呤合成酶

8. 患儿，男孩，2 岁。生后 5 个月见表情呆滞。易激惹，不能抬头，1 岁会独站。2 岁会独走。查体：毛发棕黄色，皮肤嫩，尿为鼠臭味。患儿出生时未做新生儿筛查。诊断此患儿最重要的依据是（　　）

A. 血中苯丙氨酸明显升高

B. 尿和汗液有鼠尿味

C. 智力低下，皮肤毛发色浅

D. 尿三氯化铁试验阳性（＋）

E. DNA 分析

9. 男婴，4 月龄。新生儿筛查血苯丙氨酸 1 140 μmol/L，PAH 基因发现两个明确致病的突变，分别来源于父母。此疾病的遗传模式为（　　）

A. X 连锁显性遗传

B. X 连锁隐性遗传

C. X 连锁不完全显性遗传

D. 常染色体隐性遗传

E. 常染色体显性遗传

10. 患儿，8 月龄，近 2 周来抽搐 3～5 次，现不会独坐。母孕史无特殊，患儿出生顺利，未行新生儿筛查。查体：表情呆滞，头发黄褐色，皮肤白嫩，尿有鼠尿臭味。脑电图检查异常，测血苯丙氨酸浓度 0.15 g/L。其最可能的诊断为（　　）

A. 先天愚型

B. 呆小病

C. 癫痫

D. 黏多糖病

E. 苯丙酮尿症

11. 患儿，男，3.5 岁。生后 4 个月见表情呆滞、易激惹，不能抬头，伴有点头、弯腰样发作，每日约 10 余次。1 岁会独站，2 岁会独走，3 岁叫爸妈，现不会说短句。查体：毛发棕黄色，皮肤嫩，尿为鼠臭味。辅助检查：血苯丙氨酸 1 200 μmol/L，尿蝶呤谱和二氢蝶啶还原酶活性正常，PAH 基因发现两个明确致病的突变。该患儿后续治疗措施不妥当的是（　　）

A. 适当控制苯丙氨酸的摄入,至少持续至青春期

B. 采用低苯丙氨酸配方,达到既限制苯丙氨酸摄入,又保证正常发育的需要

C. 6个月以后辅食的增加与正常小儿相仿,要选择含苯丙氨酸低的食品

D. 给予低苯丙氨酸饮食,以预防脑损害及智力低下

E. 严格的饮食治疗,不能进食任何含苯丙氨酸的食品

12. 患儿,男,5岁,体检发现肝功能损害就诊。辅助检查示血清铜蓝蛋白降低、铜氧化酶活性降低、血铜降低、尿铜升高。此疾病其特有的体征为(　　)

A. 神经精神损害　　　　　　　　　　B. 肾脏损害

C. 肝脏损害　　　　　　　　　　　　D. 溶血性贫血

E. 角膜 K - F 环

13. 患儿,女,8岁。因言语不清3年、发现肝功能损害1年就诊,体检发现角膜 K - F 环,生化检测提示血铜降低、铜氧化酶活性降低。此病准确的治疗原则为(　　)

A. 应用青霉胺　　　　　　　　　　　B. 限制吃食含铜高的食物

C. 减少铜的摄入和增加铜的排出　　　D. 应用锌剂

E. 肝移植

14. 患儿,男孩,8岁,因言语不清,指端震颤就诊。查体:神清气平,表情稍呆滞、皮肤无黄染,角膜见 K - F 环,心肺腹查体正常,动作略笨拙、指端见震颤。此疾病脑部病变主要在(　　)

A. 基底神经节　　　　　　　　　　　B. 小脑半球

C. 丘脑黑质　　　　　　　　　　　　D. 脑干网状系统

E. 大脑皮质

15. 患儿,女,8岁,因黄疸、言语不清,指端震颤就诊。查体:表情稍呆滞、动作略笨拙、肝脏肋下1cm,指端见震颤。辅助检查提示铜氧化酶活性降低,ATP7B 基因存在两个致病性突变,分别来源于父母,此疾病的遗传方式为(　　)

A. X 连锁显性遗传　　　　　　　　　B. 常染色体显性遗传

C. X 连锁隐性遗传　　　　　　　　　D. 常染色体隐性遗传

E. X 连锁不完全显性遗传

16. 婴儿,男,4岁,因黄疸、肝脾大伴肢体震颤,言语不清,流口水就诊。查体:肝脏肋下2cm,指端见震颤。辅助检查示血清铜蓝蛋白降低、铜氧化酶活性降低、血铜降低、尿铜升高。下列治疗方案中哪种药物是干扰肠道铜吸收的(　　)

A. 青霉胺　　　　　　　　　　　　　B. 盐酸三乙撑四胺

C. 左旋多巴　　　　　　　　　　　　D. 硫酸锌

E. 盐酸苯海索(安坦)

17. 患儿,男,12岁,因黄疸、言语不清就诊。查体:表情稍呆滞、动作略笨拙、肝脏肋

下 1 cm,指端见震颤。辅助检查示血清铜蓝蛋白降低、铜氧化酶活性降低、血铜降低、尿铜升高,*ATP7B* 基因存在两个致病性突变,分别来源于父母,此疾病最主要的神经系统症状是( )

A. 肌张力异常,吞咽困难

B. 表情呆板,流涎

C. 情感不稳,注意力不集中

D. 锥体外系症状、肢体震颤,精细动作困难

E. 脑 CT 扫描见基底节有低密度区

【名词解释】

1. 21-三体综合征

2. 核型

3. 苯丙酮尿症

4. 肝豆状核变性

第十五章　儿童急救

第一节　儿童呼吸衰竭

【教学大纲要求】

1.掌握

儿童呼吸衰竭定义和处理原则。

2.了解

儿童呼吸衰竭病因。

【概述】

儿童呼吸衰竭是指由各种原因导致肺通气或换气功能障碍,不能满足机体代谢需要,导致缺氧($PaO_2 < 60$ mmHg,新生儿为 $PaO_2 < 50$ mmHg)和(或)二氧化碳潴留($PaCO_2 > 50$ mmHg)而引起一系列生理功能和代谢紊乱的临床综合征,需排除心内解剖结构分流和原发心排输出量降低等情况。

【病因】

1. **呼吸系统本身疾病**

(1)上呼吸道梗阻:喉气管支气管炎、异物、水肿、脓肿、烧伤或烫伤、肿物(囊肿、血管瘤等),以吸气性呼吸困难为主要表现。

(2)下呼吸道梗阻:哮喘急性发作、毛细支气管炎、阻塞性细支气管炎、误吸及溺水等。

(3)肺部疾病:各种肺部间质实质病变如肺炎、间质性肺病、肺栓塞及肺出血、急性呼吸窘迫综合征(acute respiratory distress syndrome,ARDS)等,以呼气性呼吸困难为主要表现。

2. **呼吸泵异常**

呼吸中枢、脊髓、呼吸肌和胸廓各部位病变,以通气不足,咳嗽、排痰无力为主要表现。

【导读图】

儿童呼吸衰竭概览如图 15-1 所示。

第二节　儿童脓毒性休克

【教学大纲要求】

1. 掌握

（1）儿童脓毒性休克的临床表现、分型及诊断。

（2）儿童脓毒性休克的监护和治疗原则。

2. 熟悉

儿童脓毒性休克的定义和处理原则。

3. 了解

休克的常用分类及脓毒性休克与脓毒症的关系。

【概述】

脓毒性休克是指脓毒症引起组织低灌注和心血管功能障碍。病理生理特点是脓毒症引起系统性炎症反应综合征（systemic inflammatory response syndrome，SIRS），造成血管内皮细胞损害、毛细血管渗漏和凝血功能障碍，引起血管容积和血容量改变，导致组织灌注不足和器官功能障碍。

【临床分型】

1. 暖休克

暖休克为高排低阻型休克（高动力型休克）。血流动力学特点是心输出量增高，总外周阻力降低，血压稍降低，脉压可增大。由于皮肤血管扩张或动-静脉短路开放、血流量增多、脉搏充实有力、皮肤干燥而温暖，故称为暖休克。

2. 冷休克

冷休克为低排高阻型休克（低动力型休克）。血流动力学特点是心输出量降低，总外周阻力增高，血液降低可不明显，但脉压明显缩小，脉搏细数。由于皮肤血管收缩、血流量减少、皮肤苍白而湿冷，故称为冷休克。

【导读图】

儿童脓毒性休克概览如图 15-2 所示。

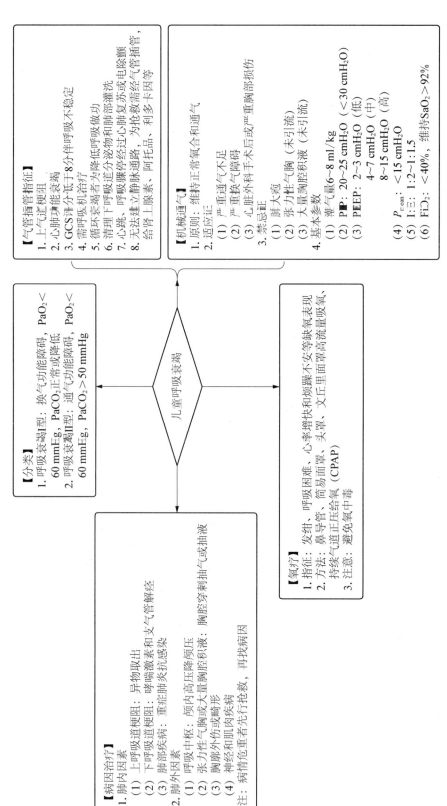

图 15-1　儿童呼吸衰竭概览

注：PIP（吸气峰压）；PEEP（呼气末正压）；P_{mean}（平均气道压）。

【病因治疗】
1. 肺内因素
　(1) 上呼吸道梗阻：异物取出
　(2) 下呼吸道梗阻：哮喘激素和支气管解痉
　(3) 肺部疾病：重症肺炎抗感染
2. 肺外因素
　(1) 呼吸中枢：颅内高压降颅压
　(2) 张力性气胸或大量胸腔积液：胸腔穿刺抽气或抽液
　(3) 胸廓外伤或畸形
　(4) 神经和肌肉疾病
注：病情危重者先行抢救，再找病因

【分类】
1. 呼吸衰竭I型：换气功能障碍，PaO_2 < 60 mmHg，$PaCO_2$ 正常或降低
2. 呼吸衰竭II型：通气功能障碍，PaO_2 < 60 mmHg，$PaCO_2$ > 50 mmHg

儿童呼吸衰竭

【气管插管指征】
1. 上气道梗阻
2. 心肺功能衰竭
3. GCS评分低于8分伴呼吸不稳定
4. 需呼吸机治疗
5. 循环衰竭者为降低呼吸做功
6. 清理下呼吸道分泌物和肺部灌洗
7. 心跳、呼吸骤停经过心肺复苏或电除颤无法建立静脉通路，为抢救或需经气管插管给药上腺素、阿托品、利多卡因等

【机械通气】
1. 原则：维持正常氧合和通气
2. 适应证
　(1) 严重通气不足
　(2) 严重换气障碍
　(3) 心脏外科手术后或严重胸部损伤
3. 禁忌证
　(1) 肺大疱
　(2) 张力性气胸（未引流）
　(3) 大量胸腔积液（未引流）
4. 基本参数
　(1) 潮气量6~8 ml/kg
　(2) PIP: 20~25 cmH₂O（<30 cmH₂O）
　(3) PEEP: 2~3 cmH₂O（低）
　　　　　4~7 cmH₂O（中）
　　　　　8~15 cmH₂O（高）
　(4) P_{mean}: <15 cmH₂O
　(5) I:E: 1:2~1:1.5
　(6) FiO_2: <40%，维持SaO_2 >92%

【氧疗】
1. 指征：发绀、呼吸困难、心率增快和烦躁不安等缺氧表现
2. 方法：鼻导管、简易面罩、头罩、文丘里面罩高流量吸氧、持续气道正压给氧（CPAP）
3. 注意：避免氧中毒

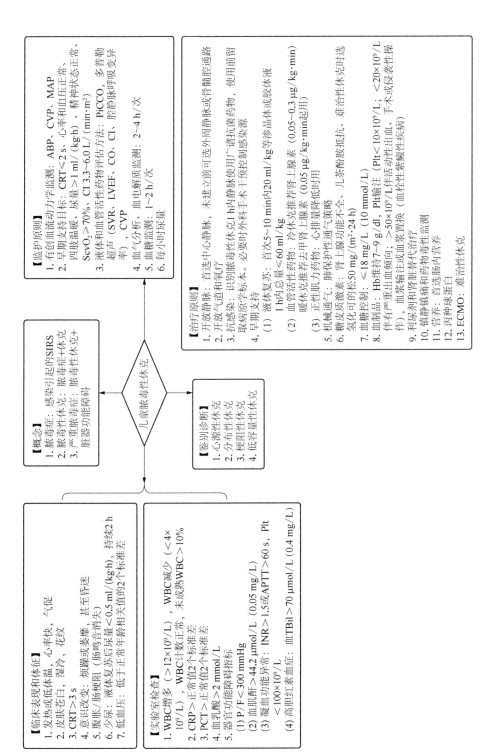

【临床表现和体征】
1. 发热或低体温，心率快，气促
2. 皮肤苍白，湿冷，花纹
3. CRT>3 s
4. 意识改变：烦躁或萎靡，甚至昏迷
5. 腹胀，肠梗阻（肠鸣音消失）
6. 少尿：液体复苏后尿量<0.5 ml/(kg·h)，持续2 h
7. 低血压：低于正常年龄相关值的2个标准差

【实验室检查】
1. WBC增多（>12×10⁹/L），WBC减少（<4×10⁹/L），WBC计数正常，未成熟WBC>10%
2. CRP>正常值2个标准差
3. PCT>正常值2个标准差
4. 血乳酸>2 mmol/L
5. 器官功能障碍指标
   (1) P/F<300 mmHg
   (2) 血肌酐>44.2 µmol/L（0.05 mg/L）
   (3) 凝血功能异常：INR>1.5或APTT>60 s，Plt<100×10⁹/L
   (4) 高胆红素血症：血TBil>70 µmol/L（0.4 mg/L）

【概念】
1. 脓毒症：感染引起的SIRS
2. 脓毒性休克：脓毒症+休克
3. 严重脓毒症：脓毒症+器官功能障碍

【鉴别诊断】
1. 心源性休克
2. 分布性休克
3. 梗阻性休克
4. 低容量性休克

儿童脓毒性休克

【监护原则】
1. 有创血流动力学监测：ABP、CVP、MAP
2. 早期支持目标：CRT<2 s，心率和血压正常，四肢温暖，尿量>1 ml/(kg·h)，精神状态正常，ScvO₂>70%，CI 3.3~6.0 L/(min·m²)
3. 液体和血管活性药物评估方法：PiCCO、多普勒超声（SVR、LVEF、CO、CI、腔静脉呼吸变异率）、CVP
4. 血气分析，血电解质监测：2~4 h/次
5. 血糖监测：1~2 h/次
6. 每小时尿量

【治疗原则】
1. 开放静脉：首选中心静脉，未建立前可选外周静脉或骨髓腔内通路
2. 开放气道和氧疗
3. 抗感染：识别脓毒性休克1 h内静脉使用广谱抗菌药物，使用前留取病原学标本。必要时外科手术干预控制感染灶源
4. 早期支持
   (1) 液体复苏：首次5~10 min内220 ml/kg等渗晶体或胶体液，1 h内总量<60 ml/kg
   (2) 血管活性药物：冷休克推荐肾上腺素（0.05~0.3 µg/(kg·min)）；暖休克推荐去甲肾上腺素（0.05 µg/(kg·min)起用）
   (3) 正性肌力药物：心排量降低时用
5. 机械通气：肺保护性通气策略
6. 糖皮质激素：肾上腺功能不全，儿茶酚胺抵抗、难治性休克时选氢化可的松50 mg/(m²·24 h)
7. 血糖控制：≤18 mg/L（10 mmol/L）
8. 血制品：Hb维持7~9 g/dl，Plt输注（Plt<10×10⁹/L；<20×10⁹/L伴有严重出血倾向；>50×10⁹/L伴活动性出血、手术或侵袭性疾病），血浆输注或血浆置换（血栓性紫癜性疾病）
9. 利尿剂和肾替代治疗
10. 镇静剂镇痛和药物毒性监测
11. 营养：首选肠内营养
12. 丙种球蛋白
13. ECMO：难治性休克

图15-2 儿童脓毒性休克概览

案例24 悦悦的呼吸"不对劲"

第一部分

场景1

悦悦是一个活泼可爱的小公主,今年3岁,刚上幼儿园小班。

悦悦自幼很少生病,家长觉得孩子很省心呢。可是1周前悦悦开始出现鼻塞、流清水鼻涕、咳嗽,有痰,2天后开始发热。爷爷、奶奶非常担心,要带悦悦去医院打针,可爸爸、妈妈认为孩子只是小"感冒"而已,好好休息就可以自己好的,而且报纸上说儿童医院天天"人满为患",要等五六个小时才能看上病,爸爸、妈妈工作也忙,也没空带悦悦去医院。于是,悦悦就休息在家,妈妈给悦悦吃了从药房买的止咳药,体温高于39℃就吃点退热药。

分析病史资料	
补充诊断依据	
推理假设诊断	
演绎诊断思路	
设计学习问题	

场景2

3天后,悦悦的咳嗽倒是稍微好点了,但体温持续不退,每天都在40℃上下徘徊。连日的高热,孩子的精神和食欲都变差了,今天妈妈发现悦悦呼吸有点"不对劲",好像呼吸有点急,躺在床上小肚子也一动一动的,另外,妈妈觉得悦悦的嘴唇还有些淡淡的紫色。这下妈妈着急了,抱起悦悦就往医院跑。

分析病史资料	
补充诊断依据	
推理假设诊断	
演绎诊断思路	
设计学习问题	

第二部分

场景1

悦悦被妈妈带到了儿童医院急诊室,当班李医生给悦悦做了检查。

体格检查：体温 40 ℃，脉搏 160 次/min，呼吸频率 60 次/min，血压 90/60 mmHg，SaO_2 85%，鼻翼扇动（+），口唇轻度发绀，胸骨上可见吸气性凹陷。左侧呼吸音较右侧低，双肺均可闻及细湿啰音。心音有力，无杂音。全腹软，无压痛，无腹块；肝脏肋下刚及。神经系统检查无异常发现。

结合病史，李医生让悦悦做进一步检查。结果如下：

全血细胞分析：CRP 102 mg/L，WBC $23×10^9$/L，N 90%，Hb 100g/L，Plt $122×10^9$/L。

胸部 X 线：左肺实变，伴左侧胸腔积液，右肺斑片状阴影（见图 15-3）。

鉴于悦悦病情严重，李医生建议立即住院治疗。

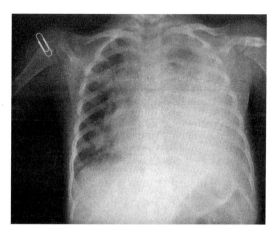

图 15-3 胸部 X 线片示：左肺实变，伴左侧胸腔积液，右肺斑片状阴影

分析病史资料	
补充诊断依据	
推理假设诊断	
演绎诊断思路	
设计学习问题	

场景 2

入院后，主治医师朱医生根据悦悦的病情，立即给予氧疗，并进一步给予检查。检查结果如下。

(1) 血气分析：pH 值 7.45，PaO_2 55 mmHg，$PaCO_2$ 35 mmHg，BE -3 mmol/L。

(2) 血生化指标：Na^+ 130 mmol/L，K^+ 3.6 mmol/L，Glu 4.2 mmol/L，AST 23U/L，ALT 18 U/L，BUN 2 mmol/L，Cr 98 mmol/L，TnT 0.05 mmol/L。

(3) 胸部超声检查：左侧胸腔大量积液。

这时，悦悦的爸爸和奶奶也匆匆赶到医院。朱医生向他们详细地解析了悦悦目前的病情。悦悦患了严重的肺炎，并出现了并发症，需要给予相应的治疗；还需进行胸腔穿刺以缓解呼吸困难。听说孙女病情严重，还要进行穿刺手术，奶奶心疼不已，忍不住开始埋怨悦悦妈妈，说应该早些就来医院看病。朱医生向家长们解释了儿童肺炎早期症状无特异性，经过积极适当的治疗是可以控制病情的；同时还向家长们告知了胸腔穿刺术是一种常见小手术，并介绍了简单的手术流程。经过医生的耐心解释，悦悦妈妈和奶奶的情绪慢慢平静下来。

分析病史资料	
补充诊断依据	
推理假设诊断	
演绎诊断思路	
设计学习问题	

场景3

治疗3天后,悦悦的病情逐渐开始好转,体温开始下降至正常,食欲恢复,随着胸腔积液不断被引流,悦悦呼吸慢慢地不再费力,嘴唇也恢复了往日的红润。数日后,悦悦的痰培养和胸腔积液培养结果显示:肺炎链球菌生长。经过近2周的综合治疗,悦悦肺炎明显好转,终于可以出院了。一家人又恢复了往日的和睦和幸福。

分析病史资料	
补充诊断依据	
推理假设诊断	
演绎诊断思路	
设计学习问题	

注:本案例由朱月钮撰写。

实战演练题

【选择题】

1. 患儿,男,4岁,因"低热伴呼吸困难1周,加重1天"入院。查体:呼吸急促,口唇略发绀,SaO₂ 85%～88%,三凹征阳性(＋),气管向左侧移位,右肺呼吸音减低,心率128次/min,血压108/65 mmHg。该患儿下列最可能的病因是(   )

A. 肺炎肺不张   B. 气胸   C. 胸腔积液   D. 心力衰竭

E. 高血压

2. 患儿,男,3岁,因"咳嗽伴喘息3天,加重1天"入院。查体:呼吸急促,口唇略发绀,SaO₂ 80%～85%,呼气性呼吸困难,双肺呼吸音均减低,伴哮鸣音,心率120次/min,血压98/53 mmHg,肝肋缘下未触及肿大,既往有湿疹和螨虫过敏史。下一步最符合病因的治疗是(   )

A. 氧疗   B. 镇静   C. 抗感染   D. 支气管解痉剂

E. 利尿剂

3. 患儿,女,8岁,因"发热5天伴咳嗽咳痰,气促伴呼吸困难1天"入院。查体:精神萎靡,口唇发绀,血氧饱和度85%,呼吸频率:34次/min,双肺呼吸音粗,可闻及细湿啰音;心率118次/min,血压120/87 mmHg;肝肋缘下1.5 cm,质软,边缘锐。急查血气分析结果:pH 值7.23,PaO_2 50 mmHg,$PaCO_2$ 78 mmHg,SaO_2 85%,HCO_3^- 38 mmol/L,BE-2.3 mmol/L,该患儿诊断是( )

    A. Ⅰ型呼吸衰竭,代谢性酸中毒失代偿,重症肺炎

    B. Ⅱ型呼吸衰竭,呼吸性酸中毒代偿期,重症肺炎

    C. Ⅱ型呼吸衰竭,代谢性酸中毒失代偿期,重症肺炎

    D. Ⅱ型呼吸衰竭,呼吸性酸中毒失代偿期,重症肺炎

    E. Ⅰ型呼吸衰竭,代谢性酸中毒代偿期,重症肺炎

4. 患儿,男,11岁,因"活动后突发胸闷、胸痛2 h"入院。查体:呼吸急促,口唇稍发绀,端坐呼吸,右肺呼吸音减低,SaO_2 91%,心率119次/min,血压123/78 mmHg;肝肋缘下2 cm,质软,无压痛;下肢无水肿。该患儿最有可能的疾病是( )

    A. 气胸   B. 肺栓塞   C. 心肌梗死   D. 心衰

    E. 肺水肿

5. 患儿,男,8岁,因"从6楼阳台玩耍不慎失足跌落30分钟"急诊入院。查体:当时能哭闹发声和对答,左手及左足肿胀畸形伴活动障碍,口唇发绀,脸色苍白,鼻腔有血液流出,心率120次/min,血压:110/75 mmHg,双肺呼吸音对称,呼吸频率8次/min,胸廓起伏微弱,SaO_2 84%。急查血气分析:pH 值7.1,PaO_2 42 mmHg,$PaCO_2$ 85 mmHg,HCO_3^- 18.4 mmol/L,TCO_2 42 mmol/L,BE -12 mmol/L。引起上述病情恶化的原因和血气分析结果分别是( )

    A. 上呼吸道梗阻,呼吸性酸中毒伴代谢性酸中毒

    B. 血气胸,呼吸性酸中毒伴代谢性碱中毒

    C. 泵衰竭,呼吸性酸中毒伴代谢性酸中毒

    D. 肺出血,呼吸性酸中毒伴代谢性酸中毒

    E. 脑出血,呼吸性酸中毒伴代谢性碱中毒

6. 患儿,女,6岁,因急性淋巴细胞白血病化疗后3天,出现高热,呼吸急促,精神萎靡,体温38.9 ℃,血氧饱和度85%,呼吸41次/min,双肺可闻及细湿罗音,心率:152次/min,血压:95/64 mmHg,胸部CT提示"双肺浸润性高密度阴影,未见胸腔积液"。呼吸机辅助通气讲法正确的是( )

    A. 潮气量:6~8 ml/kg,P_{mean}(平均气道压)<20 cmH_2O,PIP<30 cmH_2O

    B. 潮气量:8~10 ml/kg,P_{mean}<20 cmH_2O,PIP<30 cmH_2O

    C. 潮气量:4~6 ml/kg,P_{mean}<15 cmH_2O,PIP<35 cmH_2O

    D. 潮气量:6~8 ml/kg,P_{mean}<15 cmH_2O,PIP<30 cmH_2O

E. 潮气量：$5 \sim 10$ ml/kg，$P_{mean} < 20$ cmH$_2$O，PIP < 30 cmH$_2$O

7. 患儿，男，5 岁，因"外出春游后出现咳嗽、咳痰 5 天伴喘息加重 1 天"来院就诊。查体：双肺听诊布满哮鸣音，呼吸性呼吸困难，呼吸频率：35 次/min，SaO$_2$ 88%，口唇微绀，大汗淋漓，无法平卧需端坐呼吸，心率 125 次/min，血压 98/67 mmHg，肝肋下 2 cm，足背略有水肿。下列处理最合适的是（　　）

A. 无创机械通气

B. 糖皮质激素（GC）+长效 β 受体激动药（LABA）吸入

C. 水合氯醛镇静+吸氧

D. 西地兰+呋塞米

E. 吗啡镇静+氧疗

8. 患儿，男，4 岁，近 2 日有咳嗽、咳痰伴流涕，无发热，既往有花粉过敏史。今日在商场就餐过程中突发口唇发绀，吸气性呼吸困难，持续性咳嗽伴双肺哮鸣音，心率 115 次/min，无大小便失禁，不能言语不能对答。除拨打"120"急救电话外，此时最有可能的原因和有效措施是（　　）

A. 支气管哮喘急性发作；紧急药物雾化吸入

B. 癫痫；压人中+约束四肢防止二次伤害

C. 气道异物误吸；清除口腔内容物+汉姆立克急救

D. 致命性心律失常；自动体外心脏除颤仪（AED）电除颤

E. 阿斯综合征；紧急胸外按压+人工通气

9. 患儿，男，3 岁，因"高热 3 天伴精神萎靡 1 天，尿少半天"就诊。查体：心率 135 次/min，血压：78/34 mmHg，呼吸频率 38 次/min，口唇略发绀，四肢肢端皮温凉，皮肤有花纹。考虑该患儿出现上述表现最可能原因是（　　）

A. 急性呼吸衰竭　　　　　　　　B. 急性肾衰竭

C. 脓毒性休克　　　　　　　　　D. 心力衰竭

E. 严重贫血

10. 患儿，女，6 岁，因"阵发性腹痛伴发热 1 天加重 2 h"就诊。查体：体温 39.4 ℃，精神萎靡，反应稍淡漠，口唇苍白，心率 110 次/min，血压 80/35 mmHg；双肺呼吸音清，未闻及啰音；全腹膨隆，有压痛、反跳痛和肌卫，肠鸣音未闻及，四肢肢端湿冷，可见皮肤花纹。血常规指标：WBC 29×10^9/L，N 92%%，Hb 76 g/L，Plt 341×10^9/L，CRP 56 mg/L，PCT 12.8 μg/L，下面哪项处理是错误的（　　）

A. 液体复苏　　　　　　　　　　B. 开放静脉

C. 2 h 内尽快静滴抗菌药物　　　　D. 输血

E. 降体温

11. 患儿，男，3 岁，因"脓毒性休克、肺炎、低钠血症"住院治疗。查体：体温 39.2 ℃，精神萎靡,GCS 评分 12 分,心率 135 次/min,血压 71/32 mmHg,肢端皮温冷,可见皮肤花纹,CRT(毛细血管充盈时间)>3 s。实验室检查结果中:血 Glu 10.2 mmol/L,血乳胶 3.2 mmol/L,PCT 15.2 μg/L,CRP 64 mg/L,ESR 45 mm/h,实验室检查中与评估微循环障碍有关的指标是(   )

  A. 血 Glu   B. 血 Lac   C. PCT   D. CRP

  E. ESR

12. 患儿,女,10 岁,体重 30 kg,因"发热 3 天伴精神萎靡、少尿 1 天"入院。查体:体温 39.1 ℃,反应淡漠,GCS 评分 12 分,颈软,口唇略苍白,呼吸频率 36 次/min,双肺呼吸音粗,未闻及啰音;心率 118 次/min,血压 82/45 mmHg;肝肋下未触及肿大,四肢肢端湿冷。血常规指标:WBC 29×10⁹/L,N 89%,Hb 90 g/L,Plt 100×10⁹/L,CRP 89 mg/L,PCT 10.9 μg/L。入院第 1 个小时内下列哪项措施是不合适的(   )

  A. 10 分钟内 0.9% 氯化钠 600 ml 快速静滴

  B. 抽血培养前头孢呋辛钠 1.5 g 静滴

  C. 尽快建立静脉通道(首选中心静脉)

  D. 血流动力学监测

  E. 开放气道和氧疗

13. 患儿,男,5 岁,因"发热、咳嗽 5 天伴气促 2 天,少尿 1 天"急诊入院。在充分液体复苏后 1 h 无尿。查体:体温 38.9 ℃,反应淡漠;呼吸频率 36 次/min,双肺可闻及粗湿啰音;心率 128 次/min,血压 75/36 mmHg;SaO₂ 92%(双鼻道吸氧 2 L/min);肝肋下未触及肿大;四肢肢端冷;CRT>3 s。需进一步采取的措施是(   )

  A. 多巴胺静脉维持+输血浆

  B. 去甲肾上腺素静脉维持+输血浆

  C. 多巴胺静脉维持+输人血白蛋白

  D. 米力农+呋塞米

  E. 多巴胺静脉维持+呋塞米

14. 患儿,女,3 岁,因"脓血便 2 天伴高热,精神萎靡半天"就诊。查体:精神萎靡,体温 39 ℃,眼窝凹陷,口唇干裂,心率 136 次/min,血压 68/31 mmHg,四肢湿冷伴皮肤花纹,血乳酸 5.4 mmol/L,入院 2 h 尿量 10 ml,尿色深黄;血常规指标:WBC 2.8×10⁹/L,N 85%,Hb 96 g/L,CRP 42 mg/L,Scr 89 μmol/L,BUN 10.2 mmol/L,下面不适合的治疗是(   )

  A. 早期液体复苏   B. 静滴抗菌药物

  C. 血管活性药物   D. 肾脏替代治疗

  E. 止血降温治疗

15. 患儿,女,4 月龄,因"发热伴左髋肿胀、活动受限 3 天,少尿 1 天"收治入院。入院时有喷射性呕吐 1 次,入院 2 h 无尿。查体:体温 39.1 ℃,精神稍萎靡,拒奶,颈软,前囟平软;心率 181 次/min,血压 62/35 mmHg;呼吸频率 45 次/min,双肺呼吸音粗,可闻及少许细湿啰音。肝肋下 2 cm,左髋关节肿胀,皮温高,活动度减少伴疼痛,肢端皮温冷,足背动脉搏动好,CRT 5 s。该患儿最有可能的诊断是( )

    A. 化脓性关节炎,心源性休克   B. 化脓性脑膜炎,化脓性关节炎

    C. 脓毒性休克,化脓性关节炎   D. 急性肾衰竭,化脓性关节炎

    E. 低容量性休克,化脓性关节炎

    16. 患儿,男,10 月龄,因"发热伴腹泻 3 天,少尿 1 天"急诊科就诊。查体:皮肤稍干燥,前囟略凹陷,哭时无泪,心率 187 次/min,血压:68/32 mmHg,脉搏细速,双肺呼吸音清,肝肋下未触及肿大,四肢皮温冷,CRT 4 s。早期 1 h 内液体复苏首选的补液成分和输入量分别是( )

    A. 5%GNS;≤40 ml/kg   B. 5%人血白蛋白;≤60 ml/kg

    C. 血浆;≤50 ml/kg   D. 0.9% NaCl;≤60 ml/kg

    E. 20%人血白蛋白;≤60 ml/kg

【名词解释】

1. 呼吸衰竭

2. 急性呼吸窘迫综合征

3. 脓毒性休克

4. 系统性炎症反应综合征

PBL 设计学习问题和
案例小结

案例1 珍珍的惊厥是怎么发生的

【设计学习问题】

第一部分

场景1

(1) 此患儿发生了什么情况? 需要紧急处理吗?

(2) 你觉得需要做哪些辅助检查来明确病因?

场景2

(1) 引起此患儿惊厥的原因有哪些? 如何鉴别?

(2) 为何小儿较成人更易引起惊厥?

第二部分

场景1

(1) 这些辅助检查有何意义?

(2) 根据目前的辅助检查,你认为最可能得的疾病是什么?

(3) 如何诊断维生素 D 缺乏性手足搐搦?

(4) 维生素 D 缺乏性手足搐搦的治疗原则是什么?

场景2

(1) 如何诊断营养性维生素 D 缺乏性佝偻病?

(2) 营养性维生素 D 缺乏性佝偻病治疗原则是什么?

场景3

(1) 营养性维生素 D 缺乏性佝偻病的预防措施有哪些?

(2) 早产儿和足月儿预防维生素 D 缺乏性佝偻病的主要差别是什么?

【案例小结】

本案例是描述 5 个月的宝宝,因为早产,维生素 D 存在先天不足;出生后母乳喂养,又没有听从医嘱服维生素 D,造成维生素 D 缺乏性佝偻病中比较严重的手足搐搦。该患儿维生素 D 缺乏的原因有围产期维生素 D 缺乏;出生后摄入维生素 D 不足;户外活动少,所以通过太阳照射而产生的内源性维生素 D 也不足。

临床上惊厥分无热惊厥和有热惊厥两类。该患儿惊厥发生时无发热,也无其他感染症状,辅助检查感染相关指标正常,可以排除感染导致的惊厥。该患儿无头颅外伤史,血糖、电解质均正常,可以排除低血糖及电解质紊乱导致的惊厥。根据患儿病史:早产、纯母乳喂养、未添加辅食和维生素 D,平时不晒太阳。体征:枕秃、双侧乒乓头(+)、胸部可见轻度肋骨外翻。实验室检测:血钙降低、血清 25-(OH)D₃降低;X 线片检查:左手腕骨摄片显示尺骨桡骨远端的干骺端模糊,呈毛刷样改变,骨质稀疏,确定该病例由于维生素D缺乏造成,引起维生素D缺乏导致的手足搐搦。

通过对本案例的学习,同学们应掌握以下几个要点。

(1)掌握小儿无热惊厥的鉴别诊断思路。

(2)掌握维生素D缺乏的病因,以及维生素D缺乏性佝偻病的临床表现。

(3)通过推演本案的经过,进一步熟悉维生素D缺乏导致手足搐搦的病理生理机制。

(4)体会营养性疾病更应注重预防,尤其应注意高危儿的预防,定期儿童保健院体检和健康宣教的重要性。

(5)掌握临床中的医患沟通技巧,为今后的医疗工作服务。

(6)意识到在学习医学知识、积累临床经验的同时,需要考虑医学伦理过程,严格实施国家制定的预防保健措施,全心全意地保护广大儿童生命安全。

案例2 "胎动"惹的祸

【设计学习问题】

第一部分

场景1

(1)如果你是"晓波",当时你会有何反应?

(2)"胎儿窘迫"与新生儿出生窒息是否有联系?

场景2

(1)新生儿出生时Apgar评分是如何评估的?

(2)如果要做出进一步的判断,你还需要询问哪些情况?

第二部分

场景1

(1)患儿转入儿科病房后,医生应该首先为宝宝做些什么检查和处理? 这些检查,处理有何意义?

(2)新生儿出生后发绀及呼吸困难常见于哪些疾病?

场景2

(1)患儿辅助检查结果有哪些异常? 说明什么问题?

(2)窒息的本质和定义是什么? 引起窒息常见病因有哪些?

场景3

(1)新生儿窒息的临床表现及诊断依据有哪些?

(2)新生儿窒息的并发症有哪些? 患儿出现右侧气胸的可能诱因是什么?

【案例小结】

本教案是有关胎儿宫内窘迫、产时窒息、新生儿吸入综合征及并发症导致呼吸衰竭的案例。患者是一位因胎动减少行急诊剖宫产,产后气促发绀半小时入院的足月新生儿。患儿产前有宫内窘迫,出生后 Apgar 评分 1 分钟 2 分、5 分钟 5 分、10 分钟 8 分,脐带打结,羊水Ⅲ度污染,予心肺复苏、吸氧后气促发绀仍明显。

患儿系足月儿,生后即出现气促、发绀,可排除新生儿呼吸窘迫综合征。母亲产检无异常,产前无发热感染史,可排除感染性肺炎。根据患儿病史:产前有宫内窘迫病史,生后重度窒息,羊水Ⅲ度污染,体征:SaO_2 78%(不吸氧),神清,稍激惹,口唇及四肢末梢发绀,呼吸频率 80 次/min,吸气性凹陷(+),双肺闻及少量干啰音及粗湿啰音。肢端凉,四肢肌张力稍高。入院后检查:血气分析 pH 7.30,PCO_2 50 mmHg,BE -8.6 mmol/L,胸部 X 线片报告:双肺纹理增多,两下肺少许斑片影,右下肺明显,左上肺代偿性气肿,考虑患儿为新生儿重度窒息、新生儿胎粪吸入综合征、代谢性酸中毒。

通过对本案例的学习,同学们应掌握以下几个要点。

(1) 掌握新生儿窒息的本质、临床表现及评估。

(2) 掌握新生儿生后气促、发绀的鉴别诊断思路。

(3) 通过推演本案的经过,进一步熟悉新生儿窒息、新生儿胎粪吸入综合征的诊断及处理。

(4) 熟悉新生儿窒息、胎粪吸入综合征可引起的常见并发症及临床表现。

(5) 掌握临床中的医患沟通技巧,为今后的医疗工作服务。

案例 3　产房呼叫

【设计学习问题】

第一部分

场景 1

(1) 分析胎儿/新生儿缺氧的主要病因。

(2) 新生儿 Apgar 评分的内容、分级和临床意义是什么?

(3) 描述正常足月新生儿神经系统特点,以及原始反射。

场景 2

(1) 小儿惊厥如何鉴别诊断?

(2) 该患儿可能得了什么病?

(3) 如何和家属沟通并解释病情。

第二部分

场景 1

(1) 你认为该患儿最后的诊断是什么?

(2) 新生儿缺氧缺血性脑病的病因、病理生理学和病理学改变。

（3）描述新生儿缺氧缺血性脑病的临床表现和分级，该患儿新生儿缺氧缺血性脑病的严重程度如何？

场景2

（1）新生儿缺氧缺血性脑病的颅脑影像学、脑电生理检查分析和比较。

（2）该患儿应如何进行治疗？

（3）镇静与抗惊厥药物，以及利尿与脱水药物分类及临床应用。

（4）如何跟家长解释患儿后续的预后和治疗？

（5）如何对新生儿缺氧缺血性脑病进行预防？

【案例小结】

本教案描述了一个新生儿因母亲生产过程出现胎儿宫内窘迫，产时重度窒息，出生后 Apgar 评分 1 分钟 2 分、5 分钟 4 分，随后逐渐出现了中枢神经的症状，完善头颅影像学检查，诊断为新生儿缺氧缺血性脑病。

患儿系足月儿，生后不久即出现惊厥。母亲产前检查无异常，产前无发热感染史。患儿外周血白细胞和血培养均正常，排除感染引起的惊厥。该患儿血糖、电解质均正常，可以排除低血糖及电解质紊乱导致的惊厥。患儿头颅 B 超及头颅 MRI 检查未提示有颅内出血，可排除颅内出血引起的惊厥。在本案例中，患儿有宫内窘迫和重度窒息史，出现神经系统症状和体征，头颅 MRI 检查提示有缺氧缺血性改变，故诊断为"缺氧缺血性脑病"。并且根据临床表现分级，考虑患儿为中度氧缺血性脑病。

通过对本案例的学习，同学们应掌握以下几个要点。

（1）掌握新生儿神经系统的特点。

（2）掌握新生儿缺氧缺血性脑病的病因、病理生理学和病理学改变，从而了解新生儿缺氧缺血性脑病发生的机制。

（3）掌握新生儿缺氧缺血性脑病的定义、诊断依据、临床表现、分度以及治疗原则与具体措施。

（4）掌握新生儿缺氧缺血性脑病的预后以及相关的并发症。

（5）掌握新生儿惊厥的诊断思路。

（6）学会临床中的医患沟通技巧，为今后的医疗工作服务。

（7）体会总结临床经验，尽力提高独立思考、独立解决问题、独立工作的能力，不断培养自己全心全意为患儿服务的崇高思想和良好的职业道德。

案例 4 爱睡觉的"乖宝宝"

【设计学习问题】

第一部分

场景1

宝宝发生了什么情况? 总结一下宝宝发生的临床症状。

场景2

(1) 你认为最可能的疾病是什么?

(2) 你觉得还需要为患儿做哪些进一步的辅助检查及这些检查有何意义?

(3) 患儿嗜睡食欲缺乏的鉴别诊断思路。

第二部分

场景1

(1) 颅内出血的临床表现和诊断依据、并发症、治疗原则和预后。

(2) 根据凝血功能的过程,如何解释维生素 K 缺乏导致颅内出血的发生?

场景2

讨论对存有后遗症患儿家属如何进行医患沟通及随后的康复指导?

场景3

(1) 对贫困家庭基本医疗保健的医学伦理思考。

(2) 如何进一步预防维生素 K_1 缺乏造成的严重后果。

【案例小结】

本案例是描述 1 个月的宝宝,生后没有常规注射维生素 K_1;出生后全母乳喂养,造成维生素 K_1 缺乏导致严重的颅内出血。

临床上患儿出现嗜睡食欲缺乏惊厥,首先考虑颅内病变。颅内病变的常见原因包括感染,出血,遗传代谢,颅内占位,缺氧窒息等。该患儿无发热,也无其他感染症状,辅助检查感染相关指标正常,可以排除感染导致的惊厥。该患儿生后 1 个月,生后无窒息抢救病史,排除缺氧缺血性脑病等诊断。根据患儿病史:生后未肌注维生素 K_1,纯母乳喂养,体征:前囟略饱满,原始反射减弱,实验室检查提示:贫血,凝血酶原时间(PT)和部分凝血活酶时间(KPTT)明显延长,头颅CT检查提示颅内出血。进一步确定该患儿由于维生素 K_1 缺乏引起凝血功能障碍,导致颅内出血。

通过对本案例的学习,同学们应掌握以下几个要点。

(1) 掌握小儿嗜睡食欲缺乏的鉴别诊断。

(2) 掌握新生儿惊厥的诊断和鉴别诊断思路,能根据患儿的临床表现、神经系统体格检查、实验室检查要点、疾病的诊断、与鉴别诊断、治疗措施绘制出机制图。

（3）掌握颅内出血的临床表现和诊断依据、并发症、治疗原则和预后。

（4）通过推演本案的经过，进一步熟悉维生素 K_1 缺乏导致凝血功能障碍的病理生理机制。

（5）学会临床中的医患沟通技巧，为今后的医疗工作服务。

（6）了解并严格实施国家制定的预防保健措施，全心全意保护患儿生命安全。

案例 5 小明发烧 1 周了

【设计学习问题】

第一部分

场景 1

（1）从首发症状来看，能够引起发热的疾病有哪些？

（2）发热的机制与分度是怎样的？

场景 2

（1）根据目前的辅助检查，你认为最可能的疾病是什么？

（2）小儿急性发热该如何处理？马上退热？该如何与家长沟通？

第二部分

场景 1

（1）为什么小明既服用布洛芬混悬液（美林）又静脉滴注克林霉素还不退热？

（2）你觉得还需要为小明做哪些进一步的辅助检查？

场景 2

（1）上述血常规检查有哪些指标不正常？有什么临床意义？

（2）胸部 X 线片和心电图结果说明了什么问题？

场景 3

（1）通过上述信息，你如何做初步诊断？依据是什么？

（2）该病还需与哪些疾病相鉴别？

场景 4

（1）为什么小明要用丙种球蛋白治疗？其作用机制是什么？有没有不良反应？

（2）出院后患儿该如何护理？

（3）该病预后如何？有无并发症？

【案例小结】

本教案是有关川崎病的案例。15 个月男孩，发热 7 天、皮疹 4 天、结膜充血伴口唇干裂 2 天。发热的原因有感染性和非感染性两大类，该患儿发热伴皮疹，首先要考虑小儿常见的出疹性疾病，其血常规显示白细胞和 CRP 升高，未见异常淋巴细胞，基本排除 EB 病毒感染。患儿发热、皮疹同时伴杨梅舌,要考虑猩红热可能,但患儿无猩红热接触史,抗 O 阴性(一),基本排除急性链球菌感染。患儿始终表现发热,伴白细胞和 CRP 增高,首先还是考虑细菌性感染,予抗生素积极抗感染治疗。但患儿抗感染治疗效果不理想,持续发热,皮疹未退,第五天出现结膜充血,口唇红且皲裂,此时需考虑非感染因素导致发热,如川崎病。

川崎病临床表现为不明原因发热,持续发热 5 天以上;起病早期可见手掌、足底硬肿,掌跖发红,恢复期可见指趾末端膜状脱皮;多形性红斑;两眼球结膜充血;口唇皲裂,杨梅舌,口腔及咽部黏膜弥漫性充血;颈淋巴结的非化脓性肿胀。根据患儿病史及症状体征诊断明确川崎病,治疗予大剂量丙种球蛋白,口服阿司匹林可控制急性炎症过程,减轻冠状动脉病变。急性期后出现指趾端脱皮,是典型的川崎病。

通过对本案例的学习,同学们应掌握以下几个要点。

(1)掌握发热原因及机制,小儿免疫系统发育特点,掌握发热性疾病的诊断和鉴别诊断思路。

(2)熟悉川崎病的发病机制、病理分期及病理改变。

(3)掌握川崎病的临床表现、辅助检查、诊断标准、治疗及预后,了解丙球的作用机制和不良反应。

(4)掌握川崎病的鉴别诊断思路。

(5)熟悉川崎病并发冠状动脉瘤的高危因素,了解川崎病并发冠状动脉病变严重程度分级。

(6)在学习过程中熟悉小儿病史询问技巧及特点,讨论在临床如何开展与患儿家属的有效医患沟通,如何对川崎病患儿家庭进行健康宣教。

案例 6 "隐而未现"的皮疹

【设计学习问题】

第一部分

场景 1

(1)小儿急性腹痛的常见病因有哪些?

(2)还需要为病人做哪些进一步的辅助检查及这些检查有何意义?

场景 2

(1)根据目前的辅助检查,你认为最可能的疾病是什么?

(2)雷雷腹痛无法缓解该如何处理?该如何与家长沟通?

第二部分

场景 1

(1)雷雷黑便的原因如何分析?

（2）出现消化道出血该如何处理？

场景 2

（1）过敏性紫癜的分型、临床表现及辅助检查是什么？

（2）如何诊断过敏性紫癜？

场景 3

（1）如何治疗过敏性紫癜？

（2）为什么用激素治疗？它有何不良反应？

场景 4

（1）过敏性紫癜的常见并发症有哪些？

（2）出院后随访需要注意哪些？

【案例小结】

本案例是描述 5 岁大的男孩，因腹痛 5 天就诊。患儿就诊时虽腹痛症状剧烈，但无呕吐黄绿色或粪汁样液体，无发热，且腹部体征阴性（一），超声排除阑尾炎、肠套等，无创伤及既往手术史，故暂不考虑急腹症。

患儿病程中出现黑便，考虑消化道出血，先后用抗生素、奥美拉唑、解痉药治疗病情无好转。消化道出血分为上消化道出血和下消化道出血。患儿表现为黑便，非暗红色或鲜红色血便，首先考虑上消化道出血可能性大，故行胃镜检查以协助诊断。

根据患儿病史：5 岁，剧烈腹痛伴黑便。起病 2 周前曾得过"急性扁桃体炎"。体征：咽部略充血，双侧扁桃体 2 度肿大，腹平软，无明显压痛、反跳痛，无肌卫，双下肢红色皮疹，略高出皮面，压之不退色，可及足跖关节肿胀。实验室检查示：ESR 升高，大便隐血（十～十十），胃镜检查及活检病理符合过敏性紫癜改变。故诊断为过敏性紫癜。予以抗组胺药物、糖皮质激素、钙剂等治疗后好转。

通过对本案例的学习，同学们应掌握以下几个要点。

（1）掌握小儿急性腹痛与消化道出血的鉴别诊断思路。

（2）掌握腹型过敏性紫癜的诊断标准、临床表现、治疗原则。

（3）熟悉过敏性紫癜的病因、发病机制、病理生理机制。

（4）了解过敏性紫癜的并发症、预后和随访注意事项。

（5）掌握临床中的医患沟通技巧，激发学生独立探索的自学能力，为今后的医疗工作服务。

（6）强化医学伦理的意识，全心全意保护广大儿童生命安全。

案例7　辣 妈 日 记

【设计学习问题】

第一部分

场景1

(1) 机体体温是如何调节的?

(2) 小儿发热的常见病因有哪些?

场景2

(1) 呕吐与腹泻发生时消化系统的局部有哪些变化发生?

(2) 小儿为什么容易发生呕吐与腹泻?

第二部分

场景1

(1) 化验检查结果哪些异常结果与腹泻或呕吐有关? 哪些与感染有关?

(2) 小儿常见不同病原体引起肠炎的临床特点是什么?

场景2

(1) 小儿水、电解质及酸碱平衡特点。

(2) 如何判断脱水程度、性质及酸碱平衡紊乱?

(3) 小儿液体疗法原则是什么?

场景3

(1) 如何与患儿和家属进行医患沟通?

(2) 如何护理消化道感染、腹泻病患儿?

【案例小结】

本教案是关于轮状病毒感染导致的小儿消化道病毒感染、腹泻病,以患儿母亲日记形式撰写。小儿腹泻可由非感染和感染性原因引起。该患儿有饮食不洁史,发病前喂食过多(虾、肉、果汁、蛋糕),有受凉史,饮食因素和气候因素导致肠蠕动增加而腹泻。患儿病初有发热,非感染因素致腹泻不会引起发热,因此感染性原因也要考虑。

感染因素分为肠道内感染和肠道外感染。肠道内感染可由病毒、细菌、真菌及寄生虫引起,以前两者多见,尤其是病毒。患儿血常规白细胞和CRP都不高,考虑病毒感染引起发热和腹泻,粪便检查结果显示轮状病毒阳性(十),诊断轮状病毒感染性腹泻。患儿呕吐、腹泻后眼眶明显凹陷,皮肤干,腹胀,尿量明显减少,体重减轻,提示重度脱水,结合血气分析结果,诊断轮状病毒感染引起发热、腹泻、重度脱水,伴有代谢性酸中毒和低钠血症。

通过对本案例的学习,同学们应掌握以下几个要点。

(1) 掌握正常体温调节、发热的病因及其机制。

（2）熟悉小儿腹泻病的易感因素、病原学特点,熟悉消化道的免疫防御机制,了解消化系统解剖组织结构特点和生理功能、小儿与成人的差异。

（3）掌握小儿腹泻病的病因、流行病学特征与传播途径。

（4）掌握小儿腹泻病的临床特点、辅助检查、诊断和鉴别诊断思路。

（5）掌握小儿水、电解质及酸碱平衡特点,掌握液体疗法原则。

（6）学习病史询问技巧,提高医学人文素养和医患沟通技巧,开展对腹泻病患儿家长的健康宣教。

案例8 夜半鸡鸣

【设计学习问题】

第一部分

场景1

（1）婴幼儿喘息常见于哪些疾病?

（2）喘息与支气管的结构之间有何联系?

场景2

（1）如何区分吸气性呼吸困难还是呼气性呼吸困难?

（2）如果你是急诊医生,还需要询问什么病史?

第二部分

场景1

（1）呼吸道合胞病毒的特点是什么?

（2）如何诊断毛细支气管炎?

（3）毛细支气管炎应与哪些疾病相鉴别?

场景2

如何治疗毛细支气管炎?

场景3

（1）如何预防毛细支气管炎的再发?

（2）毛细支气管炎和哮喘有相关性吗?

【案例小结】

本病案描述的是一4个月的男婴,因咳嗽,喘息,发热来医院就诊。发病前有明显的诱因。平素体质差,易呼吸道感染,但无喘息病史,是早产儿宝宝。

对于首次喘息的小婴儿,需要考虑以下一些疾病,如急性毛细支气管炎,腺病毒肺炎,支气管哮喘首次发作,气管异物,先天性呼吸系统畸形等。腺病毒肺炎是病毒性肺炎中最严重的一种类型,起病急骤,高热,全身症状重,呼吸困难、发绀明显,可出现神经系统症状:嗜睡、烦躁不安。此患儿无全身中毒症状,无神经系统症状,暂不考虑此诊断。支气管哮喘以反复发作的喘息、咳嗽、气促、胸闷为主要临床表现,常在夜间和(或)凌晨发作或加剧。湿疹、变应性鼻炎等其他过敏性疾病病史,或哮喘等过敏性疾病家族史,增加哮喘诊断的可能性。此患儿首次出现喘息,无其他过敏病史,也不考虑"支气管哮喘(急性发作期)"诊断。患儿是一4个月宝宝,无异物吸入病史,"气管异物"引起的喘息可能性不大。至于先天畸形引起的喘息,发病率低,我们可以通过胸部 CT+气道重建以帮助鉴别。根据患儿病史:4个月男婴,冬季发病,首次喘息,发病前有接触感染的诱因。入院后查体显示患儿有发热,烦躁不安,面色苍白,有鼻扇、三凹征、口唇微绀,气促,双肺呼吸音粗,闻及哮鸣音以呼气相为主。胸部 X 线片特点:双肺呈毛玻璃样改变,可见局限性气肿;痰呼吸道病原菌检测:呼吸道合胞病毒阳性(+)。可以明确诊断为"毛细支气管炎",由呼吸道合胞病毒感染引起的。

经过肾上腺皮质激素、支气管扩张剂平喘、止咳,抗病毒以及一些对症治疗,症状缓解,病情明显好转。可是,接触了密集的人群后患儿喘息又出现,病情反复,这就涉及毛细支气管炎如何预防再发。

通过对本案例的学习,同学们应掌握以下几个要点。

(1) 掌握毛细支气管炎的定义。

(2) 掌握毛细支气管炎的诊断依据,鉴别诊断和治疗原则。

(3) 熟悉毛细支气管炎的病原菌、发生机制及其病理改变。

(4) 通过学习本案例,了解婴儿喘息的鉴别诊断思路。

(5) 了解毛细支气管炎的预防。

案例 9　天使的救助

【设计学习问题】

第一部分

场景 1

(1) 小儿常见呼吸系统感染性疾病有哪些? 如何鉴别?

(2) 小儿为什么容易发生呼吸道感染?

场景 2

(1) 根据现有的病史和实验室检查,楠楠最可能得什么病? 其诊断依据是什么?

(2) 楠楠为什么选择阿奇霉素+头孢美唑治疗?

第二部分

场景 1

(1) 小儿呼吸困难的常见病因及发病机制是什么?

(2) 住院后,你觉得需要为患儿做哪些进一步的辅助检查? 这些检查有何临床意义?

场景 2

(1) SaO_2、血气分析的正常值是多少？如何判断呼吸衰竭？

(2) 楠楠目前诊断是什么？其诊断依据是什么？

(3) 如何与其他不同病原体所致肺炎相鉴别？

场景 3

(1) 小儿重症肺炎的表现有哪些？

(2) 肺炎应用激素的指征是什么？

场景 4

(1) 何为难治性肺炎支原体肺炎？其发病机制是什么？

(2) 难治性肺炎支原体肺炎该如何治疗？

【案例小结】

本案例描述 6 岁女孩，因发热，咳嗽就诊的经过。首先外院诊断"呼吸道感染"，给了阿奇霉素抗感染及退热、止咳药等处理，无效，病情逐步加剧，发热不退，咳嗽加剧，阵发性连声咳，伴咳嗽呕吐。当时查体：呼吸平稳，双肺呼吸音粗，未闻及干、湿啰音。结合胸部 X 线报告：双肺纹理增多，右下肺见少量斑片状渗出，可以初步诊断"肺炎"。静脉滴注阿奇霉素等治疗 3 天，病情没有一点改善，体温最高达 40.2 ℃（口表），刺激性的连声干咳，咳剧时脸涨得通红伴有气急，孩子精神萎靡，食欲差。这时得评估病情的严重度，是否存在"重症肺炎"的可能。入院后测 $SaO_2 < 85\%$，血气分析提示低氧血症，说明此患儿存在Ⅰ型呼吸衰竭；同时发现患儿存在胸腔积液（胸部 X 线、胸部 CT 及胸腔积液 B 超都证实），故"重症肺炎"诊断成立。

引起此患儿重症肺炎的病原体到底是什么呢？常见的病原体有细菌、病毒、肺炎支原体、肺炎衣原体等。外周血正常，不支持细菌性肺炎；学龄儿童，临床无喘息，气促等症状，不符合病毒性肺炎的诊断依据。根据患儿病史：学龄儿童，咳嗽为突出的症状，初为干咳，后转为顽固性剧咳，而肺部体征不明显，体征与剧咳及发热等临床表现不一致，实验室检查显示血肺炎支原体 IgM 抗体 1：320，符合"肺炎支原体肺炎"诊断。

小儿肺炎支原体肺炎治疗首选抗生素是大环内酯类药物，但此患儿门诊口服 2 天阿奇霉素，静脉补液 3 天阿奇霉素，病情无好转。这是什么原因呢？由此引出了"难治性肺炎支原体肺炎"的概念。

通过对本案例的学习，同学们应掌握以下几个要点。

(1) 掌握肺炎支原体肺炎的临床特点和影像学特点。

(2) 掌握肺炎支原体肺炎的诊断依据和治疗方案（特别是抗菌药物的选择）。

(3) 掌握重症肺炎的临床特点。

(4) 掌握糖皮质激素的使用指征。

(5) 熟悉小儿呼吸系统的解剖生理特点。

（6）熟悉不同病原体所致肺炎的特点及鉴别诊断（病毒性肺炎、细菌性肺炎及肺炎支原体肺炎）。

（7）了解难治性肺炎支原体肺炎的定义、发病机制及治疗原则。

案例 10　孩子怎么又喘了

【设计学习问题】

第一部分

场景 1

（1）如何鉴别儿童喘息性疾病？

（2）洋洋的喘息与春游有关系吗？

场景 2

（1）根据现有的病史资料，洋洋得了什么疾病？其诊断依据是什么

（2）需哪些检查明确诊断？

第二部分

场景 1

（1）支气管哮喘的诊断标准是什么？

（2）支气管哮喘的分期和急性期严重程度分级是怎样的？

场景 2

（1）支气管哮喘的治疗原则是什么？

（2）支气管哮喘急性发作期该如何治疗？

场景 3

（1）如何预防哮喘的急性发作？

（2）如何进行哮喘患儿的管理及其家长的教育？

【案例小结】

本案例描述一名 6 岁男孩在春游后出现咳喘急性发作，体格检查显示气促、三凹征阳性，呼气相延长，双肺闻及散在哮鸣音。追问患儿以往病史：婴儿期有奶癣，6 个月时还患过"毛细支气管炎"，雾化吸入治疗后痊愈，以后每次感冒后都有喘息，雾化治疗有效。每到春季，常打喷嚏、揉鼻子、揉眼睛（考虑有季节性鼻炎）。孩子父亲有过敏性鼻炎病史。根据以上这些依据，可以明确诊断"支气管哮喘"，目前处于急性发作期。此病需与肺结核，气管异物，先天性呼吸系统畸形和先天性心血管疾病相鉴别。患儿无结核中毒症状，不考察肺结核的诊断。无异物吸入病史，无明显呛咳病史，也不考虑异物吸入可能。至于先天畸形，可以通过进一步的检查如胸部 CT＋气道三维重建，超声心动图以排除。

对于哮喘急性期的治疗目的是快速缓解症状，解痉平喘。患儿经抗炎、扩张支气管、

抗过敏等综合治疗后,症状缓解。儿童哮喘是一种慢性呼吸道疾病,需要长期治疗才能防止复发,所以掌握维持期的治疗药物很有必要;其次,患者教育和管理也是很重要的一个方面:如何与患儿家属沟通,建立长期良好的医生形象与和谐的医患关系。

通过对本案例的学习,同学们应掌握以下几个要点。

(1)掌握支气管哮喘的诊断标准。

(2)掌握支气管哮喘的病情评估。

(3)掌握支气管哮喘的治疗(包括治疗原则,急性期和维持期的治疗药物)。

(4)熟悉儿童喘息性疾病的诊断思路。

(5)了解哮喘患儿的管理及其家长的教育。

案例 11　治不好的肺炎

【设计学习问题】

第一部分

场景 1

(1)如何诊断小儿肺炎?

(2)你认为此患儿肺炎治不好的原因是什么?

(3)为明确病因,需要进一步的检查有哪些?

场景 2

(1)小儿为什么容易反复呼吸道感染?

(2)反复呼吸道感染、慢性咳嗽的定义是什么?

(3)反复呼吸道感染、慢性咳嗽的常见病因是什么?

第二部分

场景 1

(1)如果你是刘医生,面对家长的疑虑与不配合,你将如何进行沟通?

(2)纤维支气管镜检查的适应证和禁忌证有哪些?

场景 2

(1)根据现有的病史资料,小董得了什么疾病? 其依据是什么?

(2)你认为小董的下一步治疗该怎么办?

场景 3

(1)你认为该患儿在既往的诊治过程中,医生方面存在欠缺吗? 应该如何避免?

(2)支气管异物如何预防?

【案例小结】

本案例主要描述的是支气管异物合并肺炎的诊治经过。

　　患儿因"咳嗽 1 月、加重 1 周,发热 3 天"入院,近一年有 3 次肺炎病史,入院初步诊断为肺炎、反复下呼吸道感染,予以抗感染治疗。儿童反复下呼吸道感染病因繁多,包括原发性免疫缺陷病、先天性肺发育异常、气管内阻塞(支气管异物、结核性肉芽肿、肿瘤)或管外压迫(淋巴结结核、肿瘤、血管畸形)、反复吸入(吞咽功能障碍、胃食管反流)等,明确导致反复呼吸道感染的基础病变对进一步制定有效的治疗方案非常重要。因此,入院后的辅助检查主要围绕反复呼吸道感染的病因鉴别展开。患儿曾于外院行支气管镜探查未发现异物,家属亦否认异物吸入史,但根据其病史(反复固定部位的肺部感染)、体格检查(右下肺呼吸音减低)以及气管三维重建结果(右肺下叶支气管异物肉芽肿可能),且缺乏其他相关基础疾病证据的情况下,仍需重点考虑支气管异物导致反复肺部感染可能。在与家属就患儿病情进行充分沟通后,再次行支气管镜检查发现异物(牙齿),并顺利取出。该病例最终确诊为支气管异物、肺炎。

　　在本案例中,做出"肺炎"的诊断并不难,但更重要的是找到隐藏在"反复肺炎"后的基础病变,从而根据病因精准施治。另外,该案例病程迁延、治疗过程复杂。面对家长对既往诊疗过程的质疑、对目前检查和诊断的不解、对治疗方法的担忧,主治医生良好的人文关怀理念和医患沟通的技巧为后续诊疗工作的顺利开展发挥了重要作用。

　　通过对本案例的学习,同学们应掌握以下几个要点。

　　(1) 儿童呼吸系统的发育解剖特点。

　　(2) 反复呼吸道感染的诊断思路。

　　(3) 儿童支气管异物的临床表现、诊断及防治。

　　(4) 儿童社区获得性肺炎的病原学和临床特征。

　　(5) 建立人文主义关怀理念、掌握医患沟通技巧在医疗工作中的重要性。

案例 12　幸运的丹丹

【设计学习问题】

第一部分

场景 1

(1) 为何丹丹身材矮小,经常生病?

(2) 为何说丹丹有先天性心脏病?

(3) 丹丹需要做哪些检查来明确诊断?

场景 2

(1) 通过检查,你认为丹丹最可能的疾病是什么?

(2) 先天性心脏病的鉴别诊断思路是什么?

(3) 根据心脏胚胎发育特点,如何解释先天性心脏畸形的发生?

第二部分

场景 1

(1) 先天性心脏病的分类?

(2) 心脏胚胎发育特点。

(3) 房间隔缺损、室间隔缺损、动脉导管未闭、法洛四联症的血流动力学特点是什么?

(4) 房间隔缺损、室间隔缺损、动脉导管未闭、肺动脉瓣狭窄、法洛四联症的临床表现是什么?

场景 2

(1) 为什么丹丹会得肺炎?

(2) 先心合并肺炎的治疗原则与措施?

场景 3

(1) 先心病治疗原则与方法有哪些?

(2) 先天性心脏病的预后、并发症是什么?

【案例小结】

本教案是有关先天性心脏病的案例。3 岁女孩丹丹从小体格生长迟缓,经常感冒,本次因为咳嗽加重到医院就诊,听诊二肺闻及细湿啰音,胸部 X 线片双肺可见斑片状密度增高影,肺炎诊断明确。听诊胸骨左缘第 2～3 肋间闻及 Ⅲ 级收缩期喷射性杂音,排除功能性杂音,心脏闻及器质性杂音,考虑先天性心脏病。

先天性心脏病类型可分为左向右分流型,右向左分流型和无分流型。发绀型先心病血流动力学改变为右向左分流,患儿病史中无发绀,无缺氧发作和蹲踞,体格检查口唇、指趾端无发绀,排除右向左分流型先心病。左向右分流型先心病肺循环血量增多,易反复呼吸道感染。体循环血流量减少,影响生长发育,体格较瘦小,乏力多汗,活动后气促,心前区或胸骨左缘可闻及粗糙的收缩期杂音。该患儿胸部 X 线片肺充血,进一步检查做心电图和心脏彩超。心电图结果双侧心房和心室均肥大,心脏彩超显示房间隔缺损 13 mm,室间隔缺损 18 mm,以左向右分流为主,诊断明确先天性心脏病(ASD、VSD)。

通过对本案例的学习,同学们应掌握以下几个要点。

(1) 掌握心脏胚胎发育特点,掌握胎儿血液循环特点及出生后血流动力学的变化。

(2) 掌握先天性心脏病的病理生理和解剖特点。

(3) 掌握小儿先天性心脏病的临床表现、辅助检查、治疗原则和预后。

(4) 掌握小儿先天性心脏病的诊断和鉴别诊断思路。

(5) 熟悉先天性心脏畸形发生与遗传和环境因素的相互关系。

(6) 引发对先心病患儿及其家庭的医学伦理思考。

案例 13　变紫的小孩

【设计学习问题】

第一部分

场景 1

(1) 发绀的临床分类有哪些?

(2) 欢欢发绀的原因可能有哪些? 如何加以鉴别。

场景 2

(1) 正常心脏胚胎期发育是什么?

(2) 先心病的分类是什么?

(3) 先心病的病因是什么? 病史询问中应注意哪些问题?

(4) 欢欢如想确诊还需做什么检查?

第二部分

场景 1

(1) 欢欢的胸部 X 线片和心电图有什么特点,正常吗?

(2) 根据现有的检查结果,能否初步分析一下可能的血流动力学改变?

(3) 欢欢最有可能患哪种先心病呢?

场景 2

(1) 法洛四联症的胚胎发育及分型是什么?

(2) 需要和哪些疾病相鉴别? 鉴别要点是什么?

(3) 法洛四联症的血流动力学改变及临床症状和体征是什么?

(4) 法洛四联症缺氧发作的处理原则是什么?

场景 3

(1) 法洛四联症是如何产生的,具体包括哪几种心脏畸形?

(2) 胸部 X 线片和心电图检查与疾病相符合吗?(注意讨论血流动力学改变在胸部 X 线片和心电图上的表现),能和心脏超声结果匹配吗?

(3) 法洛四联症的常见并发症有哪些?

(4) 法洛四联症的手术时机?

(5) 法洛四联症的手术方式选择?

【案例小结】

本案例是描述一个 3 岁的幼儿,出生时无明显异常,生后逐渐出现进行性加重的发绀,生长发育落后,蹲踞现象以及缺氧发作,通过病史、临床表现、心电图、胸部 X 线片、超声心动图及心脏 CT 检查明确诊断为法洛四联症。

发绀可分为中央型、周围型及混合型,该患儿发绀特点为全身性,累及躯干和黏膜皮肤,四肢指端发绀,考虑为中央型发绀,多由心、肺引起,结合患儿存在明显心脏杂音,首先考虑发绀原因为先天性心脏病。

先心病分为左向右分流型(潜在发绀型)、右向左分流型(发绀型)及无分流型。该患儿存在明显中央型发绀,首先考虑右向左分流型先心病,儿童最常见的有法洛四联症和大动脉转位等。该患儿的发绀呈进行性加重,法洛四联症患儿出生时发绀多不明显,生后3～6月逐渐明显并随着年龄增长及肺动脉狭窄加重而加重,符合该患儿的发绀特点。该患儿心电图提示右房、右室增大,右心室肥厚,胸部 X 线片提示心影右缘饱满、心尖上翘、圆钝同样提示右心室增大肥厚;肺动脉段内凹、肺血管影稀少提示肺动脉狭窄;超声心动图检查以及心脏大血管 CT 可明确诊断,该患儿患有的先心病为法洛四联症,即肺动脉狭窄、室间隔缺损、主动脉骑跨和右心室肥厚。

通过对本案例的学习,同学们应掌握以下几个要点。

(1) 掌握小儿发绀的诊断与鉴别诊断思路。

(2) 掌握法洛四联症的临床表现,熟悉心电图、胸部 X 线片、超声心动图及心脏 CT 等辅助检查的解读。

(3) 掌握法洛四联症缺氧发作的紧急处理。

(4) 熟悉法洛四联症的手术时机和手术方式。

(5) 熟悉常见先天性心脏病的治疗时机与治疗方案。

(6) 学会临床中的医患沟通技巧,为今后的医疗工作服务。

案例 14　你是"火娃"吗

【设计学习问题】

第一部分

场景 1

(1) 婴幼儿发热的常见病因有哪些?

(2) 小儿发热诊断的思路是什么?

场景 2

(1) 什么是儿童泌尿系感染(尿路感染)?

(2) 儿童尿路感染的临床表现和鉴别诊断是什么?

(3) 婴幼儿发热性尿路感染、反复尿路感染需要关注的实验室检查有哪些?

第二部分

场景 1

(1) 儿童尿路感染的流行病学和发病机制是什么?

（2）儿童尿路感染的临床表现和诊断依据是什么？

场景 2

（1）儿童尿路感染与膀胱输尿管反流（VUR）的关系是什么？

（2）膀胱输尿管反流的分级是什么？

（3）儿童尿路感染的治疗和管理是什么？

（4）膀胱输尿管反流的治疗和预后。

【案例小结】

本病案以 8 个月的男婴反复发热为主线展开的。患儿除了发热,血象显示细菌感染外,无其他明显的伴随症状。一般婴幼儿发热,以呼吸道和消化道感染多见,尿路感染容易被忽视。婴幼儿尿路感染以全身症状（发热,食欲缺乏、呕吐等）多见,由于不会表达,平时戴着尿布,因此尿频、尿急、尿痛不容易发现。该患儿解尿时哭吵,解尿不畅,应考虑尿痛、尿急可能,通过尿常规的检查得以明确诊断。婴幼儿不明原因的发热,需警惕尿路感染的可能,应及时行尿常规、尿培养等相关检查。

追溯该患儿近两月反复感染性发热,感染部位不明确,之前也没做过尿检,故考虑发热的原因可能是反复尿路感染所致。结合患儿为 2 岁以内的男孩,反复尿路感染,需考虑合并泌尿道畸形的可能,故予以泌尿道 B 超、DMSA、肾有效血浆流量测定以明确是否合并泌尿道结构畸形、肾脏瘢痕、分肾功能的情况。根据患儿的检查结果,显示有双肾的中度积水,左肾功能轻度下降,双肾不同程度的肾脏瘢痕,明确该患儿近两月的反复发热是由于反复的尿路感染（肾盂肾炎）所致。中度的肾盂积水是引起反复尿路感染的原因。进一步追寻引起肾盂积水的原因,膀胱输尿管反流发病率较高。因此我们在患儿尿感控制后做了膀胱逆行造影（VCUG）来明确是否有膀胱输尿管反流以及反流的严重程度。最后找到罪魁祸首:患儿有双侧的原发性膀胱输尿管反流。

通过本案例学习,同学们应掌握以下几个要点。

（1）婴幼儿发热鉴别诊断的思路。

（2）儿童尿路感染的临床表现、主要的实验室检查解读以及诊断标准。

（3）对于 2 岁以内的婴幼儿（尤其是男孩）、反复尿路感染的患儿需关注合并泌尿道结构畸形的可能,应做相应的实验室检查以明确,从而有助于采取及时有效的治疗和预防措施来保护肾功能。

（4）儿童尿路感染与膀胱输尿管反流（VUR）的关系密切,VUR 的严重程度通过膀胱逆行造影（VCUG）检查来明确。不同程度的 VUR、不同年龄的患儿治疗方案各有不同。

（5）还应学会临床中的医患沟通技巧,为今后的医疗工作服务。

案例 15　为何我的小便像"可乐"

【设计学习问题】

第一部分

场景 1

(1) 文文出现了什么状况?

(2) 文文的小便为何像"可乐"?

(3) 血尿的定义,可能的病因有那些?

场景 2

(1) 如何鉴别肾小球肾炎和肾病综合征?

(2) 需要再做哪些检查以进一步明确诊断?

第二部分

场景 1

(1) 急性链球菌感染后肾炎的发病机制、临床表现有哪些?

(2) 急性链球菌感染后肾炎的病理变化是什么?

(3) 急性链球菌感染后肾炎的临床表现、主要并发症有哪些?

(4) 急性链球菌感染后肾炎的特征性实验室检查有哪些?

场景 2

(1) 急性链球菌感染后肾炎的治疗原则是什么?

(2) 急性链球菌感染后肾炎并发症的治疗原则是什么?

(3) 急性链球菌感染后肾炎与其他肾炎的鉴别诊断是什么?

【案例小结】

本案例包含两部分的内容,儿童血尿的鉴别诊断和急性链球菌感染后肾小球肾炎的诊断和治疗。两者儿科门诊都还是比较常见。

该患儿因尿色改变来院就诊,考虑肉眼血尿的可能。通过尿检证实患儿有血尿伴蛋白尿,结合病史发现,患儿 3 周前有化脓性扁桃腺炎,无合并其他疾病史,体征显示有水肿,血压升高,心率偏快等表现,考虑感染后肾小球肾炎可能大。结合患儿无大量蛋白尿、低蛋白血症和高脂血症,有 ESR 增快,补体降低,抗 O 升高,排除肾病综合征,考虑为链球菌感染后肾小球肾炎。患儿尿量减少,血压升高,心率偏快,血尿素氮升高,显示其目前处于该疾病的发作期,因此要绝对卧床休息、忌盐饮食,并且给予降压利尿治疗,顺利度过急性期,防止严重并发症的发生。待尿量恢复正常水平,血压正常,尿素氮恢复正常,提示患儿进入恢复期,这是应低盐饮食、保证营养供应,适当活动,但应该避免剧烈运动。等到 ESR 正常后可以上课。

通过本案例学习,同学们应掌握以下几个要点。

(1) 儿童血尿的常见临床表现和诊断标准。

(2) 儿童血尿的临床鉴别诊断的思路。

(3) 肾小球肾炎和肾病综合征如何鉴别?并进一步了解链球菌感染后肾小球肾炎的病理生理机制。

(4) 链球菌感染后肾小球肾炎的患儿急性期和恢复期的治疗原则、学习和生活中的管理要点。

(5) 掌握临床中的医患沟通技巧,为今后的医疗工作服务。

案例 16　性命攸关的蛋白尿

【设计学习问题】

第一部分

场景 1

(1) 蔡蔡出现了什么症状?

(2) 引起水肿的原因有哪些?

场景 2

(1) 小儿泌尿系统的解剖、生理特点有哪些?

(2) 小儿肾脏疾病的检查方法有哪些?

第二部分

场景 1

(1) 肾病水肿的发病机制是什么?

(2) 肾病综合征的诊断与鉴别诊断是什么?

场景 2

(1) 肾病综合征的治疗、激素的疗程以及激素的不良反应是什么?

(2) 急性肾功能不全的诊断及病因分析是什么?

(3) 肾病并发急性肾功能不全的鉴别诊断。

场景 3

(1) 儿童肾病综合征的常见病理类型有哪些?

(2) CRRT 治疗的指征和反指征?

(3) 肾穿刺治疗的指征和反指征是什么?

【案例小结】

本案例主要包括了两部分内容:以水肿首发的肾病综合征和突发的急性肾功能不全。突发的急性肾功能不全是肾病综合征合并的严重并发症。

第一部分：学龄儿童男孩以水肿为首发症状，引入水肿的鉴别诊断，通过选择合理的肾脏疾病检查方法，结合诊断标准确诊为肾病综合征，后续治疗环节中强调糖皮质激素的治疗方案以及激素的不良反应。

第二部分：突发急性肾功能不全：急性肾功能不全是肾病综合征合并的严重并发症，有较高的死亡率，因此临床应加以重视。本病例因腹泻引发急性肾功能不全，通过选择相应的肾脏疾病检查方法或治疗方法对急性肾功能不全的发病因素（肾前性、肾性和肾后性因素）加以鉴别，该病案重点考虑的是肾性因素（肾小管堵塞、肾间质水肿、新月体形成等）引起的肾功能不全，常规治疗后急性肾功能不全的指标持续恶化，有明确的肾穿刺活检术指征，但小存在高血压、腹水等肾穿刺的肾穿刺反指征，此时应用肾替代治疗稳定内环境延续治疗，控制肾穿刺反指征后尽快完成肾脏病理检查，通过解读肾脏病理报告明确病因，并调整治疗方案；最终患儿肾病缓解、肾功能恢复。

通过对本案的学习，同学们应掌握以下几个要点。

（1）掌握水肿的鉴别诊断。

（2）掌握肾病综合征的发病机制、诊断标准、治疗原则。

（3）掌握肾病综合征糖皮质激素的治疗方案以及激素的不良反应。

（4）掌握急性肾功能不全的临床诊断思路（肾前性、肾性和肾后性因素）。

（5）掌握CRRT治疗的指征和反指征，肾穿刺的指针和反指征。

案例 17　都是"贪吃"惹的祸

【设计学习问题】

第一部分

场景 1

（1）腹痛的原因有哪些？

（2）腹痛的鉴别诊断。

（3）小儿急腹症需要检查哪些项目？

场景 2

（1）留院观察的目的是什么？

（2）便血的鉴别诊断。

（3）小明得了什么病需要住院治疗？

第二部分

场景 1

（1）过敏性紫癜激素治疗的指针是什么？

（2）激素的不良反应有哪些？

场景 2

（1）紫癜性肾炎的临床表现、诊断标准是什么？

（2）肾脏受累的高危因素有哪些？

（3）吴医生还需要为小明做什么检查？这些检查有何意义？

（4）肾活检的指针和反指针是什么？

场景 3

（1）肾脏病理的分级是什么？

（2）过敏性紫癜肾脏受累的机制是什么？

（3）甲泼尼龙联合环磷酰胺冲击治疗的依据是什么？

（4）甲泼尼龙联合环磷酰胺冲击治疗的不良反应有哪些？

（5）紫癜性肾炎的预后。

【案例小结】

本病例主要包括了两部分内容：腹型过敏性紫癜和紫癜性肾炎。两者间存在一定的相关性，紫癜性肾炎是腹型过敏性紫癜最常见的并发症。

第一部分：本案例描述一个以腹痛为首发表现的腹型过敏性紫癜患儿，以腹痛为首发表现时应注意腹痛的鉴别诊断以及常规治疗措施，腹痛、便血以及紫癜皮疹同时出现时可作出鉴别诊断。通过本病案学习，同学们应认识到一部分过敏性紫癜是以腹痛为首发表现的。

第二部分：描述了腹型过敏紫癜合并紫癜性肾炎，紫癜性肾炎是儿童最常见的继发性肾脏疾病，严重危害儿童的肾脏健康。对于过敏性紫癜患儿在发病后 6 个月内出现血尿和（或）蛋白尿者要首先考虑紫癜性肾炎可能。通过本病案的学习，同学们应学会判断和掌握紫癜性肾炎的症状和体征：血尿（肉眼血尿或镜下血尿）、泡沫尿、水肿（眼睑水肿最常见）、高血压、少尿、肾功能不全等。过敏性紫癜累及肾脏的常见临床表现、实验室指标改变、治疗方案确定以及远期预后等内容。

通过对本案例的学习，同学们应该掌握以下几个要点。

（1）掌握腹型过敏性紫癜的临床诊断思路和处理要点。

（2）掌握紫癜性肾炎的临床分型和病理分级。

（3）熟悉紫癜性肾炎的治疗原则及环磷酰胺冲击治疗的不良反应防范和处理。

（4）通过推演本案的经过，进一步加深理解过敏性紫癜引起紫癜性肾炎的病理生理机制。

案例 18　奔跑吧,少年

【设计学习问题】

第一部分

场景 1

(1) 为何飞飞会出血不止? 需要考虑哪些情况?

(2) 如何解读凝血功能报告中的主要异常结果?

(3) 这些异常结果提示哪个凝血环节出现了异常情况?

场景 2

(1) 血友病的遗传方式是怎样的?

(2) 案例中的哪些家庭成员最有必要进行基因检测? 如果飞飞的父母想要二胎前来遗传咨询,有哪些特殊的考虑?

(3) 该疾病主要的出血形式和部位是怎样的? 主要的致残原因和相关病理生理机制是什么?

第二部分

场景 1

(1) 对于血友病出现明显的出血症状时,如飞飞小时候的那次口腔出血,应该采取怎样的治疗?

(2) 在血友病患者出现肌肉关节出血的症状后,除了凝血因子的输注,采取的一般治疗措施有哪些?

(3) 妈妈每周三次给飞飞输注Ⅷ因子,属于哪种治疗方式? 其主要目的是什么? 输注的量是怎样计算的?

场景 2

(1) 血友病患者能否接受必要的手术? 在手术前的凝血因子治疗方案是什么?

(2) 假设飞飞在输注凝血因子一段时间后出现了效果不佳的问题,最有可能的原因是什么? 临床上应该如何评估和处理?

(3) 林教授在谈到的新型凝血因子制剂,为什么可以起到减少输注频率的作用?

场景 3

(1) 如果你是研究者,需要验证一种新型长效Ⅷ因子制剂的效果,你将如何设计研究方案? 主要观察的临床指标有哪些?

(2) 你觉得进口的Ⅷ因子制剂是否应该纳入医保范围? 可以从卫生经济学、社会效益等角度来讨论这个问题。

(3) 对于血友病,终生都要依赖Ⅷ、Ⅸ因子,而现在已经有很多血液系统疾病可以通过干细胞移植或者基因疗法彻底治愈,血友病甲可以吗? 可以谈谈通过文献查阅后对这方面掌握的知识进展。

【案例小结】

本案例以一个甲型血友病患儿的经历为主线,串起了凝血功能疾病病因、发病机制、病理生理、临床表现、诊断、鉴别诊断以及综合治疗的知识点,并包含了医学人文关怀的内容。

第一部分:讲述了一个 7 岁的男孩,在 1 岁左右时即因为严重口腔出血起病,提示是一种出凝血障碍,出凝血障碍主要可能由于血管异常、血小板减少、一种或多种凝血因子减少引起;本案例初步实验室检查提示血小板计数正常,而凝血功能方面——APTT 显著延长而 PT 基本正常,此时需要考虑体内某种单一凝血因子缺乏导致的凝血障碍,APTT 延长提示内源性凝血因子——主要局限于 Ⅷ、Ⅸ、Ⅺ、Ⅻ 因子中,进一步检测 Ⅷ 因子活性显著降低,初步考虑为甲型血友病。血友病可能由于家族遗传,或新发基因突变引起,由于没有家族史,经过基因检查确诊为基因突变导致。

第二部分:讲述血友病的治疗,在急性出血时可以通过 Ⅷ 因子或新鲜冰冻血浆的输注,减轻出血症状;但血友病是一种长期、慢性的疾病,在当今时代,血友病的治疗目标不再停留于原本维持生命的基本要求,而是希望患者能够尽可能和正常人一样生活,回归社会,而且现在的医疗手段已经越来越接近这个目标,那归功于预防性治疗理念的提出和药物研发的成功。原本,血友病患者仅在出现出血症状后才去被动补充凝血因子,关节的损害和畸形难以避免,而现在,越来越多的病人通过预防性治疗策略,定期输注凝血因子,使得凝血因子水平始终处于安全的范围,并可以耐受一定量的运动,关节的损害甚至可以终身不出现。

通过本案例的学习,同学们应该掌握以下几个要点。

(1) 掌握诊断出凝血障碍的主要实验室检查和诊断思路。

(2) 掌握血友病的遗传方式,凝血异常的病理生理机制和诊断要点。

(3) 熟悉血友病的治疗的原则,预防性治疗的意义和方法。

(4) 了解一些罕见病的知识,了解社会对罕见病人群的关爱。

(5) 体会医疗关怀的目的,医生除了治疗患者躯体的疾病,还应思考、体会怎样全方位地对患儿及其家庭给予关怀,践行大爱无疆的医者使命。

案例 19　"呆"宝宝的全血细胞减少之谜

【设计学习问题】

第一部分

场景 1

(1) 小晨晨出现了哪些主要症状和体征?

(2) 儿童造血系统有何特点?

场景2

（1）贫血的定义是什么？

（2）患儿有无贫血，性质、程度和原因各是什么？

（3）描述贫血的全身症状及原因。

第二部分

场景1

（1）三系下降的鉴别诊断有哪些？

（2）需要再做什么检查以进一步明确？

场景2

（1）巨幼细胞性贫血的定义及临床表现及特点？

（2）巨幼细胞性贫血的发生机制（叶酸及维生素 B_{12} 代谢途径）？

（3）巨幼细胞性贫血的病因是什么？

（4）巨幼细胞性贫血如何诊断？

（5）儿童巨幼细胞性贫血有哪些治疗？为什么维生素 B_{12} 缺乏不能单纯补叶酸？

场景3

（1）儿童巨幼细胞性贫血的预后如何？

（2）如何预防巨幼细胞性贫血？

【案例小结】

这个是营养性贫血的病例。9 个月孩子因为妈妈长期素食且经常腹泻，引起母源性维生素 B_{12} 缺乏导致出现严重的巨幼细胞性贫血。由于叶酸维生素 B_{12} 影响到造血干细胞的 DNA 合成，故其贫血的表现不限于红系。

贫血可以分为生成不足、破坏过多和丢失过多。婴幼儿主要是生成不足，这时候主要区别是营养性的还是骨髓干细胞性的，尤其当三系都有影响的时候。患儿没有肝脾淋巴结的肿大，可以排除白血病，没有出血发热不符合再障，进一步骨髓涂片可以明确排除再障及其他疾病影响骨髓，而骨髓细胞巨幼变正是巨幼细胞贫血的特征性改变。追问母亲饮食史，发现有长期素食并腹泻的表现，追查生化发现患儿血清同型半胱氨酸血症和甲基丙二酸升高，查验母亲的血清维生素 B_{12} 水平低于正常，可以确诊为巨幼细胞性贫血。患儿经维生素 B_{12} 和叶酸治疗后病情也好转。通过这个病例中，我们可以更深刻掌握营养性巨幼细胞性贫血的临床表现和治疗。

通过对本案例的学习，同学们应掌握以下几个要点。

（1）掌握营养性巨幼细胞性贫血临床表现。

（2）掌握营养性巨幼细胞性血常规、骨髓涂片特点。

（3）通过生化代谢过程，熟悉营养性巨幼细胞性病理生理机制。

（4）掌握营养性巨幼细胞性的治疗原则，尤其维生素 B_{12} 补充时机。

（5）体会营养性疾病更应注重预防，尤其应注意高危儿的预防，定期儿保体检和健康宣教的重要性。

（6）掌握临床中的医患沟通技巧，为今后的医疗工作服务。

案例 20　热慢慢痛绵绵

【设计学习问题】

第一部分

场景 1

（1）陈晨出现了哪些临床症状？说明了什么？

（2）发热、骨痛、贫血可能的临床病因是什么？

场景 2

（1）小儿造血系统的临床特点是什么？

（2）如何分析陈晨的血常规报告，可能的原因是什么？

（3）陈晨需要再做什么检查以进一步明确？

第二部分

场景 1

（1）儿童急性淋巴细胞白血病的流行病学？

（2）急性淋巴细胞白血病的 MICM 诊断？

（3）小儿骨髓穿刺需要注意哪些指针与禁忌证？

场景 2

（1）儿童急性淋巴细胞白血病有哪些治疗手段？

（2）儿童急性淋巴细胞白血病的预后？

场景 3

如何向急性淋巴细胞白血病的儿童及家长交代病情及其他人文关怀？

【案例小结】

本病例主要是对于急性淋巴细胞白血病（ALL）的临床和实验室检查及诊治的全面描述。6 岁男孩因发热下肢痛就诊。体格检查发现面色苍白，浅表淋巴结及肝脾稍大。血常规发现贫血，骨髓穿刺发现有幼稚淋巴细胞，明确诊断为 ALL 的病例。

ALL 常见的症状是反复发热和贫血、骨痛。患儿有肝脾淋巴结肿大可以排除再障，骨髓大量幼稚淋巴细胞可以排除特发性关节炎、传单及骨髓增殖异常综合征或者其他恶性疾病，没有实体大肿块可以排除淋巴瘤。ALL 有很多类型和不同危度，骨髓涂片糖原染色明显阳性（＋）可以判断为 ALL，流式细胞分析中 CD19、cCD79a、Anti-TdT、CD10 高表达可以明确为 B-ALL（Common B），染色体 t(9;22)转位及融合基因 BCR－ABL（＋）使初始危度评判为中危。通过这个病例全面了解形态学-免疫学-细胞遗传学-分子生物学（morphology-immunology-cytogenetics-molecular biology，MICM）每一项的内涵、内容及临床意义。看懂骨髓涂片和流式分析，并从而正确全面的诊断 ALL，且进行危险度评判及治疗原则的确定。

通过对本案例的学习，同学们应掌握以下几个要点。

（1）掌握急性淋巴细胞白血病临床表现。

（2）掌握急性淋巴细胞白血病骨髓 MICM 诊断的意义。

（3）从儿童急性淋巴细胞白血病的预后来掌握危险度评判的内容。

（4）掌握儿童急性淋巴细胞白血病的治疗原则。

（5）初步了解急性白血病预后及靶向治疗的内容。

（6）儿童恶性疾病对于家庭的打击比较大，从中学习医患沟通技巧。

（7）意识到在学习医学知识、积累临床经验的同时，需要考虑医学伦理过程，了解社会心理支持的必要性。

案例 21　救救孩子，她昏死过去了

【设计学习问题】

第一部分

场景 1

（1）小卉发生了什么情况？为何需急诊处理？

（2）为何小儿较成人易引起惊厥？

（3）引起小卉惊厥的原因有哪些？如何鉴别？

场景 2

（1）为何小卉的本次惊厥发作不能诊断为热性惊厥？

（2）当时葛医生是如何控制小卉惊厥的。

第二部分

场景 1

（1）小卉中枢感染的诊断依据有哪些？

（2）小卉为何需要做脑脊液检查？

（3）小儿腰椎穿刺需要注意哪些指征与禁忌证？

场景 2

（1）小卉的脑脊液检查报告说明什么问题？

（2）需要与哪些疾病相鉴别？鉴别要点是什么？

场景 3

（1）小儿化脑常见的病原菌有哪些？抗生素治疗有什么特点？

（2）小卉在治疗过程中又出现发热,应如何考虑? 如何诊断?

场景 4

小儿化脑常见的并发症有哪些? 如何处理?

【案例小结】

本案例是描述一个 6 个月孩子在受凉后出现发热伴有 2 次全面性惊厥的发作。小儿惊厥是儿神经内科最常见的急诊之一,由于患儿病史中有明确的高热病史,患儿的惊厥应考虑为有热惊厥。其主要原因为:小儿热性惊厥、中枢感染、中毒性脑病、癫痫(发热时诱发)。而在此病例中由于患儿高热反复不退,有明确的神经系统阳性(＋)体征:如精神萎靡,哭吵、呕吐以及前囟饱满、隆起,脑膜刺激征、病理反射阳性(＋),因此首先考虑中枢感染可能,再根据外周血常规、CRP 结果,结合脑脊液常规、生化、涂片培养的结果,最后明确诊断为肺炎链球菌引起的化脓性脑膜炎。之后在抗感染治疗很顺利的情况下,患儿再次出现发热,精神萎靡的症状,在这种情况下首先应该复查脑脊液,以排除化脓性脑膜炎复发的可能后,其次应该考虑为化脑的并发症引起,通过临床的体征、头颅 MRI 检查明确诊断为:硬膜下积液。在给予前囟穿刺、加强抗感染治疗后治愈出院。

通过对本案例学习,同学们应掌握以下几个要点。

（1）掌握鉴别惊厥发作与非惊厥发作的能力。

（2）掌握小儿惊厥的分类与病因。

（3）掌握小儿惊厥的临床急救措施。

（4）掌握小儿惊厥的诊断思路。

（5）掌握小儿化脓性脑膜炎的临床表现、脑脊液特点。

（6）掌握小儿化脓性脑膜炎治疗原则与具体措施。

（7）掌握小儿化脑性脑膜炎的常见并发症与处理原则。

（8）在临床学习中,同学们应进一步学会临床中的医患沟通技巧,为今后的医疗工作服务。

案例 22   谢谢你们,孩子健康的守护神

【设计学习问题】

第一部分

场景 1

（1）亮亮发生了什么情况? 为何需急诊处理?

（2）为何小儿较成人易引起惊厥?

场景 2

（1）小儿惊厥的定义是什么?

（2）小儿惊厥的病理生理是什么？

（3）引起亮亮惊厥的原因有哪些？如何鉴别？

（4）当时李医生是如何处理亮亮惊厥的？

场景 3

（1）小儿热性惊厥的临床表现和诊断标准有哪些？

（2）为何亮亮的本次惊厥发作不能诊断为热性惊厥？

第二部分

场景 1

亮亮中枢感染的诊断依据有哪些？

场景 2

（1）亮亮为何需要做脑脊液检查？

（2）腰椎穿刺的指征与禁忌证有哪些？

场景 3

（1）亮亮的脑脊液检查报告说明什么问题？需要和哪些疾病相鉴别，鉴别要点是什么？

（2）小儿病毒性脑炎的临床表现有哪些？

场景 4

（1）小儿病毒性脑炎的诊断以及鉴别诊断有哪些？

（2）小儿病毒性脑炎的治疗具休措施有哪些？

（3）亮亮为什么又会发生惊厥，这次惊厥发作与之前的发作有何区别？

（4）亮亮的继发性癫痫是否需要治疗，如何治疗，需要注意什么问题？

【案例小结】

本案例是描述一个 3 岁孩子在受凉后出现发热伴有咳嗽流涕等上呼吸症状之后出现 2 次全面性惊厥的发作。小儿惊厥是儿神经内科最常见的急诊之一，根据患儿的发热病史，患儿的惊厥应考虑为有热惊厥。主要原因如下：小儿热性惊厥、中枢感染、中毒性脑病和癫痫（发热时诱发）。在此病例中由于患儿临床没有严重感染、败血症等情况，因此中毒性脑病首先排除，原发性癫痫，也需要以后临床随访以及动态脑电图检查明确诊断或排除。因此病案主要是围绕小儿热性惊厥与中枢感染加以鉴别，虽然患儿的年龄，惊厥发作的性质，符合小儿热性惊厥的特点，但患儿惊厥发作的时间与发热出现的时间间隔大于 24 h，并有精神萎靡、嗜睡等神经系统异常体征，再结合脑电图检查为高度异常，故可以排除小儿热性惊厥的可能，诊断为中枢感染。再根据脑脊液检查的结果，最后明确诊断为病毒性脑炎。之后在病毒性脑炎住院治疗期间，再次出现惊厥发作，此次发作不同于之前的发作，为无热发作，性质且为局灶性发作。在复查脑脊液，排除病毒脑本身反复的可能后，结合患儿的脑电图和头颅 MRI 检查，最后诊断为病毒性脑炎的并发症：继发性癫痫。并给予奥卡西平抗癫痫治疗。

通过对本案例学习,同学们应掌握以下几个要点。

（1）掌握小儿发热伴惊厥的临床特点、分型,预后判断。

（2）掌握小儿惊厥的临床急救措施。

（3）掌握小儿惊厥的诊断思路。

（4）掌握小儿病毒脑炎的临床特点,实验室检查的内容及治疗原则与具体措施。

（5）掌握病毒性脑炎的预后以及相关的并发症。

（6）掌握各种中枢感染脑脊液的鉴别特点。

（7）掌握癫痫的病因、分类及抗癫痫药物治疗原则。

（8）在临床学习中,同学们应进一步学会临床中的医患沟通技巧,为今后的医疗工作服务。

案例 23　"多饮、多尿"的小雨

【设计学习问题】

第一部分

场景 1

（1）从首发症状来看,能够引起多饮多食多尿的疾病有哪些?

（2）儿童糖尿病的分类?

（3）此患儿最有可能是哪一种类型糖尿病?

场景 2

（1）为明确分型,还需要做什么检查或者追问什么病史?

（2）目前酮症酸中毒该如何处理?

第二部分

场景 1

（1）是否可以明确该患儿的诊断,诊断依据是什么?

（2）该患儿后续如何治疗?

场景 2

（1）胰岛素治疗的不良反应和并发症有哪些?

（2）为何 1 型糖尿病患儿需要终生胰岛素替代治疗,如何与家长沟通,更利于其管理患儿?

【案例小结】

本案例描述的是一名 10 岁女孩在 1 个月内逐渐出现多饮、多食、多尿和体重下降的症状,在呼吸道感染之后出现呼吸急促、精神萎靡等表现。去医院急诊就诊发现患儿已存在脱水貌、深大呼吸。急诊化验提示高血糖、尿糖阳性（＋）,尿酮体阳性（＋）,血气提示存在代谢性酸中毒,至此患儿"糖尿病、酮症酸中毒"诊断明确,同时合并中度脱水,需要紧急入院进行纠正脱水、胰岛素静滴降血糖等一系列治疗。

入院后需要进一步完善专科检查,以完成糖尿病分型,包括:胰岛素、C肽、胰岛细胞系列抗体、糖化血红蛋白等,同时监测血气、血糖、电解质、尿酮体,实时调整补液速度和胰岛素用量,防止低血钾。结果回报患儿胰岛素和C肽水平低下,可明确诊断为胰岛素缺乏型糖尿病,即1型糖尿病,需要胰岛素终生替代治疗,此时需要跟家长做充分健康宣教。

1型糖尿病需要终身治疗,"五架马车"并驾齐驱:胰岛素、饮食治疗、运动疗法、血糖监测、健康教育。胰岛素泵是方便实用的治疗方案,同时需要患儿保持规律的糖尿病饮食、适量的运动、规范的血糖监测,患儿和家长要充分认识到此病需要终生规律的胰岛素替代治疗。

通过对本案例的学习,同学们应掌握以下几个要点。

(1)掌握1型糖尿病的诊断思路,结合患儿的临床表现和体格检查,如何正确、及时地选择化验,读懂化验并做出诊断、明确分型。

(2)掌握1型糖尿病的治疗原则,如何给患者使用胰岛素,指导饮食、运动及血糖监测,对患者进行充分的健康宣教并制定随访计划。

(3)通过本案的经过,掌握临床中的医患沟通技巧,为今后的医疗工作服务。

案例 24　悦悦的呼吸"不对劲"

【设计学习问题】

第一部分

场景1

(1)儿童肺炎的常见症状有哪些?

(2)小儿为什么容易发生呼吸道感染?

场景2

(1)小儿呼吸困难的常见病因及发病机制是什么?

(2)小儿呼吸系统疾病的检查方法有哪些?

第二部分

场景1

(1)肺炎胸部X线表现有何特点?肺实变与胸腔积液X线表现有何不同?

(2)如何及时客观地向家长交代病情,缓解家长焦虑情绪?

场景2

(1)SaO_2、血气分析的正常值是多少?如何判断呼吸衰竭?

(2)根据现有的病史资料,悦悦可以诊断什么疾病?其诊断依据是什么?

（3）胸腔穿刺的适应证和禁忌证是什么？

场景 3

（1）肺炎链球菌肺炎的抗菌药物如何选择？其疗程多久？

（2）肺炎链球菌肺炎如何与其他不同病原体所致肺炎相鉴别？

【案例小结】

本案例是一个肺炎合并呼吸衰竭的病例，它是 PICU 收治的一种常见疾病。希望同学通过本案例的学习，同学可以熟悉小儿肺炎初始症状是咳嗽、发热。随着疾病进展，以及儿童呼吸道解剖特点、儿童免疫低下的特点，可进展为儿童肺炎。轻症肺炎仅以咳嗽、发热为主要表现，部分患儿可出现呼吸衰竭等并发症。

儿童呼吸困难的常见原因分为肺源性、心源性。结合本案例患儿临床表现，该患儿存在肺炎的表现，听诊可闻及湿啰音，一侧呼吸音明显减弱，胸部 X 线片提示肺炎合并胸腔积液；同时患儿无心脏病史，心脏查体无心功能不全表现，考虑该患儿的呼吸困难为肺源性。同时，该患儿口唇发绀、血氧饱和度仅 85%，应诊断患儿存在肺炎合并呼吸衰竭。因此患儿的诊断是肺炎合并呼吸衰竭。准确的判断呼吸困难和呼吸衰竭的诊断，这对于以后的准确评估呼吸系统危重症临床实践有很多的帮助。

患儿出现呼吸衰竭，应进一步分析病因。常见的病因为肺泡交换障碍、肺通气障碍以及呼吸驱动障碍。结合本案例患儿存在肺炎病情，可能存在肺炎实变导致的肺泡换气功能障碍，也可能存在胸腔积液或气胸导致的限制性通气障碍。进一步的胸部 X 线片明确了患儿存在肺实变和大量胸腔积液表现。肺实变、胸腔积液是儿童肺炎的严重合并症和并发症，也是导致肺炎患儿呼吸困难的最常见原因。

患儿肺炎合并大量胸腔积液。胸腔穿刺是最佳的治疗方法。同学应该掌握胸腔穿刺的适应证和禁忌证。面对重症患者，应获取病患信任，并客观分析病情，缓解病患及家属焦虑情绪。让病患及家属充分了解疾病进展，理解有创检查的必要性和相应风险，配合治疗的有效开展。

通过本案例的学习，同学们应该掌握以下内容。

（1）掌握儿童呼吸呼吸系统解剖生理特点。

（2）掌握儿童肺炎的常见临床表现。

（3）通过对案例分析，掌握儿童呼吸困难的常见病因和鉴别诊断。

（4）熟悉呼吸衰竭的定义。

（5）结合案例分析，熟悉胸腔积液的临床表现，以及胸腔穿刺的适应证、并发症。

（6）熟悉儿童肺炎常见病原体，以及常用治疗方案的选择。

附录　实战演练题答案

第一章　绪　　论

【选择题】

1. A　2. D

【名词解释】

围产期：我国一般定义为从妊娠第 28 周到出生后第 7 天。此期包括了妊娠后期、分娩过程和新生儿早期 3 个阶段,是小儿经历巨大变化、生命易受到威胁的重要时期。

第二章　生　长　发　育

【选择题】

1. B　2. C　3. B　4. B　5. D　6. C　7. B　8. D　9. C　10. E　11. B　12. A　13. C　14. E　15. C　16. A

【名词解释】

1. 生长：指儿童身体各器官、系统的长大,可有相应的测量值来表示其量的变化。

2. 发育：是指细胞、组织及器官的分化与功能成熟。

3. 注意缺陷多动性障碍(ADHD)：与同龄儿童相比,患儿表现为明显的注意缺陷或活动过度及冲动。ADHD 发生于儿童时期,是一种儿童时期常见的神经发育性障碍。

4. ADHD 的非药物治疗：包括心理教育、心理行为治疗、特殊教育和功能训练。

第三章　儿　童　保　健

【选择题】

1. C　2. C　3. E　4. E　5. B　6. A　7. D　8. A

【名词解释】

1. 婴儿期：自出生到1周岁之前。

2. 计划免疫：根据小儿的免疫特点和传染病发生的情况而制定的免疫程序。通过有计划地使用生物制品进行预防接种，以提高人群的免疫水平，达到控制和消灭传染病的目的。

第四章　营养和营养障碍疾病

【选择题】

1. C　2. B　3. D　4. A　5. C　6. B　7. C　8. D　9. A　10. B　11. A　12. D　13. D　14. D　15. B　16. A　17. A　18. B　19. C　20. E　21. C　22. C　23. E　24. D　25. A　26. D　27. C　28. D　29. B　30. B　31. A　32. B

【名词解释】

1. 推荐摄入量（RNI）：可以满足某一特定性别、年龄及生理状况群体中绝大多数（97%～98%）个体对某种营养素需要量的摄入水平。

2. 辅食添加原则：从少到多，从一种到多种，从细到粗，从软到硬，注意进食技能培养。

3. 蛋白质-热能营养不良：由于各种原因引起蛋白质和（或）热能摄入不足或消耗增多，导致的营养缺乏病。

4. 消瘦：体重低于同性别、同身高（长）参照人群值的均值减2SD。

5. 儿童单纯性肥胖：由于长期能量摄入超过人体的消耗，使体内脂肪过度积聚、体重超过参考值范围的一种营养障碍性疾病。

6. BMI：体质指数，体重（kg）/身长（m）的平方。

7. 营养性维生素D缺乏性佝偻病：由于儿童体内维生素D不足导致钙和磷代谢的紊乱、生长着的长骨干骺端生长板和骨基质矿化不全，表现为生长板变宽和长骨的远端周长增大，在腕、踝部扩大及软骨关节处呈串珠样隆起，软化的骨干受重力作用及肌肉牵拉出现畸形等。

8. 乒乓头：6 月龄以内婴儿的佝偻病以颅骨改变为主，前囟边较软，颅骨薄。检查者用双手固定婴儿头部，指尖稍用力压迫枕骨或颅骨的后部，可有压乒乓球样的感觉。

第五章　新生儿与新生儿疾病

【选择题】

1. C　2. E　3. D　4. D　5. E　6. C　7. A　8. D　9. B　10. E　11. C　12. B
13. E　14. A　15. E　16. C　17. B　18. D　19. B　20. C　21. B　22. C　23. D　24. A
25. D　26. D　27. C　28. B　29. A　30. E　31. C　32. E　33. C　34. D　35. E
36. C　37. B　38. C　39. D　40. B　41. E　42. B　43. A　44. C　45. A　46. D
47. E　48. E　49. B　50. B　51. D　52. E　53. D　54. B　55. C　56. B　57. A　58. C
59. A　60. B　61. D　62. E　63. B　64. A　65. E　66. E　67. A　68. D　69. E
70. D　71. C　72. C　73. A　74. D　75. C　76. E　77. E　78. D

【名词解释】

1. 中性温度：又称适中温度，是指使机体代谢、氧及能量消耗最低并能维持正常体温的最适环境温度。

2. 高危儿：是指已经发生或可能发生疾病而需要密切监护的新生儿。

3. 新生儿窒息：是指胎儿因各种原因发生宫内窘迫或娩出过程中发生呼吸、循环障碍，导致生后 1 min 内无自主呼吸或未能建立规律呼吸，以低氧血症、高碳酸血症和酸中毒为主要病理生理改变的疾病。

4. Apgar 评分：是评价新生儿有无窒息及窒息严重程度的一种方法，由呼吸、心率、皮肤颜色、肌张力和对刺激的反应 5 项指标组成。

5. 新生儿缺氧缺血性脑病：是由于围产期窒息引起的脑缺氧或缺血性损害，主要表现为意识状态和肌张力的变化。

6. 压力被动性脑循环：脑血管自身调节功能发生障碍，即脑血流灌注随全身血压的变化而波动。若血压升高，可因脑血流过度灌注而发生出血；若血压下降，可因脑血流减少而发生缺血性脑损伤。

7. 新生儿颅内出血：由于产伤、缺氧引起的脑损伤，是新生儿期最严重的脑损伤，早产儿多见，病死率高，预后不良，存活者常留有神经系统后遗症。

8. 原发性蛛网膜下腔出血：出血多源于蛛网膜下腔桥静脉，生后 48 h 发生惊厥，大部分预后好，少数病例因粘连而出现脑积水，少量蛛网膜下腔出血可无症状，大量出血可致死亡。

9. 肺表面活性物质：由肺泡 II 型细胞产生的由脂类、蛋白质和碳水化合物组成的一种物质。具有降低肺泡表面张力,防止肺泡萎陷的作用。缺乏后可引起肺泡塌陷,导致呼吸困难和呼吸衰竭。

10. 新生儿呼吸窘迫综合征:是指新生儿因肺表面活性物质减少导致在生后数小时内出现进行性呼吸困难和呼吸衰竭的一种疾病,多见于早产儿,胎龄越小,发病率越高。

11. 胎粪吸入综合征:是指胎儿在宫内或产时吸入混有胎粪的羊水,导致呼吸道和肺泡机械性阻塞和化学性炎症,生后出现以呼吸窘迫为主,同时伴有其他脏器受损的一组综合征,多见于足月儿或过期产儿。

12. 新生儿持续性肺动脉高压(PPHN):是指生后肺血管阻力持续性增高,肺动脉压高于体循环动脉压,而引起的心房及(或)动脉导管水平血液的右向左分流,临床出现严重低氧血症等症状。

13. 胆红素的肠肝循环:肠道内的结合胆红素被细菌还原成尿胆原及其氧化产物,其中大部分随粪便排出,小部分被结肠吸收后,极少量由肾脏排泄,余下的经门静脉至肝脏重新转变为结合胆红素,再经胆道排泄,即胆红素的肠肝循环。

14. 胆红素脑病:又称核黄疸,血清未结合胆红素过高,可透过血脑屏障,使基底核等处的神经细胞黄染、坏死,发生胆红素脑病,多在生后 4～7 天出现症状,分警告期、痉挛期、恢复期、后遗症期。

15. 新生儿早发型败血症:新生儿败血症(neonatal septicemia)是指病原体侵入新生儿血液循环,并产生全身炎症反应综合征,致病微生物以细菌为主。生后 7 天内发病为早发型,以大肠杆菌等革兰氏阴性菌为主,但 B 族溶血性链球菌(B 链球菌或无乳链球菌)检出率升高。

16. 新生儿感染性肺炎(neonatal infectious pneumonia):为新生儿常见疾病,也是引起新生儿死亡的重要原因之一。新生儿感染性肺炎可发生在产前、产时或产后,主要由细菌、病毒、衣原体、真菌等病原体引起。

17. 呼吸暂停:指呼吸停止时间≥20 秒,或伴有心动过缓(心率小于 100 次/min)或低氧血症(发绀或血氧饱和度下降)。

第六章　免 疫 性 疾 病

【选择题】

1. B　2. A　3. C　4. D　5. E　6. B　7. C　8. B　9. C　10. B　11. E　12. A　13. E　14. C　15. D　16. C　17. B　18. D　19. E　20. D　21. E　22. E

【名词解释】

1. 免疫重建:采用正常细胞或基因片段植入病人体内,使之发挥功能,可持久地纠正免疫缺陷。免疫重建分为胸腺组织移植和干细胞移植,其中干细胞移植包括胎肝移植、骨髓移植、脐带血干细胞移植和外周血干细胞移植。

2. 免疫缺陷病:是指因免疫细胞(淋巴细胞、吞噬细胞和中性粒细胞)和免疫分子(可溶性因子,如白细胞介素、补体和免疫球蛋白以及细胞膜表面分子)发生缺陷引起机体抗感染免疫功能低下的一组临床综合征。免疫缺陷病可为遗传性,即相关基因突变或缺失所致,称为原发性免疫缺陷病;也可为出生后环境因素影响免疫系统,如感染、营养紊乱和某些疾病状态所致,称为继发性免疫缺陷病;因其程度较轻,又称为免疫功能低下。

3. 幼年特发性关节炎:是指 16 岁以下儿童持续 6 周以上的原因不明的关节炎,并除外其他疾病所致。

4. 过敏性紫癜:是以小血管炎为主要病变的系统性血管炎。临床特点为血小板不减少性紫癜,常伴有关节肿痛、腹痛、便血、蛋白尿和血尿。

5. 川崎病:又称皮肤黏膜淋巴结综合征,是一种不明原因的以全身血管炎为主要病理的发热性出疹性疾病。其临床特点为发热伴皮疹、指趾特异性脱屑、皮肤黏膜充血及颈淋巴结肿大。以婴幼儿发病为主,可引起冠状动脉病变。

第七章　消化系统疾病

【选择题】
1. C　2. E　3. B　4. C　5. C　6. B　7. C　8. C　9. A　10. C　11. D　12. A　13. A　14. E　15. B

【名词解释】
1. 假膜性肠炎:由艰难梭菌引起,除万古霉素和胃肠道外用的氨基糖苷类抗生素外,几乎各种抗生素均可诱发本病,病变主要在结肠,也可累及小肠,黏膜出现红斑、水肿,进而浅层黏膜坏死形成黄白色假膜。

2. 炎症性肠病:指原因不明的一组非特异性慢性胃肠道炎症性疾病,包括溃疡性结肠炎、克罗恩病和未定型结肠炎。临床表现包括消化道症状、肠外表现和全身症状。

3. 抗生素相关性腹泻:长期大量使用广谱抗生素可引起肠道菌群紊乱,肠道正常菌群减少,耐药性金黄色葡萄球菌、变形杆菌、铜绿假单胞菌、艰难梭菌或白色念珠菌等可大量繁殖,引起药物较难控制的肠炎。

4. 消化性溃疡:指接触消化液(胃酸、胃蛋白酶)的胃肠黏膜及其深层组织引起的一种病理性缺损,其深层达到或穿透黏膜、肌层。好发部位是胃、十二指肠。

5. 反流性食管炎:指由于胃或十二指肠内容物反流入食管,引起食管黏膜的炎症、糜烂、溃疡和纤维化等病变,属于胃食管反流病。

第八章　呼吸系统疾病

【选择题】

1. C　2. B　3. E　4. B　5. A　6. A　7. C　8. A　9. E　10. C　11. D　12. A
13. C　14. D　15. E　16. C　17. A　18. E　19. A　20. B　21. A　22. C　23. D
24. C　25. E　26. D　27. C　28. E　29. E　30. D　31. C　32. E　33. B　34. A　35. C
36. C　37. D　38. E　39. C　40. A　41. C　42. D　43. E　44. B　45. C　46. D

【名词解释】

1. 上呼吸道：包括鼻、鼻窦、咽、咽鼓管、会厌及喉。

2. 三凹征：上呼吸道梗阻或严重肺实变时，胸骨上窝、锁骨上窝及肋间隙软组织凹陷，称为"三凹征"。

3. 重症肺炎：除呼吸系统出现呼吸衰竭外，其他系统亦严重受累，可有酸碱平衡失调，水、电解质紊乱，全身中毒症状明显，甚至危及生命。

4. 疱疹性咽峡炎：病原体为柯萨奇 A 组病毒。好发于夏秋季。起病急骤，临床表现为高热、咽痛、流涎、厌食、呕吐等。体检可发现咽部充血，在咽腭弓、软腭、悬雍垂的黏膜上可见数个至 10 多个 2～4 mm 大小的灰白色疱疹，周围有红晕，1～2 天后破溃形成小溃疡，疱疹也可发生于口腔的其他部位。病程为 1 周左右。

5. 毛细支气血管炎：是由多种病原体感染引起的急性毛细支气管炎症，以喘憋、三凹征和喘鸣为主要临床特点。临床上较难发现未累及肺泡与肺泡间壁的纯粹毛细支气管炎，故国内认为这是一种特殊类型的肺炎，有人称为喘憋性肺炎。

6. 社区获得性肺炎：指无明显免疫抑制的患儿在院外或住院 48 h 内发生的肺炎。

7. 呼吸衰竭：$PaO_2 < 50$ mmHg，$PaCO_2 > 50$ mmHg，$SaO_2 < 85\%$。

8. 咽-结合膜热：急性上呼吸道感染的一种特殊类型，以发热、咽炎、结膜炎为特征，好发于春夏季，病原体为腺病毒 3 型和 7 型。表现为高热、咽痛、眼部刺痛，同时伴消化道症状。

9. 闭锁肺：指哮喘重度发作时，气道广泛堵塞导致哮鸣音反而消失，称为"闭锁肺"，是哮喘最危险的体征。

10. 气道高反应(airway hyperresponsiveness，AHR)：气道高反应是哮喘的基本特征之一，指气道对多种刺激因素，如过敏原、理化因素、运动和药物等呈现高度敏感状态，在一定程度上反映了气道炎症的严重性。

第九章　心血管系统疾病

【选择题】

1. B　2. A　3. D　4. C　5. E　6. D　7. D　8. C　9. A　10. D　11. C　12. B　13. B　14. B　15. A　16. C　17. B　18. C　19. A　20. D　21. C　22. E　23. E　24. C　25. A　26. B

【名词解释】

1. 差异性青紫：即下半身青紫,上半身无青紫或仅左上肢轻度青紫;见于动脉导管未闭。

2. 法洛四联症：由 4 种畸形组成,即① 室间隔缺损;② 右心室流出道狭窄;③ 主动脉骑跨;④ 右心室肥厚。

3. 病毒性心肌炎：是指由病毒感染引起的心肌局限性或弥漫性急性或慢性炎症病变,临床表现轻重不同。根据典型的前驱感染病史、相应的临床表现,以及心电图、心肌损伤标志物、超声心动显示的心肌损伤证据考虑该诊断,目前无特异性治疗方法,治疗主要针对病毒感染和心肌炎症。

4. 心肌病：由于心室结构改变和心肌功能受损导致心脏功能进行性障碍的病变。该病的临床表现为心脏扩大、心律失常、栓塞及心力衰竭等;按病理可分为扩张型心肌病、肥厚型心肌病和限制型心肌病等。

第十章　泌尿系统疾病

【选择题】

1. B　2. D　3. D　4. C　5. E　6. C　7. D　8. E　9. C　10. D　11. A　12. B　13. B　14. A　15. C　16. A　17. E

【名词解释】

1. 急进性肾小球肾炎：起病急,尿发生改变(血尿、蛋白尿、管型尿)、高血压、水肿,并常有持续性少尿或无尿,进行性肾功能减退。

2. 肾病综合征：是一组由多种原因引起的肾小球滤过膜通透性增加,导致血浆内大量蛋白质从尿中丢失的临床综合征,有四大特点：① 大量蛋白尿;② 低白蛋白血症;③ 高脂血症;④ 明显水肿。

3. 难治性肾病：肾病综合征中激素依赖、激素抵抗和频复发者,称为难治性肾病。

第十一章　造血系统疾病

【选择题】

1. B　2. C　3. D　4. E　5. E　6. B　7. A　8. E　9. E　10. C　11. B　12. D　13. B　14. D　15. C　16. E　17. D　18. D　19. D　20. D　21. B　22. C　23. D　24. C　25. B　26. D　27. C　28. B　29. C　30. C

【名词解释】

1. 骨髓外造血：小儿出生后，尤其在婴儿期，当遇到各种感染性贫血或溶血性贫血等造血需要增加时，肝、脾和淋巴结可恢复到胎儿时的造血状态，出现肝、脾和淋巴结肿大，同时外周血中可出现有核红细胞或幼稚中性粒细胞，这是小儿造血器官的一种特殊反应，感染和贫血纠正后可恢复正常。

2. 儿童生理性贫血：新生儿出生后随着自主呼吸的建立，血氧含量增加，红细胞生成素减少，骨髓造血功能暂时性降低，网织红细胞减少；胎儿红细胞寿命较短，且破坏较多；加之婴儿生长迅速，循环血量迅速增加等因素，红细胞数和血红蛋白量逐渐降低，至出生后 2～3 个月时（早产儿较早）红细胞数降至 $3.0 \times 10^{12}/L$、血红蛋白量降至 100 g/L 左右，出现轻度贫血，称为"生理性贫血"。

3. 白血病 MICM 分型：指白血病形态学（morphology）、免疫学（immunology）、细胞遗传学（cytogenetics）和分子生物学（molecular biology）分型。① 形态学主要指骨髓细胞涂片，通过 HE 染色、过氧化物酶、糖原染色和苏丹黑染色分辨原始幼稚细胞及辨别细胞种类；② 免疫学是通过流式细胞仪根据肿瘤细胞表面不同的分化抗原进行诊断并可将 ALL 分为不同的亚型，对判断预后、指导治疗及监测病情有一定价值；③ 细胞遗传学是通过活细胞染色体检查，确定有无染色体的数量及结构（如转位、缺失等）改变，对判断预后和指导治疗有一定价值；④ 分子生物学是通过 RT‐PCR 或者原位免疫荧光检测，筛查有无相应的融合基因形成，比细胞遗传学检查更加敏感。

4. 慢性 ITP：是指病程超过一年的免疫性血小板减少症（immune thrombocytopenia）。

5. 血友病：一组因遗传性凝血活酶生成障碍引起的出血性疾病；包括血友病 A（FⅧ缺乏）、血友病 B（FⅨ缺乏）及遗传性 FⅪ缺乏症。主要为 X 染色体连锁隐性遗传，男性发病，女性常为致病基因携带者，30% 的患者由基因自发突变所致而缺乏家族史。血友病患者常以关节、深部肌肉为主要出血部位。

第十二章　神经肌肉系统疾病

【选择题】

1. D　2. B　3. A　4. E　5. E　6. B　7. D　8. C　9. B　10. D　11. A　12. D　
13. C　14. A　15. B　16. D　17. E　18. A　19. C　20. B　21. C　22. A　23. D　
24. A　25. B　26. E　27. C　28. E　29. B　30. D　31. B　32. C

【名词解释】

1. 热性惊厥：婴幼儿时期最常见的惊厥性疾病。是指发生在出生后 3 个月～5 岁,在上呼吸道感染或其他感染性疾病的初期,当体温达 38 ℃ 或以上出现惊厥,排除中枢神经系统感染以及引发惊厥的任何其他急性病,既往也没有无热发作史。

2. 脑膜刺激征：包括颈抵抗、Brudzinski 征阳性(+)和 Kernig 征阳性(+)。

3. 癫痫持续状态：癫痫发作连续 30 分钟以上,或反复发作持续 30 分钟以上,发作间期意识不恢复者。

4. 脑室管膜炎：革兰氏阴性杆菌感染且治疗不及时的婴儿脑膜炎患者的并发症,患儿往往在治疗中发热不退,惊厥频繁,前囟饱满;CT 扫描检查可见脑室稍扩大,脑脊液中 $WBC > 50 \times 10^6 /L$,$GLU < 1.6$ mmol/L,蛋白$ > 0.4$ g/L。

5. Todd 麻痹：部分性运动性发作以后,在抽动的部位可发生一过性(24 h 内)瘫痪,称 Todd 麻痹。

第十三章　内分泌疾病

【选择题】

1. B　2. A　3. E　4. B　5. E　6. A　7. A　8. B　9. B　10. E　11. E　12. B　
13. E　14. E　15. B　16. B　17. A　18. C　19. D　20. A

【名词解释】

1. 矮身材：是指在相似生活环境下,同种族、同性别和年龄的个体身高低于正常人群平均身高 2 个标准差者(−2SD),或低于第 3 百分位数(−1.88SD)者。

2. 生长激素缺乏症：由于垂体前叶合成和分泌生长激素部分或完全缺乏,或由于结构异常、受体缺陷等所致的生长发育障碍性疾病。

3. 先天性甲状腺功能减退症(congenital hypothyroidism)：由于各种不同的疾病累及下丘脑-垂体-甲状腺轴功能,导致甲状腺素缺乏;或是由于甲状腺素受体缺陷所造成的临床综合征。

4. 胰岛素依赖型糖尿病(insulin-dependent diabetes mellitus, IDDM)(通常为 1 型糖尿病)：是因胰岛 β 细胞被破坏,胰岛素分泌绝对不足所造成,需胰岛素治疗。儿童糖尿病多属此型。

5. 糖尿病酮症酸中毒：患者血循环中胰岛素绝对或相对不足以及升糖激素(如皮质醇、生长激素及胰高糖素等)不适当升高引起的,以高血糖、高血酮、酮尿、脱水、电解质紊乱及代谢性酸中毒为特征的一组临床症候群。

第十四章 遗传性疾病

【选择题】

1. C　2. A　3. E　4. B　5. C　6. B　7. B　8. A　9. D　10. E　11. E　12. E 13. C　14. A　15. D　16. D　17. D

【名词解释】

1. 21 -三体综合征：21 -三体综合征又称唐氏综合征,是人类最早被确定的染色体病,其 21 号染色体呈三体型。母亲年龄越大,本病发生风险越高。

2. 核型：核型指染色体组在有丝分裂中期的表型,包括染色体数目、大小、形态特征的总和。一个体细胞中的全部染色体,按其大小、形态特征(着丝粒的位置)顺序排列所构成的组合称为核型(karyotype)。

3. 苯丙酮尿症(phenylketonuria,PKU)是一种常染色体隐性遗传疾病,因苯丙氨酸羟化酶基因突变导致酶活性降低,苯丙氨酸及其代谢产物在体内蓄积导致疾病。

4. 肝豆状核变性：又称 Wilson 病,是一种常染色体隐性遗传性疾病,因 P 型 $ATP7B$ 基因异常,导致铜在体内贮积。临床上以肝硬化、眼角膜 K - F 环和锥体外系三大表现为特征。发病率约为 1 : 30 000。

第十五章 儿童急救

【选择题】

1. C　2. D　3. D　4. A　5. C　6. D　7. B　8. C　9. C　10. C　11. B　12. B 13. B　14. D　15. C　16. D

【名词解释】

1. 呼吸衰竭：是指各种原因导致的呼吸功能异常,不能满足机体代谢的气体交换需要,造成缺氧($PaO_2 \leqslant 60$ mmHg,新生儿为 $PaO_2 \leqslant 50$ mmHg)和(或)二氧化碳潴留($PaCO_2 \geqslant 50$ mmHg)而引起一系列生理功能和代谢紊乱的临床综合征,需排除心内解剖结构分流和原发于心排量降低等情况。

2. 急性呼吸窘迫综合征:是指非心源性肺内外致病因素引起的,以肺泡毛细血管屏障广泛破坏,肺泡内蛋白渗出性肺水肿、肺不张、肺实变为病理基础,临床以肺顺应性下降,顽固性低氧血症、呼吸窘迫和发绀为主要表现的临床综合征。

3. 脓毒性休克:指脓毒症引起的组织低灌注和心血管功能障碍。病理生理特点是脓毒症引起的系统性炎症反应综合征,造成血管内皮细胞损害、毛细血管渗漏和凝血功能障碍,引起血管容积和血容量改变,导致组织灌注不足和器官功能障碍。

4. 系统性炎症反应综合征:是指机体对致病因子防御性的应激反应过度,最终转变为全身炎症损伤病理过程的临床综合征。临床表现为体温、白细胞、呼吸和心率发生异常变化。病因包括感染(病毒、细菌、真菌、非典型病原体及寄生虫等)和非感染(创伤、烧伤、休克、弥散性血管内凝血、胰腺炎、缺血再灌注损伤及免疫介导器官损伤等)。

中英文对照缩略语表

英文缩写	英文全称	中文全称
ADA	adenosine deaminase	腺苷脱氨酶
ADCC	antibody-dependent cellular cytotoxicity	抗体依赖细胞介导的细胞毒作用
ADHD	attention-deficit/hyperactivity disorder	注意缺陷多动障碍
AGN	acute glomerulonephritis	急性肾小球肾炎
AHR	airway hyperresponsiveness	气道高反应
AI	adequate intake	适宜摄入量
Alb	albumin	白蛋白
ALL	acute lymphocytic leukemia	急性淋巴细胞白血病
ALT	alanine aminotransferase	谷丙转氨酶
AML	acute myelocytic leukemia	急性髓细胞性白血病
ANA	antinuclear antibody	抗核抗体
APTT	activated partial thromboplastin time	活化部分凝血活酶时间
ARDS	acute respiratory distress syndrome	急性呼吸窘迫综合征
ASO	antistreptolysin O	抗链球菌溶血素 O
BE	base excess	碱剩余
BUN	blood urea nitrogen	血尿素氮
CAP	community acquired pneumonia	社区获得性肺炎
CD	Crohn's disease	克罗恩病
CHD	congenital heart disease	先天性心脏病
CK - MB	creatine kinase-isoenzyme	肌酸激酶同工酶
CMV	cytomegalovirus	巨细胞病毒

（续表）

英文缩写	英文全称	中文全称
CPAP	continuous positive airway pressure	持续气道正压通气
Cr	creatinine	肌酐
CRP	C - reactive protein	C 反应蛋白
CRRT	continuous renal replacement therapy	持续肾替代治疗
CRT	capillary refill time	毛细血管再充盈时间
CT	computed tomography	计算机体层成像
DIC	disseminated inravascular coagulation	弥散性血管内凝血
DKA	diabetic ketoacidosis	糖尿病酮症酸中毒
EAR	estimated average requirement	估算平均需要量
EDTA	ethylenediaminetetraacetic acid	乙二胺四乙酸
ESR	erythrocyte sedimentation rate	红细胞沉降率
FISH	fluorescence *in situ* hybridization	荧光原位杂交
G6PD	glucose-6-phosphate dehydrogenase deficiency	葡萄糖-6-磷酸脱氢酶缺乏症
GC/MS	gas chromatography mass spectrometry	气相色谱-质谱法
GH	growth hormone	生长激素
GLO	globulin	球蛋白
Hb	hemoglobin	血红蛋白
HIE	Hypoxic-ischemic encephalopathy	缺氧缺血性脑病
HIV	human immunodeficiency virus	人类免疫缺陷病毒
HLA	human leukocyte antigen	人［类］白细胞抗原
HMD	hyaline membrane disease	肺透明膜病
IBD	inflammatory bowel disease	炎症性肠病
IC	indeterminate colitis	未定型结肠炎
IDDM	insulin-dependent diabetes mellitus	胰岛素依赖型糖尿病
Ig	immunoglobulin	免疫球蛋白
ITP	immune thrombocytopenia	免疫性血小板减少症
JIA	juvenile idiopathic arthritis	幼年特发性关节炎
KD	Kawasaki disease	川崎病
KPTT	partial thrombokinases time	部分凝血活酶时间
LDH	lactate dehydrogenase	乳酸脱氢酶

（续表）

英文缩写	英 文 全 称	中 文 全 称
L	lymphocyte	淋巴细胞
MAS	meconium aspiration syndrome	胎粪吸入综合征
MCHC	mean corpusular hemoglobin concerntration	平均红细胞血红蛋白浓度
MCH	mean corpuscular hemoglobin	平均红细胞血红蛋白量
MCV	mean corpuscular volume	平均红细胞体积
MRI	magnetic resonance imaging	磁共振成像
MS/MS	mass spectrometry-mass spectrometry	质谱-质谱法/串联质谱法
NADPH	reduced nicotinamide adenine dinucleotide phosphate	还原型烟酰胺腺嘌呤二核苷酸磷酸
NICU	neonatal intensive care unit	新生儿重症监护治疗病房
N	neutrophil	中性粒细胞
NRDS	neonatal respiratory distress syndrome	新生儿呼吸窘迫综合征
NS	nephrotic syndrome	肾病综合征
OGTT	oral glucose tolerance test	口服葡萄糖耐量试验
PCO$_2$	partial pressure of carbon dioxide	二氧化碳分压
PCT	procalcitonin	降钙素原
PEF	peak expiratory flow	呼气流量峰值
PID	primary immunodeficiency disease	原发性免疫缺陷病
PKU	phenylketonuria	苯丙酮尿症
Plt	Platelet/thrombocyte	血小板
PPHN	persistent pulmonary hypertension of the newborn	新生儿持续性肺动脉高压
PS	pulmonary surfactant	肺表面活性物质
PT	prothrombin time	凝血酶原时间
RBC	red blood cell	红细胞
RF	rheumatoid factor	类风湿因子
RMPP	refractory *Mycoplasma pneumoniae* pneumonia	难治性肺炎支原体肺炎
RNI	recommended nutrient intake	推荐摄入量
RSV	respiratory syncy-tial virus	呼吸道合胞病毒
RT - PCR	reverse transcriptase-polymerase chain reaction	逆转录聚合酶链反应
SIgA	secretory immunoglobulin A	分泌型免疫球蛋白 A

（续表）

英文缩写	英 文 全 称	中 文 全 称
SIRS	systemic inflammatory response syndrome	全身炎症反应综合征
SLE	systemic lupus erythematosus	系统性红斑狼疮
TPO	thrombopoietin	血小板生成素
TSH	thyrotropin, thyroid stimulating hormone	促甲状腺[激]素
TUB	tubulin	微管蛋白
UC	ulcerative colitis	溃疡性结肠炎
UL	tolerable upper intake level	可耐受最高摄入量
UTI	urinary tract infection	尿路感染
VCUG	voiding cystourethrography	排尿期膀胱尿道造影
VUR	vesicoureteral reflux	膀胱输尿管反流
WBC	white blood cell	白细胞